十堰市软科学研究项目（2020L54）成果

二级妇幼保健院评审实用指南

主编　王海和　何　辉　杜士明　李龙倜

主审　罗　杰　王　丹

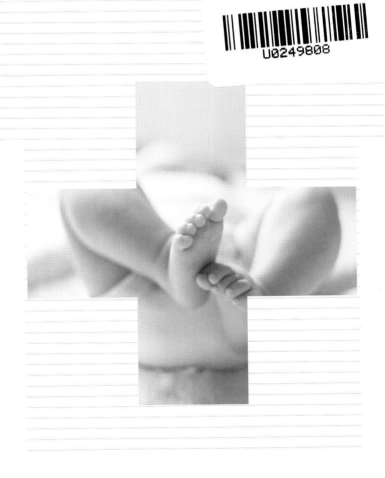

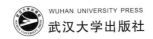

武汉大学出版社

图书在版编目(CIP)数据

二级妇幼保健院评审实用指南/王海和等主编;罗杰,王丹主审.—武汉:武汉大学出版社,2020.11
ISBN 978-7-307-21771-3

Ⅰ.二…　Ⅱ.①王…　②罗…　③王…　Ⅲ.妇幼保健—医院—评定—中国—指南　Ⅳ.R197.5-62

中国版本图书馆 CIP 数据核字(2020)第 172867 号

责任编辑:鲍　玲　　　责任校对:李孟潇　　　版式设计:马　佳

出版发行:**武汉大学出版社**　　(430072　武昌　珞珈山)
　　　　　(电子邮箱:cbs22@whu.edu.cn 网址:www.wdp.com.cn)
印刷:武汉图物印刷有限公司
开本:880×1230　　1/16　　印张:19　　字数:876 千字　　插页:1
版次:2020 年 11 月第 1 版　　2020 年 11 月第 1 次印刷
ISBN 978-7-307-21771-3　　定价:59.00 元

编　委　会

编者工作单位

罗　杰（主审）　十堰市太和医院　　　　　　谢　谨　十堰市太和医院

王　丹（主审）　湖北省卫生健康委员会妇幼健康处　　陈双郧　十堰市太和医院

王海和　十堰市太和医院　　　　　　　　　　罗俊波　十堰市太和医院

何　辉　湖北省卫生健康委员会医政医管处　　曾少波　十堰市太和医院

杜士明　十堰市太和医院　　　　　　　　　　酒鹏飞　十堰市太和医院

李龙倜　湖北医药学院附属太和医院　　　　　简　钢　十堰市太和医院

王　丹　湖北省卫生健康委员会妇幼健康处　　雷　攀　十堰市太和医院

杨　州　湖北省卫生健康委员会妇幼健康处　　陈霞平　十堰市太和医院

董四平　国家卫生健康委医院管理研究所　　　吴　蔚　十堰市太和医院

杨作强　十堰市卫生健康委员会　　　　　　　马天羽　十堰市太和医院

朱　莉　十堰市卫生健康委员会　　　　　　　黄钟敏　十堰市太和医院

段梦圆　十堰市卫生健康委员会　　　　　　　杨芳芳　十堰市太和医院

童　强　十堰市太和医院　　　　　　　　　　叶　丹　十堰市太和医院西苑院区

夏云金　十堰市太和医院　　　　　　　　　　董　霞　十堰市太和医院郧阳区分院

胡　茇　十堰市太和医院　　　　　　　　　　刘　芳　十堰市妇幼保健院

刘吉敏　十堰市太和医院　　　　　　　　　　杨　茜　十堰市妇幼保健院

宋亚峰　十堰市太和医院　　　　　　　　　　程修兵　十堰市郧西县人民医院

付　锐　十堰市太和医院　　　　　　　　　　樊　霞　湖北应城市人民医院

沈竹均　十堰市太和医院　　　　　　　　　　曾文杰　十堰市竹山县妇幼保健院

唐以军　十堰市太和医院　　　　　　　　　　何海涛　十堰市竹山县妇幼保健院

冷卫东　十堰市太和医院　　　　　　　　　　杨伟成　十堰市竹山县妇幼保健院

前　言

为加快建成功能健全、服务完善、管理规范、运行高效的妇幼健康服务体系，原国家卫生和计划生育委员会制定下发了《二级妇幼保健院评审标准（2016年版）》《二级妇幼保健院评审标准实施细则（2016年版）》，评价标准突出以妇女儿童健康为中心，从妇幼保健院发展方向、辖区业务管理、管理制度、服务流程、服务质量与安全、环境布局、设备设施、社会评价等各方面提出了更高的要求。

"工欲善其事必先利其器"，正确理解和把握评价标准以及评审过程中的新理念、新方式、新方法，是妇幼保健院规范各项准备工作，迎接评审的前提。为避免对国家评价标准产生片面理解，同时提高评审和创建工作的规范性，本书作者结合我国法律法规及国家卫生健康委员会下发的规范性文件，针对用于对二级妇幼保健院实地评审之第一章至第五章共60节274条543款细则，在医院日常管理和评审实践的基础上研究编写了《二级妇幼保健院评审实用指南》，以帮助拟参加评审的医院及评审员正确理解和把握标准细则，以提高各类评价的准确性、客观性。所有条款均从信息采集点、评价方式（包括资料查阅内容、现场查看内容、个案追踪、访谈要点）等方面进行了详细诠释，并针对条款中难以理解的部分，结合国家法律法规、卫生行政主管部门文件的相关要求，进行了释义。对于评价方式，由以往的单纯资料查阅方式，更改为现场查看、开放式访谈、追踪方法学应用等方式，本书中亦作了相关展现，这些对于准备迎接评审的医疗机构极具实用性和指导性。

在《二级妇幼保健院评审实用指南》完稿之际，由衷地感谢参与编写的有关专家和学者、编委所付出的努力！并希望使用本书的妇幼保健机构，严格对照本指南，完善相关资料，规范内部管理，以优异成绩实现预期目标！

编委会

2020年5月

编者注：2018年3月，根据第十三届全国人民代表大会第一次会议批准的国务院机构改革方案，将国家卫生和计划生育委员会的职责整合，组建中华人民共和国国家卫生健康委员会；将国家卫生和计划生育委员会的新型农村合作医疗职责整合，组建中华人民共和国国家医疗保障局；不再保留国家卫生和计划生育委员会。

本书中引用了大量的法律法规及原国家卫生和计划生育委员会下发的规范性文件，考虑到这类指导性文件的严肃性，故而在直接引用相关条款时保留"国家卫生和计划生育委员会""卫生计生行政部门"等说法。

目　录

第1章　保证妇幼保健院正确的发展方向

1.1　坚持妇幼卫生工作方针，保证正确的发展方向

评审标准	评审要点	信息采集点	材料与核查	访谈要点
1.1.1　坚持"以保健为中心、以保障生殖健康为目的，保健和临床相结合，面向群体、面向基层和预防为主"的妇幼卫生工作方针。				
1.1.1.1 坚持"以保健为中心、以保障生殖健康为目的，保健和临床相结合，面向群体、面向基层和预防为主"的妇幼卫生工作方针。	【C】 1. 领导班子成员及孕产保健、儿童保健、妇女保健、计划生育技术服务、信息管理、健康教育、办公室、医务保健管理等岗位的中层干部能够熟练掌握并准确理解妇幼卫生工作方针、目标和职责任务等； 2. 一般业务人员知晓妇幼卫生工作方针。	院领导1、四大业务部①1、机关后勤各职能科室1、临床各科室2、医技各科室2	资料查阅： 妇幼卫生工作方针，医院中长期发展规划及年度计划，各部门岗位职责。	随机选择院领导、相关部门中干部，询问医院中长期发展规划及年度计划中的既定目标有哪些？妇幼保健机构相关部门职责分别是什么？对一般业务人员进行提问，是否知晓妇幼卫生工作方针？
	【B】符合"C"，并本院发展战略、规划、年度计划等能够体现妇幼卫生工作方针及国家和省级妇幼发展规划的要求。	院办	资料查阅：同上，规划内容包括目标、方法、实施步骤、工作分工、相关预算以及年度安排等。	医院的中长期发展规划、年度计划的有关内容是否与省、市妇幼发展规划的要求一致？
	【A】符合"B"，并有证据表明妇幼卫生工作方针在日常工作中得到贯彻落实。	院办、信息统计科	资料查阅：医院年度工作总结、各部门总结、运营指标年报等。	年度计划工作是否是对照规划逐步予以落实的？
1.1.2　是由政府举办、不以营利为目的、具有公共卫生性质的公益性事业单位。				
1.1.2.1 是由政府举办、不以营利为目的、具有公共卫生性质的公益性事业单位。（★）	【C】 1. 由政府举办，不得以任何形式变更妇幼保健院所有权的性质，不以营利为目的； 2. 妇幼保健院为第一设置名称（以本院执业许可证为准）； 3. 妇幼保健院性质明确，履行公共卫生服务职能。	院办	资料查阅+现场查看： "医疗机构执业许可证"登记的医院名称、诊疗科目与实际开设部门、开展业务符合情况。	院内相关诊疗部门是否存在租赁、承包、买卖等经营形式？
	【B】符合"C"，并 落实《关于完善政府卫生投入政策的意见》规定：专业公共卫生机构所需基本建设、设备购置等发展建设支出由政府根据公共卫生事业发展需要足额安排，所需人员经费、公用经费和业务经费根据人员编制、经费标准、服务任务完成及考核情况由政府预算全额安排。	财务科	资料查阅： 医院年度预算报告及财政部门批复的预算安排，医院年度财务决算报告。	财务预算经费是否由财政部门批复与安排？
	【A】符合"B"，并 近2年政府提供的保健院人员、公务和业务经费逐步增加。	财务科	资料查阅： 同B（提供近2年的）	人员、公务和业务经费的拨付是否逐年增加？

---

① 四大业务部，即孕产保健部、儿童保健部、妇女保健部、计划生育技术服务部。

评审标准	评审要点	信息采集点	材料与核查	访谈要点
1.1.2.2 控制特需服务规模。	【C】 1. 特需服务门诊量占总门诊量的比例≤10%; 2. 住院特需服务床位数占实际开放床位数的比例≤10%。	医务科	**资料查阅+现场查看:** 医院特需门诊及特需服务床位设置清单及批复文件,并统计数量和现场确认。	主管部门批复的特需门诊数和特需服务床位数分别是多少?
	【B】符合"C",并 有控制特需服务规模的措施与动态管理机制。	医务科	**资料查阅:** 医院控制特需服务规模的措施或文件,包括数量调整及主管部门批复文件。	医院控制特需服务规模的措施有哪些?主管部门批复后,是否再次经过调整?

注释:特需服务是相对于基本医疗服务而言的,如特需门诊、特需病房。提供特需服务的目的是补偿基本医疗服务,提供特需服务一般需向辖区卫生健康主管部门备案,按当地物价部门核准的收费标准进行收费。

1.1.3　以妇女儿童为中心提供妇幼健康服务,强化公共卫生服务责任,突出群体保健功能。

评审标准	评审要点	信息采集点	材料与核查	访谈要点
1.1.3.1 围绕妇女儿童健康开展服务,不得向综合医院模式发展。强化公共卫生责任,突出群体保健功能。(★)	【C】 1. 以妇女儿童健康为中心开展服务,妇产科、儿科床位数不少于全院总床位数的85%,且原则上不得设置与功能定位和职能任务无关的科室; 2. 强化公共卫生责任,院长为第一责任人,院长及业务院长熟悉公共卫生政策。	妇科、产科、儿科	**资料查阅+现场查看:** 1. 医院关于病区与床位数量的设置文件,并计算比例与现场确认; 2. 对院长及业务院长进行访谈,了解其对公共卫生政策的知晓情况。	医院编制的总床位数是多少?妇产科、儿科床位数分别是多少(占比计算)?辖区公共卫生业务的目标有哪些?
	【B】符合"C",并 1. 妇产科、儿科床位数不少于全院总床位数的95%; 2. 孕产保健部、儿童保健部、妇女保健部负责人掌握本辖区近3年妇女儿童死亡及健康状况; 3. 计划生育技术服务部负责人掌握辖区近3年人口状况及计划生育服务状况。	四大业务部	**资料查阅:** 1. 同C1; 2~3. 本辖区人口数量及近3年妇女儿童死亡信息登记、健康信息登记、计划生育服务信息登记与年度服务统计报表。	四大业务部相关业务管理的数据有无进行定期统计和分析?
	【A】符合"B",并 未加挂综合医院名称。	院办	**现场查看:** 医院使用的名称。	对外部社会,医院是否还有其他名称?

评审标准	评审要点	信息采集点	材料与核查	访谈要点

1.1.4 按照全生命周期和三级预防的理念，以一级和二级预防为重点，为妇女儿童提供从出生到老年，内容涵盖生理和心理的主动、连续的服务与管理。

评审标准	评审要点	信息采集点	材料与核查	访谈要点
1.1.4.1 按照全生命周期和三级预防的理念，以一级和二级预防为重点，为妇女儿童提供从出生到老年，内容涵盖生理和心理的主动、连续的服务与管理（实际提供的服务与本院执业许可证登记项目保持一致）。	【C】 1. 突出一级、二级预防与主动服务的理念，将孕产妇健康检查、儿童健康检查、妇女常见病查治、妇女"两癌"筛查、计划生育技术服务、健康教育与健康促进等列入服务重点，纳入年度工作计划，并落实。 2. 基本保健服务内容连续、齐全，具体要求如下： (1) 孕产保健部：提供婚前、孕前、孕期、分娩期、产褥期保健服务；对高危孕产妇进行专案管理；提供产科住院服务； (2) 儿童保健部：提供新生儿保健、新生儿疾病筛查、儿童生长发育、营养、心理卫生、眼及视力保健、口腔保健、耳及听力保健、儿童常见病诊治等服务；对高危儿进行专案管理；提供儿科住院服务； (3) 妇女保健部：提供青春期保健、更老年期保健、乳腺保健、妇女常见病诊治等服务，提供妇科住院服务； (4) 计划生育技术服务部：履行计划生育宣传教育、技术服务、优生指导、药具发放、信息咨询、随访服务、生殖保健和人员培训八项职能任务。 3. 有促进科室提供主动服务的制度与措施。每年根据辖区妇女儿童发病的特点，为辖区高危人群提供主动服务。	院办1、四大业务部2、质控办3	资料查阅+现场查看： 1. 医院年度工作计划、四大业务部的年度计划和年度总结； 2. 四大业务部日常服务信息登记和所能提供住院服务（产科、儿科、妇科）情况； 3. 年度目标责任书与促进主动服务的奖惩考核办法。	孕产妇健康检查、儿保和妇保、健康教育等工作是否纳入医院年度工作计划？是否签订年度目标责任书并按照任务考核落实？
	【B】符合"C"，并 1. 提供中医儿童保健、儿童康复服务； 2. 提供中医妇女保健、妇女心理卫生、妇女营养服务。	中医科1、康复科1、妇女儿童心理保健门诊2、妇女营养门诊2	现场查看： 提供中医保健，心理卫生与营养等部门所能提供的服务情况。	医院是否能够提供中医儿童保健与儿童康复服务？能否提供中医妇女保健、心理卫生和营养咨询服务？
	【A】符合"B"，并 有促进科室提供主动服务的制度与措施，深入辖区为高危人群提供主动服务。	质控办	资料查阅： 同 C3。	促进科室提供主动服务的措施有哪些？

1.2　建设规模、功能和任务符合区域卫生规划

评审标准	评审要点	信息采集点	材料与核查	访谈要点
1.2.1 功能任务和定位明确，保持适度规模。				
1.2.1.1 设置符合区域卫生规划，功能任务和定位明确，规模适度。	【C】 1. 妇幼保健院设置符合卫生计生行政部门规定的二级妇幼保健院基本标准，获得批准二级资格至少正式执业三年以上； 2. 实有床位不少于 100 张（市级妇幼保健院≥200 张）； 3. 符合省级或市级卫生计生行政部门规定的其他要求。	院办	资料查阅： 1. 妇幼保健院机构设置的批复文件； 2. 妇幼保健院床位设置的批复； 3. "医疗机构执业许可证"、"母婴保健技术服务许可证"、"放射诊疗许可证"、"大型医用设备配置许可证"。	医院是哪一年获得机构设置批复的？卫健部门批复的编制床位是多少？实际床位有多少张？
	【B】符合"C"，并 平均住院日≤6 天。	信息统计科	资料查阅： 平均住院日统计报表（近两年）	近两年的年平均住院日中位数是多少？
1.2.2 依据功能任务，确定本院发展目标和中长期发展规划。有科学的总体发展建设规划并经相关部门批准。				
1.2.2.1 依据本院的功能任务，明确本院的宗旨、愿景与目标。	【C】 1. 依据本院的功能任务，明确本院的宗旨、愿景与目标； 2. 本院宗旨、愿景与目标及功能任务由各部门和职工共同讨论制订并经职代会通过； 3. 应用多种途径有效地教育全体员工知晓本院的宗旨、愿景与目标及功能任务，并向服务对象、社会宣传。	院办 1、3，工会 2	资料查阅： 1. 医院的宗旨、愿景、目标、核心价值观； 2. 职代会相关的议程、决议； 现场查看： 3. 宣传载体。	医院有无宗旨、愿景、目标、核心价值观？是否经职代会通过？是以什么途径向社会宣传的？
	【B】符合"C"，并 员工知晓本院宗旨、愿景与目标的内涵，知晓率≥80%。	部门随机	随机访谈： 随机选择员工进行访谈，了解其对医院宗旨、愿景与目标的知晓情况。	请描述医院的宗旨、愿景、目标、核心价值观的内容。
	【A】符合"B"，并 员工知晓本院宗旨、愿景与目标的内涵，知晓率≥90%。	部门随机	随机访谈： 同 B。	对以上内容组织过学习和培训吗？

评审标准	评审要点	信息采集点	材料与核查	访谈要点
1.2.2.2 制订中长期发展规划以及年度计划。	【C】 1. 根据本院的愿景与目标以及功能任务，制订中长期发展规划以及年度计划； 2. 规划应涵盖辖区妇幼卫生工作内容，与本院规模、经营方针及策略与功能任务相一致； 3. 规划内容包括目标、实施方法、实施步骤、工作分工、经费预算以及年度安排等。	院办	**资料查阅：** 1. 医院中长期发展规划及年度计划； 2~3. 同1。	医院有无中长期发展规划、年度计划？其内容包括哪些？
	【B】符合"C"，并 1. 中长期规划以及年度计划由各部门共同参与，经过集体讨论，并征求职工意见，经过职工代表大会讨论通过； 2. 科室员工对本科室计划的主要目标知晓率≥80%。	院办1、工会1、临床各科室2、医技各科室2、机关后勤各职能部门2	**资料查阅：** 中长期规划的集体讨论会记录、通过职代会的相关议程、决议； **随机访谈：** 选择若干名员工进行访谈，了解其对本科室具体目标的知晓情况。	是否经过集体讨论或经职代会讨论通过？中长期规划是否涉及你所在科室？具体的目标是什么？
	【A】符合"B"，并 各部门管理人员、各科室负责人对本院的规划目标以及本部门、本科室的计划任务知晓率≥90%。	机关后勤各职能部门、临床各科室、医技各科室	**随机访谈：** 选择若干名管理人员或各科负责人进行访谈，了解其对本科室计划、本院的规划目标知晓情况。	本科室的年度计划任务有哪些？
1.2.2.3 总体发展建设规划经相关部门批准。	【C】 1. 有本院总体发展建设规划并经相关部门批准； 2. 按国家法律、法规及相关规章组织实施基本建设项目、在建项目及大型维修项目。	总务科	**资料查阅：** 1. 医院总体发展建设规划及上级相关部门的批复； 2. 基建项目论证、批复、招标、竣工备案相关资料。	是否有医院总体发展建设规划？是否经相关部门批准？实施的基建项目是否经过事先论证？是否经过招标？是否经过规划、消防、环保等单位部门验收？
	【B】符合"C"，并 1. 总体发展建设规划与本院发展规划相符； 2. 各建设项目档案完整。	总务科	**现场查看：** 1. 医院总体发展建设规划的实际执行情况； 2. 同C2;	总体发展建设规划与医院中长期发展规划内容是否相符？
	【A】符合"B"，并 加强基本建设全程监督管理，重大项目实行第三方审计，接受有关部门监督，未发现被查实的违规、违纪、违法案件。	监审处	**资料查阅：** 基建项目招标监管资料，项目内部审计报告，第三方出具的项目审计报告。	是否参与项目的招标、审计等工作？有无委托第三方审计？有无第三方审计出具的报告？

评审标准	评审要点	信息采集点	材料与核查	访谈要点
1.2.2.4 建筑符合国家建设标准和消防规范，满足规模适宜、功能完善、布局合理、流程科学、环保节能、安全运行的要求。	【C】 1. 建筑符合国家建设标准和消防规范； 2. 建筑满足医院感染管理和医疗保健服务流程的需要，符合卫生学要求。	总务科	资料查阅： 1. 勘察、设计、施工、监理等单位签署的质量合格文件，规划验收合格证、消防验收意见书； 现场查看： 2. 查看建筑分区、布局、服务流程及院感的符合情况。	项目竣工后的各类验收是否合格？院感监测的重点部门是否在布局与流程方面符合院感要求？
	【B】符合"C"，并 所有建筑均符合消防安全要求，通过环境评估。	总务科	资料查阅： 基建项目竣工备案相关资料（含消防、环保验收意见书）。	有无消防、环保验收意见书？
	【A】符合"B"，并 新建、改建、扩建的建筑体现"以妇女儿童健康为中心"的理念，满足医疗保健服务流程优化的需要，做到持续改进。	总务科	现场查看： 同 C2。	建筑是否兼顾医疗保健服务流程？布局与提供的服务是否便捷？有无具体的改进案例？

1.2.3　本院建设和内部设置体现了保健和临床相结合的发展模式。围绕孕产保健、儿童保健、妇女保健、计划生育技术服务优化配置内部资源，服务流程合理，科室设置规范。

评审标准	评审要点	信息采集点	材料与核查	访谈要点
1.2.3.1 优化配置内部资源、规划服务流程及科室设置。完善孕产保健部、儿童保健部、妇女保健部、计划生育技术服务部建设，体现保健和临床相结合的发展模式（与细则1.1.4.1服务要求一致）。	【C】 1. 以服务对象为中心整合科室设置，按孕产保健部、儿童保健部、妇女保健部、计划生育技术服务部设置； 2. 四大业务部职能任务明确，工作制度与人员岗位职责健全，并落实； 3. 建立四大业务部组织架构、协调机制、服务流程、质量标准、考核办法等运行机制。	四大业务部	资料查阅： 1. 四大业务部设置文件； 2. 工作制度与人员岗位职责、日常工作台账与记录； 3. 四大业务部的组织架构图、服务流程、质量标准、考核办法等。	是否规范设置四大业务部门？工作制度与岗位职责是否健全？有无组织架构、协调机制、服务流程、质量标准、考核办法等运行机制？
	【B】符合"C"，并 1. 四大业务部负责人具有高级职称，专业工作年限不少于5年； 2. 四大业务部负责人掌握相关临床医学、预防医学、妇幼保健管理学知识。	四大业务部	资料查阅： 1. 科室人员名单（含从事专业年限）、资质、职称证书复印件； 2. 负责人参加业务培训的记录。	四大业务部负责人是否具有高级职称？参加过哪些专业培训或进修？
	【A】符合"B"，并 各业务部定期分析、研究本部门工作运行质量，有季度通报、半年总结及年度评估报告，并持续改进。	四大业务部	资料查阅：部门质量控制记录本、季度小结、半年和年终总结（含问题分析、改进措施）	有无部门质量控制记录？有无针对质控运行情况的定期总结与分析？

评审标准	评审要点	信息采集点	材料与核查	访谈要点
1.2.3.2 科室设置规范，按《各级妇幼健康服务机构业务部门设置指南》进行内部设置（与细则 1.1.4.1 服务要求一致）。	【C】科室设置规范，依据《各级妇幼健康服务机构业务部门设置指南》的要求进行四大业务部内部设置和管理。	四大业务部	现场查看：内部分工与部门设置。	各部门是如何设置的？
	【B】符合"C"，并 市级机构科室设置比例达到指南中业务部门设置的90%以上。县级机构科室设置齐全。	四大业务部	现场查看：科室设置情况和实际符合指南比例。	
	【A】符合"B"，并 按《各级妇幼健康服务机构业务部门设置指南》以及专科建设相关文件要求开展专科建设，市级机构20%的科室达标，县级机构10%的科室达标。	医务科	资料查阅：重点专科建设资料、验收或授予重点专科的文件。	是否开展了重点专科建设？经验收并获得重点专科的科室有多少？
1.2.3.3 开展母婴保健专项技术服务的卫生专业技术人员配置及其结构满足卫生计生行政部门有关技术规范的要求，并具备相应岗位的任职资格。	【C】1. 从事婚前保健、产前诊断和遗传病诊断、助产技术、终止妊娠和结扎手术服务的人员必须取得相应法定执业资格及"母婴保健技术考核合格证书"；2. 人员数量与结构符合卫生计生行政部门有关技术规范的要求。	四大业务部	资料查阅：1. 相关工作人员的"母婴保健技术考核合格证书"复印件；2. 科室人员花名单（含专业、工作年限），资质，职称证书复印件。	从事母婴保健专项技术服务的工作人员是否均执有"母婴保健技术考核合格证书"？
	【B】符合"C"，并 科主任具有高级职称。	四大业务部	资料查阅：同C2。	科主任是否均有高级职称？
	【A】符合"B"，并 近2年所有从事母婴保健专项技术服务的人员按要求接受过培训。	四大业务部	资料查阅：C1中的相关人员参加培训、进修的资料。	从事母婴保健专项技术服务的人员是否参加过规范的培训或进修？

1.2.4 产科、新生儿科等重点科室专业技术水平在本辖区同行业优势明显；服务能力和质量处于本辖区前列。

评审标准	评审要点	信息采集点	材料与核查	访谈要点
1.2.4.1 产科、新生儿科等重点科室专业技术水平、服务能力和质量在本辖区同行业优势明显；并处于本辖区前列。	【C】近两年住院病历首页数据分析显示证实重点科室的病种、专业诊疗技术水平、数量与质量处于本辖区前列。	医务科	资料查阅：医院近两年的重点病种及反映病种数量与质量的统计表。	医院有无近两年重点病种数量与质量统计表？
	【B】符合"C"，并 有市级卫生计生行政部门批准的重点科室。	医务科	资料查阅：市级重点专科批准文件。	有无获得市级重点专科？
	【A】符合"B"，并 有省级重点科室。	医务科	资料查阅：省级重点专科批准文件。	有无获得省级重点专科？

续表

评审标准	评审要点	信息采集点	材料与核查	访谈要点
1.2.5　有承担本辖区产科、新生儿科专业急危重症诊疗的设施设备、技术梯队与处置能力，能提供产科、新生儿科急危重症诊疗服务。				
1.2.5.1 能承担产科、新生儿科急危重症的诊疗。	【C】 1. 有承担本辖区产科、新生儿科急危重症诊疗的设施设备、技术梯队与处置能力； 2. 检验与医学影像（含超声）诊疗部门可提供（24 小时/每天＊7 天/每周）急诊诊疗服务。	产科 1，新生儿科 1，检验科、医学影像科 2	资料查阅： 1. 产科、新生儿科设备、设施清单，技术梯队名单（含职称、执业证书、专业年限）； 2. 检验科、医学影像科科室工作人员值班表。	新生儿科急危重症诊疗的专技人员梯队是否合理？由哪些人员组成？是否执行 24 小时值班？医技科室是否也执行 24 小时值班？
	【B】符合"C"，并 重症监护病室有明确的重症监护病室患者收治标准，并实施。	NICU、MICU	资料查阅： 重症监护室患者收治标准、收治评估记录与收治登记。	请描述重症监护室患者收治标准。符合收治标准的患者比例是多少？
	【A】符合"B"，并 有独立的孕产妇重症监护室（MICU）和新生儿重症监护室（NICU）。	NICU、MICU	现场查看： 重症监护室的实际设置。	除设置 NICU 外，有无设置 MICU？

注释：设施设备、技术梯队与处置能力的要求，具体参考原国家卫生计生委办公厅《关于印发危重孕产妇和新生儿救治中心建设与管理指南的通知》中《危重孕产妇救治中心建设与管理指南》的 4 个附件、《危重新生儿救治中心建设与管理指南》的 6 个附件，对设备、设施、人员配置、服务能力的明确要求。

1.2.6　医技科室服务能满足本院医疗保健服务需求，重点专业水平和质量处于本辖区前列。				
1.2.6.1 医技科室服务项目设置、专业技术人员配备与技术能力符合省级或市级卫生计生行政部门规定的标准。	【C】 1. 医技科室的设置、专业技术人员和设备配备符合省级或市级卫生计生行政部门规定的二级妇幼保健院标准； 2. 医技科室至少设有药剂科、检验科、超声医学科、放射影像科、手术室、病理科、消毒供应室/中心、病案室。	医技各科室（含药剂科、检验科、超声医学科、放射影像科、手术室、病理科、消毒供应室、病案室）	现场查看： 1~2. 医技各科室的实际设置、人员、设备情况。	设置有哪些医技科室？各医技科室人员配置数量分别是多少？
	【B】符合"C"，并 1. 医技科室主任具有高级职称的比例≥50%； 2. 临床实验室和超声等医学影像项目实行统一管理、资源共享（不含非收费项目）。	医技各科室	资料查阅： 1. 科室人员名单（含资质、职称证书复印件）； 现场查看： 2. 检查项目统一管理、资源共享情况。	医技科室主任具有高级职称的比例是多少？临床科室是否还自设有小实验室、项目检查室？
	【A】符合"B"，并 医技科室主任具有高级职称的比例≥70%。	医技各科室	资料查阅： 同 B1。	医技科室主任具有高级职称的科室占比是多少？

评审标准	评审要点	信息采集点	材料与核查	访谈要点
1.2.6.2 检验科、超声医学科等重点医技科室专业技术水平与质量处于本辖区前列。	【C】达到省级卫生计生行政部门规定的二级妇幼保健院医技科室的技术项目或服务项目要求。	相关医技科室	资料查阅：医技科室技术服务项目清单（包括新业务、新技术服务项目）。	科室有无开展的技术服务项目清单及例数？近两年有无开展新业务、新技术服务项目？
	【B】符合"C"，并提供依据证实专业优势、擅长诊断技术的水平、质量处于本辖区前列。	相关医技科室	资料查阅：证明技术水平与质量处于前列的相关文件（如授予重点专科的文件）。	专科在本辖区的排名情况如何？是否被授予县、区内的重点专科？
	【A】符合"B"，并检验科或超声医学科为市级以上重点专（学）科。	检验科、超声医学科	资料查阅：授予重点专（学）科的文件。	是否被授予市级以上重点专科？

1.3 承担政府指令性任务

评审标准	评审要点	信息采集点	材料与核查	访谈要点
1.3.1 承担政府分配的为基层培养人才的指令性任务，制定相关的制度、培训方案，并有具体保障措施。				
1.3.1.1 承担政府分配的为基层培养专业人才的指令性任务，制订相关的制度、培训方案，并有具体措施予以保障。	【C】1. 对政府指令性的基层人才培养任务，有相关制度和具体措施予以保障；2. 有每年为基层培养专业人才的实施计划，并组织实施。	科教科（或院内指定部门）	资料查阅：1. 指令性的基层人才培养计划、培训制度、培训通知；2. 培训人员名单、培训实施记录。	是否承担政府指令性的基层人才培养任务？有无培训计划？年度内培养了几批次？
	【B】符合"C"，并有完整的项目培养资料，包括学员名单、授课课件、学时、考核和评价等。	科教科（或院内指定部门）	资料查阅：项目培养资料（同左）。	培养人数有多少？
	【A】符合"B"，并相关职能部门监督管理对基层人才培养工作，对培养效果进行追踪评价。	科教科（或院内指定部门）	资料查阅：同B，含培训效果的小结与评价。	培训的效果如何？每批次的考核通过率是多少？

注释：二级妇幼保健院承担政府指令性的基层人才培养任务有很多，需要归纳并用制度予以规范，并有相应措施确保落实。如对口支援工作中承担的技术支援与带教任务、职称晋升前下派任务中技术帮扶、承担的医学会继续教育项目、本区域内(或辖区)专业技术人员的理论或专项技术培训(包括公共卫生服务项目、妇幼保健技术服务项目)等。尤其是每次开展的培训，除了有完整的项目培训资料，包括学员通知、签到、名单、学时、授课课件外，还应有培训承办部门的培训小结，并对培训效果客观予以评价(如培训参培率、合格率、满意率等)，科教等监管部门负责督导检查上述工作的完成情况，对培养效果进行追踪评价。

职能部门监管追踪评价表

检查时间：　年　月　日　　检查人：
基层人才培养任务名称：
检查内容(检查人根据检查结果在□内画✓，或者填空)：
1. 培训计划　有□　无□
2. 计划或任务是否如期实施　如期实施□　延期□
3. 通知、签到、名单、学时、授课课件、培训小结等资料情况　完整□　不完整□
4. 培训效果评价：根据计划安排，实际到会参培率：＿＿＿＿＿；
有无培训后的考核：有□　无□，如有，参培人员合格率：＿＿＿＿＿；
学员满意度测评，参培人员合格率：＿＿＿＿＿；
综上，监管部门的改进建议：

承办部门签字：　　　　　年　月　日

评审标准	评审要点	信息采集点	材料与核查	访谈要点

1.3.2　根据《中华人民共和国传染病防治法》和《突发公共卫生事件应急条例》等相关法律法规，承担传染病的预防、发现、报告及转诊等任务。

评审标准	评审要点	信息采集点	材料与核查	访谈要点
1.3.2.1 根据《中华人民共和国传染病防治法》和《突发公共卫生事件应急条例》等相关法律法规承担传染病的预防、发现、报告等任务。	【C】 1. 有专门部门依据法律法规和规章、规范负责传染病管理工作；2. 有指定人员负责传染病疫情监控、报告以及传染病预防工作；3. 应卫生计生行政部门的要求设置传染病分检点，有传染病预检、分诊制度，对传染病患者、疑似传染病患者应当引导至相对隔离的分诊点进行初诊；4. 有对特定传染病的特定人群实行医疗救助的相关制度和保障措施。	院感办1、2，门诊部3、4	资料查阅：1~2. 传染病管理部门的设置、人员配置与分工。现场查看+资料查阅：3. 门诊预检分诊的设置情况，发热门诊、肠道门诊的设置情况及传染病预检分诊制度和流程；4. 医疗救助制度和传染病人救助审批资料。	有无指定部门和专门人员负责传染病疫情监控、报告工作？门诊是否设置预检分诊点并执行传染病预检、分诊制度？发现疑似传染病患者应如何处置？对于无医疗保障的患者如何救助？
	【B】符合"C"，并 1. 门诊、住院诊疗信息登记完整，传染病报告、诊疗和消毒隔离、医疗废物处理规范；2. 对发现的法定传染病患者、病原携带者、疑似患者的密切接触者采取必要的治疗和控制措施。	临床各科室	资料查阅+现场查看：1. 传染病报告登记信息、工作人员防护情况、消毒隔离制度执行情况、医疗废物处置情况；2. 患者隔离收治和限制措施。	发现疑似或确诊的传染病患者应如何报告和控制？处置地点是否符合隔离原则？对于传染病患者产生的医疗废物应如何处理？
	【A】符合"B"，并 相关职能部门对传染病管理定期监督检查、总结分析，持续改进传染病管理，无传染病漏报，无管理原因导致传染病播散。	院感办	资料查阅：职能部门定期督导检查记录(含问题、改进措施)、总结分析。	有无对传染病管理定期开展督导检查？发现问题后是否提出改进措施？是否落实改进？

评审标准	评审要点	信息采集点	材料与核查	访谈要点
1.3.3 在国家分级诊疗制度框架内，建立与实施双向转诊制度与相关服务流程。				
1.3.3.1 在国家分级诊疗制度框架内，建立与实施双向转诊制度与相关服务流程。	【C】 在国家分级诊疗制度框架内，建立与实施双向转诊制度与相关服务流程，并落实。	医务科	资料查阅： 双向转诊制度与服务流程及转诊信息登记。	有无和协议单位建立双向转诊制度？有无具体可操作性的流程？
	【B】符合"C"，并 相关职能部门对双向转诊结果定期进行追踪随访、总结分析及效果评价。	医务科	资料查阅： 患者追踪随访记录、定期分析评价与总结资料。	对转诊患者有无追踪随访？有无定期分析和评价转诊治疗效果？
	【A】符合"B"，并 转诊单位间有定期联席会议制度并落实，不断改进双向转诊工作。	医务科	资料查阅： 转诊单位间定期联席会议制度、联席会议记录。	是否与转诊单位间定期召开联席会议？针对双向转诊存在的问题有无讨论和提出改进措施？是否已落实改进？
1.3.4 根据《中华人民共和国统计法》与卫生计生行政部门规定，完成本院基本运行状况、医疗保健技术、医疗保健信息和用药监测等相关数据报送工作，数据完整、真实可靠。				
1.3.4.1 根据《中华人民共和国统计法》与卫生计生行政部门规定，完成本院基本运行状况、医疗保健技术、医疗保健信息和用药监测信息等相关数据报送工作，数据完整、真实可靠。	【C】 1. 有向卫生计生行政部门报送数据与其他信息的制度与流程，按规定完成本院基本运行状况、医疗保健技术、医疗保健信息和用药监测等相关信息报送工作； 2. 有保证信息真实、可靠、完整的具体核查措施； 3. 按照有关规定及时、完整、准确上报妇幼卫生相关信息和数据。	信息统计科	资料查阅： 1. 信息报告制度、报送流程； 2. 信息报送前审核制度、审批记录、信息报告问责制度； 3. 年度内医院基本运行状况、医疗保健技术、医疗保健信息和用药监测等报表的留存。	有无信息报告制度与报送流程？报送前是否落实审核签字？
	【B】符合"C"，并 落实信息报送前的审核程序，实行信息报告问责制。	信息统计科	资料查阅： 同 C2。	有无出现错误报送时的问责机制？
	【A】符合"B"，并 当地卫生计生行政或统计部门提供信息显示，近三年内： （1）未发生统计数据上报信息错误； （2）未出现瞒报或报送虚假数据现象。	信息统计科	访谈： 询问卫健部门信息接收相关科室电话，核实近三年内的报表或数据上报有无发生错误、是否报送及时。	医院近三年内的报表或数据上报有无发生错误？有无瞒报、虚报现象？报送是否及时？

第 2 章　辖区妇幼健康业务管理质量与持续改进

2.1　管理组织

评审标准	评审要点	信息采集点	材料与核查	访谈要点
2.1.1　有院内负责辖区妇幼健康业务质量管理的组织，院长为第一责任人。				
2.1.1.1 有院内负责辖区妇幼健康业务质量管理的组织，院长为第一责任人。	【C】 1. 有院内负责辖区妇幼健康业务质量管理的组织，人员构成包括孕产保健、儿童保健、妇女保健、计划生育技术服务、健康教育、信息管理及相关职能科室主要负责人。有明确的工作制度及职责，并落实； 2. 组织架构及职能分工体现决策、控制与执行三个层次；有组织构架图，院长为第一责任人，指定职能科室负责组织、协调、监督。	院办	资料查阅： 1. 业务质量管理组织（辖区妇幼健康业务质量管理委员会成员含四大业务部、健康教育、信息管理及相关职能部门负责人）的构成、工作制度、职责； 2. 组织架构图、院长为第一责任人。	是否成立辖区妇幼健康业务质量管理组织？有哪些部门负责人组织？各部门主要负责哪些工作？
	【B】符合"C"，并 院长在管理质量与持续改进中起领导作用。	院办、保健部	资料查阅： 查看院长在管理质量与持续改进中起领导作用的痕迹资料（如院务会会议记录、院长分析点评保健质量的会议记录、审核保健质量管理简讯与妇幼卫生信息简报的批示等）。	院长是否参加辖区妇幼健康业务质量管理委员会会议？
	【A】符合"B"，并 对辖区妇幼健康业务质量管理工作进行定期考核，持续改进管理质量，有证据表明成效显著。	保健部	资料查阅： 对辖区妇幼健康业务质量管理工作定期考核的记录及持续改进案例。	是否定期对群体保健科室业务质量管理工作开展考核？多久考核一次？考核的重点指标有哪些？

注释：妇幼健康业务质量管理的组织即辖区妇幼健康业务质量管理委员会，体现组织的建立有四个要素，即组织的人员构成、职责、工作制度及办公室。保健工作决策层指院级辖区妇幼健康业务质量管理与安全组织；执行层为四大业务部辖区妇幼健康业务质量管理小组；控制层为辖区妇幼健康业务质量管理职能部门，即保健部。

评审标准	评审要点	信息采集点	材料与核查	访谈要点

2.1.2 职能部门履行指导、检查、考核、评价和监督职能。

评审标准	评审要点	信息采集点	材料与核查	访谈要点
2.1.2.1 职能部门履行指导、检查、考核、评价和监督职能。	【C】 1. 根据本院确定的重点工作,制定实施的具体措施与考核方案; 2. 有履行指导、检查、考核、评价职能的完整工作记录。	保健部	资料查阅: 1. 医院年度计划、部门工作重点、具体措施与考核方案; 2. 查看职能部门履行指导、检查、考核、评价职能的相关工作记录(如保健部业务查房报告、科主任例会、项目例会、目标管理考核、年终考核等资料)。	医院制定的妇幼健康工作的部门工作重点有哪些?有无具体考核方案?是否履行指导、检查、考核、评价的职能?
	【B】符合"C",并 1. 有对辖区妇幼健康业务管理的重点部门、关键环节、关键时段进行的监管记录; 2. 有季度通报、半年总结及年度评估报告。	保健部	资料查阅: 1. 对辖区妇幼健康业务管理的重点部门、关键环节、关键时段进行监管的记录(如质量分析会、项目例会、质量管理简讯、各类督导检查记录等); 2. 妇幼健康业务季度通报、半年总结及年度评估报告。	辖区妇幼健康业务管理的重点部门有哪些?在管理中,有哪些关键环节和时段?
	【A】符合"B",并 运用质量与安全指标、风险数据、重大质量缺陷等资料对辖区妇幼健康业务质量实施监控,持续改进有成效。	保健部、四大业务部	资料查阅: 针对质量与安全指标、风险数据、重大质量缺陷等日常监测记录、改进措施、体现改进前后监测数据变化的案例。	针对质量与安全指标、风险数据、重大质量缺陷是否开展了监测?有无案例监测数据来体现改进效果?

注释:重点部门是指对群体保健工作质量负有协调、控制职责的部门,如妇幼卫生信息科、健康教育科、产前诊断中心、新生儿疾病筛查中心等。关键环节是指群体保健工作中关乎保健质量的环节,如孕产妇死亡评审、新生儿死亡评审、降低非医学指征剖宫产率、出生缺陷防控、危重孕产妇转运及急救、信息质量控制、高危管理、产前筛查与诊断等。关键时段是指冬春季等外出务工人员返乡、妊娠合并症易发等时段,节假日期间、日班之外,应提高此时段中有关危重孕产妇转诊系统、危重新生儿转诊系统的及时性、有效性、安全性。

续表

评审标准	评审要点	信息采集点	材料与核查	访谈要点
2.1.3　孕产保健部、儿童保健部、妇女保健部和计划生育技术服务部负责人是本部门辖区业务管理质量的第一责任人，负责落实相关任务。				
2.1.3.1 四大业务部负责人是本部门辖区业务管理质量的第一责任人，负责落实相关任务。	【C】 1. 四大业务部均有辖区妇幼健康业务质量管理小组，业务部负责人为第一责任人； 2. 制订本业务部的质量管理年度工作计划及监控重点。	四大业务部	资料查阅： 1. 查看四大业务部业务质量管理小组名单； 2. 查看四大业务部质量管理年度工作计划、质量与安全监测指标。	是否有本部门质量管理年度工作计划？
	【B】符合"C"，并 1. 各业务部主任掌握的关键质量监测指标至少包括： (1)高危孕产妇、高危儿童等重点人群管理； (2)技术指导频次、覆盖面等关键环节管理； (3)辖区业务数据及时性、完整性、准确性等质量控制管理。 2. 有季度通报、半年总结及年度评估报告。	四大业务部	资料查阅： 1. 四大业务部质量监测指标(含高危孕产妇、高危儿童等重点人群管理、技术指导频次、覆盖面、数据的及时性、完整性、准确性)等资料； 2. 查看季度通报(含孕产妇死亡、5岁以下儿童死亡等关键质量指标、高危孕产妇、高危儿童管理分析)、半年总结及年度评估报告。	科室年度重点质控监测指标有哪些？有无质量管理的季度通报、半年总结及年度评估报告？
	【A】符合"B"，并 科室负责人、质控小组负责收集本科室质量与安全数据，运用质量管理工具展示近两年管理成效的变化趋势。	四大业务部	资料查阅： 质量与安全相关指标的监测记录、体现改进前后监测数据变化的案例(含质量管理工具运用)。	科室有无持续监测质控指标？针对存在的问题有无改进措施？有无案例监测数据来体现改进效果？

2.2　管理质量与持续改进

评审标准	评审要点	信息采集点	材料与核查	访谈要点
2.2.1　贯彻落实各级卫生计生行政部门有关辖区业务管理相关规定。				
2.2.1.1 执行相关部门有关辖区业务管理制度和工作规范等规定。	【C】 1. 各业务部落实各级卫生计生行政部门有关辖区孕产保健、儿童保健、妇女保健及计划生育技术服务的管理办法、管理制度、工作规范、技术标准、业务指南等规定，按要求对辖区群体保健工作进行技术指导、培训与监督； 2. 有制度保证落实各级卫生计生行政部门的规定。	四大业务部	资料查阅： 1. 各业务部相关的群体保健服务管理办法、管理制度、工作规范、技术标准、业务指南等，以及开展辖区群体保健工作的日常工作记录(如审核、指导、培训、督导、质控和考核等)； 2. 与卫健部门签订的年度综合目标责任书、考评标准与办法，院内规章制度。	是否制定了群体保健服务管理办法？是否有健全的辖区业务管理制度和工作规范？能否落实？
	【B】符合"C"，并 相关职能部门定期检查、总结分析、反馈相关规定执行情况。	保健部	资料查阅： 职能部门对业务质量的定期督导检查记录(含问题、改进措施)，总结分析，检查结果的反馈。	职能部门有无定期对区业务管理制度和工作规范的落实情况进行督导检查？问题是否得到改进？
	【A】符合"B"，并 有证据表明近两年持续改进有成效。	保健部、四大业务部	资料查阅： 查看近两年各项工作总结分析、体现改进前后服务质量变化的案例。	有无制定改进措施？改进效果如何？有无案例来体现改进效果？

评审标准	评审要点	信息采集点	材料与核查	访谈要点
2.2.2 协助卫生计生行政部门制订辖区妇幼健康工作相关政策、规章制度、评估标准和工作方案等。				
2.2.2.1 协助卫生计生行政部门制订辖区的妇幼健康工作相关政策、规章制度、评估标准和工作方案等。	【C】有证据表明近两年协助卫生计生行政部门起草制订辖区内妇幼健康工作相关政策、规章制度、评估标准和工作方案等。	保健部、妇幼卫生项目办	资料查阅: 受卫健部门委托起草制订的相关政策、规章制度、技术规范、评估标准、工作方案等。	近两年有无协助卫健部门制定相关政策、规章制度、技术规范、工作方案等?
	【B】符合"C",并 受卫生计生行政部门委托,近两年在重要政策出台前有针对性地开展调研工作,并形成报告。	保健部、妇幼卫生项目办	资料查阅: 受委托近两年出台重要政策前,针对性地开展调研及形成的报告。	受委托出台重要政策前,是否针对性地开展调研?有无形成调研报告?
	【A】符合"B",并 报告有数据支撑,有分析,有建议。	保健部、妇幼卫生项目办	资料查阅: 同 B,且报告含数据分析、建议。	报告是否有数据分析作为支撑?
2.2.3 制定辖区妇幼健康服务质量管理和持续改进方案并组织实施。				
2.2.3.1 制定辖区妇幼健康服务质量管理方案并实施,对工作质量进行考核,持续改进管理质量。	【C】 1. 根据当年卫生计生行政部门妇幼健康工作的要点,明确年度质量管理的重点; 2. 制订辖区妇幼健康服务质量管理和持续改进方案,落实责任部门; 3. 制定辖区妇幼健康服务质量考核标准、考核办法、考核指标,定期进行考核。	保健部	资料查阅: 1. 卫健部门妇幼健康工作的要点、医院年度妇幼健康服务工作要点; 2. 查看辖区妇幼健康服务质量管理重点与持续改进方案(含责任分工); 3. 辖区妇幼健康服务质量考核标准、考核办法、考核指标、定期考核的的记录。	是否根据当年卫生健康行政部门妇幼健康工作的要点,制定辖区妇幼健康服务质量管理方案?具体是如何落实的?有无辖区妇幼健康服务质量考核办法?是否定期开展考核?
	【B】符合"C",并 1. 责任部门对考核结果进行分析、总结、反馈及提出改进措施。 2. 考核工作记录完整。	四大业务部 1、保健部 2	资料查阅: 1~2. 服务质量定期考核记录(含存在的问题、分析、总结)、整改通知、改进措施。	针对考核结果,是否分析原因并提出改进措施?
	【A】符合"B",并 相关职能部门对责任部门的质量管理工作进行监督管理。	保健部	资料查阅: 职能部门对质量管理工作的日常督导检查记录(含问题)、整改通知、改进措施、受检科室反馈的改进情况清单。	职能部门有无定期对责任部门的质量管理工作开展日常督导检查?问题是否得到解决?

评审标准	评审要点	信息采集点	材料与核查	访谈要点
2.2.3.2 有妇幼健康服务质量关键环节、重点人群管理标准与措施。（★）	【C】 1. 有辖区保健工作重点环节，如降低非医学指征剖宫产率、出生缺陷防控、孕产妇死亡评审、孕产妇危重症评审、新生儿死亡评审、孕产妇和新生儿急危重症的转运及急救等的管理制度与措施，并落实； 2. 有重点人群如高危孕产妇、危重孕产妇、高危儿童等的管理方案与措施，并落实； 3. 制度、方案、措施符合法律法规、规范及相关规定，且符合本区域实际。	四大业务部	资料查阅： 1. 查看辖区保健工作的重点环节的管理制度与措施、执行记录； 2. 查看辖区重点人群如高危孕产妇、危重孕产妇、高危儿童等管理方案与措施、管理专案； 3. 抽取两项管理制度与措施，核查并评价其科学性，符合法律法规、规范及相关规定的情况。	辖区保健工作的重点环节有哪些？是如何落实的？
	【B】符合"C" 职能部门定期检查、分析、反馈，提出改进措施，持续提高管理水平。	保健部	资料查阅： 职能部门针对重点环节、重点人群管理情况的督导检查记录（含问题）、整改通知、改进措施，受检科室反馈的改进情况清单。	职能部门有无定期对重点环节、重点人群管理情况进行督导检查？情况是否得到改进？
	【A】符合"B"，并 有证据表明近两年妇幼健康管理质量逐年提高。	四大业务部	资料查阅： 近两年妇幼健康服务质量、重点人群管理质量得到持续改进的案例、总结分析等佐证资料。	有哪些指标体现了重点环节、重点人群管理质量在逐年提高？
2.2.4 开展妇幼健康政策和业务培训，适宜技术推广。				
2.2.4.1 开展妇幼健康政策和业务培训。	【C】 1. 有妇幼健康相关政策、管理、技术及服务培训的年度计划及实施方案，并落实； 2. 每年组织对辖区内的产科、儿科医护及健康教育工作人员进行一次母乳喂养知识与技能等母婴健康相关知识的培训； 3. 培训相关资料保存完整，有通知、课程表、签到簿、教案、班前班后问卷、音像资料、总结等，并整理成册。	各群体保健科室	资料查阅： 1. 查看妇幼健康政策、管理、技术及服务培训的年度计划和培训记录； 2. 母乳喂养知识与技能、母婴健康知识培训记录； 3. 培训相关（同左）资料。	年度内开展了哪些妇幼健康政策和业务培训？
	【B】符合"C"，并 对培训工作有评估、有追踪，持续改进培训质量。	各群体保健科室	资料查阅： 查看各群体保健科室对培训工作效果评估的资料（如班后问卷调查、分析总结资料等）以及用相关数据变化来体现改进培训效果的案例。	是否制订培训计划？培训是否有针对性？
	【A】符合"B"，并 相关职能部门对培训工作实施统一管理，并进行质量监督。	保健部	资料查阅： 相关职能部门对培训工作监管（如培训计划落实情况、培训人次、培训效果、培训相关资料收集整理归档情况）的记录。	是否对培训工作进行了质量监管？有无监管记录？

评审标准	评审要点	信息采集点	材料与核查	访谈要点
2.2.4.2 推广适宜技术。	【C】 1. 制订辖区适宜技术推广的相关规划、年度计划及实施方案，并落实。 2. 有相关职能部门对适宜技术推广工作实行统一管理。	各群体保健科室1、保健部2	资料查阅： 1. 查看辖区适宜技术推广规划、年度计划及组织实施资料； 2. 职能部门（保健部）管理适宜技术推广的相关资料。	适宜技术推广计划和方案是否有落实？目前已经开展的有哪些？
	【B】符合"C"，并 适宜技术推广有重点，符合当地工作实际，针对性强。	各群体保健科室	资料查阅： 核实适宜技术推广项目是否结合辖区的重点问题和需求而开展。	适宜技术推广项目是否满足辖区保健人群的实际需求？
	【A】符合"B"，并 相关职能部门对适宜技术推广工作有追踪、有评估，持续改进推广质量。	保健部	资料查阅： 职能部门检查（含问题、改进措施、受检科室反馈的改进情况清单），评估适宜技术推广情况的资料。体现改进后推广质量或效果的案例。	职能部门有无定期对适宜技术推广情况进行检查和评估？针对问题有无改进措施？有无体现改进效果的案例？

注释：适宜技术不包括国家实施的妇幼重大公共卫生项目及基本公共卫生项目，适宜技术推广有重点，符合当地工作实际，要根据辖区在妇女儿童保健工作中存在的技术问题，针对需求内容进行。

2.2.5 受卫生计生行政部门委托，依法对"出生医学证明"进行业务管理。

评审标准	评审要点	信息采集点	材料与核查	访谈要点
2.2.5.1 受卫生计生行政部门委托，依法对"出生医学证明"进行业务管理。	【C】 1. 设立专人负责日常事务性管理，明确岗位职责及工作制度，各项管理制度齐全，并落实； 2. 受委托对辖区"出生医学证明"相关证件的储存、发放、登记等情况进行管理，有对辖区"出生医学证明"管理情况进行督导的记录； 3. 严格落实真伪鉴定、配发、保管工作要求和责任追究制度； 4. 签发、换发、补发等流程及印章管理符合国家卫生计生行政部门规定； 5. 对"出生医学证明"发放工作及流程进行宣传。	产科	资料查阅+现场查看： 1. "出生医学证明"管理专人、岗位职责、工作制度、"出生医学证明"管理和签发工作制度； 2. 查看"出生医学证明"储存、发放、登记等情况以及职能部门的督导检查记录； 3. 查看真伪鉴定、配发、保管工作要求和责任追究制度； 4. 查看签发、换发、补发等流程以及印章管理制度； 5. 公示的"出生医学证明"发放流程。	请描述"出生医学证明"发放的工作流程。
	【B】符合"C"，并 1. 实现"出生医学证明"信息电子化管理； 2. 按要求进行废证管理，废证率<1%。	产科	现场核查+资料查阅： 1. 查看电子化管理"出生医学证明"情况； 2. "出生医学证明"办理情况年度统计表和废证统计。	"出生医学证明"是否实现电子化管理？年废证率是多少？
	【A】符合"B"，并 辖区内未出现"出生医学证明"倒卖、转让、毁损、丢失等重大事件。	产科	个案追踪： 电话向辖区卫生行政部门询问，核查是否出现"出生医学证明"倒卖、转让、毁损、丢失等重大事件。	

2.3　妇幼健康服务网络管理

评审标准	评审要点	信息采集点	材料与核查	访谈要点

2.3.1　协助卫生计生行政部门健全辖区内妇幼健康服务网络，收集分析网络运行信息。

评审标准	评审要点	信息采集点	材料与核查	访谈要点
2.3.1.1 协助卫生计生行政部门健全辖区妇幼健康服务网络，掌握网络运行状况。	【C】 1. 协助卫生健康行政部门健全辖区内妇幼健康服务网络，网络覆盖所有提供妇幼健康服务的医疗卫生机构； 2. 掌握辖区内近 3 年各级妇幼保健机构及其业务部门设置情况、人员数量与构成、设备设施配置、服务内容、服务数量与质量等运营状况； 3. 定期召开辖区内妇幼保健工作例会，例会主题明确，能够解决实际问题。	保健部	资料查阅： 1. 查看辖区三位一体信息系统网络覆盖医疗保健机构名单； 2. 各级妇幼保健机构运营情况报表（涵盖业务部门设置情况、人员数量与构成、设备设施配置、服务内容、服务数量与质量等内容）； 3. 辖区内妇幼保健工作例会资料。	有无辖区妇幼健康服务网络？辖区从事妇幼保健工作的机构有多少家？辖区妇女儿童数分别是多少？
	【B】符合"C"，并 掌握辖区内提供妇科、产科、儿科、妇幼保健服务的各级各类医疗卫生机构名称、性质，及其相应科室人员数量与构成、设备设施、服务内容、服务数量与质量等情况，定期分析并形成报告。	保健部	资料查阅： 辖区妇幼保健服务机构运营情况分析报告。	有无定期服务运营情况的分析报告？
	【A】符合"B"，并 对辖区妇幼卫生资源配置进行专题调研，对调研中发现的问题进行分析，提出改进措施，并向同级卫生计生行政部门报告。	保健部	现场核查： 对妇幼卫生资源配置的专题调研资料，含问题、分析、改进措施以及向卫健部门提交的报告或建议。	有无对辖区妇幼卫生资源配置情况进行专题调研？有无向卫健部门提交调研报告或建议？

2.3.2　协助卫生计生行政部门建立辖区内提供妇幼健康服务的各级各类医疗卫生机构分工协作机制，并对其开展的服务进行技术指导和质量控制。

评审标准	评审要点	信息采集点	材料与核查	访谈要点
2.3.2.1 协助卫生计生行政部门建立辖区内提供妇幼健康服务的各级各类医疗卫生机构分工协作机制。	【C】 1. 协助卫生计生行政部门建立各级各类医疗卫生机构妇幼健康服务的分工协作机制，对健康问题管理、疾病管理、技术推广、人才培养等工作提出协作规划或计划、实施方案、考核机制等； 2. 分工协作机制内容应涵盖妇幼公共卫生服务和妇女儿童基本医疗保健服务； 3. 协作机制应覆盖城乡基层三级妇幼卫生服务网络。	保健部	资料查阅： 1. 协助卫健部门制订分工协作规划或计划（如开展对口支援、健康问题管理、疾病管理、技术推广、人才培养等方面的）、实施方案、考核办法等佐证资料； 2~3. 查看协作规划或计划的具体内容、服务项目及覆盖范围。	协助卫健部门制订了哪些分工协作规划或计划？覆盖范围如何？
	【B】符合"C"，并 定期调研分工协作机制运转情况，进行总结、分析、反馈，提出改进措施。	保健部	资料查阅： 分工协作机制运转情况的总结（含存在问题的分析与改进措施），反馈资料。	分工协作落实情况如何？
	【A】符合"B"，并 有证据表明，近 3 年辖区各级各类医疗卫生机构分工协作机制逐年巩固，并得到加强。	保健部	资料查阅： 体现近 3 年相关监测数据变化、协作效果逐年加强的案例（如协作单位增加、协作内容增加、协作能力加强等）。	近 3 年辖区各级各类医疗卫生机构分工协作效果如何？

评审标准	评审要点	信息采集点	材料与核查	访谈要点
2.3.2.2 对开展的服务进行技术指导和质量控制。（★）	【C】 1. 根据当地工作计划、有关实施方案及公共卫生服务项目等要求，及时完成技术指导和质量控制工作任务，年度频次与覆盖面符合要求； 2. 服务指导及质量控制重点突出，目的明确，能够解决实际问题； 3. 档案资料分类管理，资料齐全。	保健部	资料查阅： 1. 妇幼健康服务工作计划、实施方案及完成情况总结（如年度技术指导频次与覆盖面质量情况）资料； 2. 查看技术指导内容、质量控制重点； 3. 资料分类归档情况。	年度技术指导频次与覆盖面是否符合工作计划的要求？
	【B】符合"C"，并 对工作中存在的问题进行分析，提出解决问题的意见建议，并落实。	保健部	资料查阅： 查看总结分析（含问题、改进措施）资料、落实情况小结。	有无及时针对服务指导及质量控制方面存在的问题提出改进措施？改进效果如何？
	【A】符合"B"，并 有证据表明本年度辖区妇幼卫生工作质量比上年度有所提高。	保健部	资料查阅： 体现近两年相关监测数据变化、辖区妇幼健康服务质量逐步提高的案例。	近两年辖区妇幼健康服务质量有无明显提高？
2.3.3 协助卫生计生行政部门建立辖区孕产妇和新生儿急危重症转诊网络。				
2.3.3.1 协助卫生计生行政部门建立辖区孕产妇和新生儿急危重症转诊网络。	【C】 1. 协助卫生计生行政部门建立辖区孕产妇和新生儿急危重症转诊网络。明确网络中各级各类机构和人员的职责； 2. 建立转诊流程，包括急危重症的评估与分类、转运、交接、诊治及结果跟踪反馈； 3. 组建辖区救治专家组，建立工作制度。	医务科	资料查阅： 1. 查看孕产妇和新生儿急危重症转诊网络及各类机构、人员的职责； 2. 转诊流程； 3. 辖区救治专家组名单和转诊制度、急危重症抢救制度。	请简述孕产妇和新生儿急危重症转诊网络的转诊流程。
	【B】符合"C"，并 对孕产妇和新生儿急危重症转诊网络进行管理，包括人员培训、技术指导和质量控制。	医务科、保健部	现场查看+资料查阅： 查看孕产妇和新生儿急危重症转诊网络的运行情况，对各级各类机构人员培训，技术指导和质量控制相关资料。	有无对各级各类转诊机构的人员开展转诊培训或技术指导？
	【A】符合"B"，并 对孕产妇和新生儿急危重症转诊网络运行情况进行分析评价，持续改进工作质量。	医务科	资料查阅： 孕产妇和新生儿急危重症转诊网络运行情况分析报告，包括存在的问题、改进措施，体现改进前后监测数据变化的案例。	有无定期自查网络运行情况？针对存在的问题有无改进措施？有无体现改进效果的案例？

2.4　妇幼健康信息管理

评审标准	评审要点	信息采集点	材料与核查	访谈要点
2.4.1　有负责信息管理的部门，建立信息管理机制。协助卫生计生行政部门建立辖区信息数据中心。				
2.4.1.1 有负责信息管理的部门。	【C】 1. 有负责信息管理的部门，工作人员数量满足工作要求，具备相应的资质； 2. 科室工作制度健全，人员职责明确，并落实。	信息管理科	资料查阅： 1. 信息管理部门人员名单、学历证书、职称证书； 2. 医院信息化建设、管理、使用相关制度、岗位职责。	信息管理工作人员数量是否满足工作需要？
	【B】符合"C"，并 科主任具有相关专业中级职称，从事信息管理相关工作年限5年以上，掌握妇幼健康信息工作有关法律法规、规范等知识。	信息管理科	资料查阅： 查看科主任专业职称证书、工作年限，参加妇幼健康信息工作培训及相关培训的记录。	科主任参加过哪些与妇幼健康工作相关的培训？
	【A】符合"B"，并 定期研究信息工作管理与质量，并持续改进。	信息管理科	资料查阅： 定期自查、研究信息管理、信息质量情况的记录（含问题和改进措施）。	科室有无定期对信息管理、信息质量进行自查和研究？针对存在的问题有无改进措施？
2.4.1.2 建立辖区妇幼健康信息管理工作制度、业务标准、工作机制和工作规范，保证信息上报及时、完整、准确。协助卫生计生行政部门建立辖区信息数据中心。	【C】 1. 院主管领导在妇幼健康信息工作中起领导作用； 2. 建立辖区妇幼健康信息管理工作机制，有信息网络机构和人员名单，有妇幼健康信息工作制度、工作规范、业务标准等技术文件，且不低于国家有关规定； 3. 制定妇幼健康信息工作方案及信息工作流程，明确各级各类信息管理人员职责，工作流程合理。相关人员明确自身职责，掌握工作流程； 4. 定期对妇幼健康信息人员进行逐级培训，培训有计划、有重点、有经费保证； 5. 协助卫生计生行政部门建立辖区信息数据中心，对信息资料进行档案化管理。	信息管理科	资料查阅： 1. 辖区妇幼健康信息工作领导小组文件； 2. 辖区妇幼健康信息网络机构和人员名单，信息工作制度、工作规范、业务标准； 3. 妇幼健康信息工作方案及信息工作流程、各级各类信息管理人员职责； 4. 对妇幼健康信息人员开展逐级培训的培训计划、培训记录； 5. 协助卫健部门建立辖区妇幼健康信息数据库。	是否实现辖区妇幼健康信息管理联网？有无对各级各类信息管理人员定期逐级开展培训？是否协助卫健部门建立辖区妇幼健康信息数据库？
	【B】符合"C"，并 1. 辖区内未接受培训的从事信息工作人员≤5%； 2. 信息填报正确、完整，上报及时达100%。	信息管理科	资料查阅： 1. 查看辖区妇幼健康信息工作人员名单及已接受培训人员名单； 现场查看： 2. 网上信息填报的正确性、完整性、及时性。	辖区妇幼健康信息工作人员培训覆盖面达到多少？
	【A】符合"B"，并 1. 辖区内未接受培训的从事信息工作人员≤1%； 2. 信息上报及时性、完整性在上级相关考核中连续3年满分。	信息管理科	资料查阅： 1. 同B1，计算未参加培训人员的比例； 2. 信息上报情况的考核结论。	有无辖区信息上报情况的考核结论？

评审标准	评审要点	信息采集点	材料与核查	访谈要点
2.4.2　具有良好的信息安全策略、安全手段、安全环境及安全管理措施，保证妇幼健康信息安全。				
2.4.2.1具有良好的信息安全策略、安全手段、安全环境及安全管理措施，保证妇幼健康信息安全。	【C】 1. 具有良好的信息安全制度、安全手段、安全环境及安全管理措施，并落实到位； 2. 建立信息安全应急预案，并落实。	信息管理科	资料查阅： 1. 信息安全保护制度、信息系统安全措施（网络运行监控、防火墙、病毒查杀软件、灾备机房等）和信息安全应急预案； 2. 信息安全应急预案的培训与演练记录。	有哪些信息系统安全保护措施？有无各种突发事件的应急预案？
	【B】符合"C"，并 相关职能部门定期检查信息安全，找出影响信息安全的因素，提出改进措施，并落实。	信息管理科	资料查阅： 定期的信息安全自查（含问题与改进措施）记录、改进情况的记录。	有无定期对信息安全情况进行自查？针对问题有无改进措施？改进情况如何？
	【A】符合"B"，并 连续3年无信息安全事件发生。	信息管理科	个案追踪： 随机选择院内群体保健科室辖区信息上报机构，询问并核查医院近3年有无发生信息安全事件。	近3年内是否发生过信息安全事件？
2.4.3　对妇幼健康信息进行质量控制和分析利用，为卫生计生行政部门决策及妇幼健康服务的开展提供数据支持。				
2.4.3.1对辖区妇幼健康信息进行质量控制和分析利用，为卫生计生行政部门决策及妇幼健康服务的开展提供数据支持。（★）	【C】 1. 定期开展信息质量控制，分析辖区妇幼健康状况及其影响因素，提出改进工作的建议； 2. 定期分析辖区妇幼健康服务状况，进行需求分析； 3. 定期分析辖区妇幼健康服务管理状况，对辖区妇幼健康服务进行全面、动态监管。	信息管理科	资料查阅： 1. 信息质量控制记录、辖区妇幼健康状况及其影响因素分析、改进建议； 2. 辖区妇幼健康服务需求分析； 3. 辖区妇幼健康服务管理状况分析。	有无定期开展信息质量控制？有无辖区妇幼健康状况的分析？有无辖区妇幼健康服务需求的分析？有无辖区妇幼健康服务管理状况的分析？
	【B】符合"C"，并 对辖区妇幼健康状况、服务状况、管理状况进行半年总结及年度报告，为卫生计生行政部门决策提供数据支持。	信息管理科	资料查阅： 辖区妇幼健康状况、服务状况、管理状况的半年总结及年度报告。	在上述状况分析的基础上，有无形成半年总结和年度报告？
	【A】符合"B"，并 用近两年的证据表明，信息被卫生计生行政部门或政府采用。	信息管理科	资料查阅： 信息被卫健部门或政府采用的佐证（如报纸杂志、网络截图等）。	近两年信息有无被卫健部门或政府采用？

2.5　妇幼健康教育与健康促进

评审标准	评审要点	信息采集点	材料与核查	访谈要点
2.5.1　有健康教育科，负责妇幼健康教育与健康促进工作，职责明确。				
2.5.1.1 有健康教育科，负责妇幼健康教育与健康促进工作，职责明确，制订健康教育年度工作计划并完成。	【C】 1. 有独立的健康教育科，有专人负责，按卫生计生行政部门要求落实岗位人员。科室工作制度完善，人员岗位职责明确，并落实； 2. 制订院内、院外健康教育工作年度计划，并实施。	健康教育科	资料查阅： 1. 部门设置文件、专职人员名单、科室工作制度、岗位职责； 2. 院内、院外健康教育工作计划、活动记录、工作总结。	有无独立设置健康教育科？有无院内、院外健康教育工作计划？实施情况如何？
	【B】符合"C"，并 1. 健康教育科主任具有相关专业中级职称，有 5 年以上健康教育工作经验； 2. 院主管领导在健康教育工作中起领导作用。	健康教育科	现场核查： 1. 查看科主任专业职称证书、工作年限； 2. 查看医院健康教育管理领导小组文件。	院主管领导在医院健康教育管理领导小组中承担什么样的角色？
	【A】符合"B"，并 定期研究健康教育工作质量，持续改进有成效。	健康教育科	资料查阅： 定期自查和研究健康教育工作质量的记录（含问题、改进措施），体现改进前后质量监测数据变化的案例。	有无定期对健康教育工作质量进行自查和研究？针对问题有无改进措施？有无体现改进效果的案例？
2.5.2　制作并发放妇幼健康教育材料。				
2.5.2.1 制作并发放妇幼健康教育材料。	【C】 1. 制作妇幼健康教育材料，包括宣传画、宣传折页、影视光盘、日常用品标示标记等； 2. 健康教育材料具有普及性、科学性，针对性强，易读易懂，便于群众接受。健康教育材料内容覆盖孕产保健、儿童保健、妇女保健及计划生育技术服务。	健康教育科	资料查阅： 1. 查看健康教育材料及形式； 2. 健康教育材料内容与覆盖对象。	近两年制作了哪些形式的妇幼健康教育产品？产品内容覆盖了哪些对象群体？
	【B】符合"C"，并 针对工作形势和重点，制作有针对性的专题健康教育材料。	健康教育科	资料查阅： 开发制作的专题健康教育材料。	有无开发制作专题健康教育材料？
	【A】符合"B"，并 发放健康教育材料，覆盖辖区相关妇幼健康服务机构。	健康教育科	资料查阅： 查看健康教育材料领取记录。	发放的健康教育材料是否覆盖了辖区所有的妇幼健康服务机构？

评审标准	评审要点	信息采集点	材料与核查	访谈要点
2.5.3　开展多种形式的健康教育活动，并对健康教育效果进行评价。				
2.5.3.1 开展多种形式的健康教育活动，活动有目的、有计划、有落实并持续改进，记录完整。	【C】 1. 开展多种形式的健康教育活动，如孕妇学校、家长学校、育儿学校、影视作品、平面媒体、微信、微博、网络等，每项活动均有计划，目的性强。 2. 建立妇幼健康咨询及服务热线电话，提供咨询服务。 3. 按要求完成卫生计生行政部门指定的健康教育任务。	健康教育科	**资料查阅＋现场查看：** 1. 查看健康教育计划、健康教育活动内容； 2. 查看妇幼健康咨询电话设置、咨询记录； 3. 健康教育工作总结。	健康教育活动形式有哪些？是否对社会公示妇幼健康咨询电话号码？有无咨询记录？
	【B】符合"C"，并 1. 对每项重大活动进行总结，分析活动中的问题，提出改进措施。 2. 定期统计分析咨询热线的热点问题，并开展针对性的健康教育。	健康教育科	**资料查阅：** 1. 查看重大健康教育活动记录与效果评价（含问题、改进措施）记录； 2. 根据咨询记录，统计分析出询问的热点问题，针对性地开展健康教育活动的记录。	针对重大健康教育活动，有无活动的效果评价记录？有无根据咨询记录，分析出当下热点问题，从而针对性开展健康教育活动？
	符合"B"，并 对健康教育活动效果进行评价，有持续改进活动质量的案例。	健康教育科	**资料查阅：** 同B1，且有体现改进后监测数据变化的案例。	有无体现改进效果的案例？
2.5.3.2 开设孕妇学校（育儿学校），将促进自然分娩、母乳喂养等列入其常规教学内容。 （★）	【C】 1. 有孕妇学校，且面积≥30m²，配备有专用教学设备、宣传资料； 2. 定期开设孕妇学校课程，教学内容至少包括：(1)孕期营养和体重管理、心理问题识别与防控；(2)自然分娩与剖宫产的正确选择；(3)母乳喂养及乳房护理；(4)孕产期高危症征与高危儿的自我识别(胎心、胎动等)；(5)育儿知识； 3. 有师资及相关的宣教教材； 4. 孕妇学校开课每月不少于4期。	产科	**现场查看＋资料查阅：** 1. 查看孕妇学校面积、教学设备、宣传资料； 2. 查看孕妇学校年度教学内容安排； 3~4. 查看孕妇学校师资名单与每月课程安排、课件与实施记录。	孕妇学校年度教学内容有哪些？每月安排几次课程？有哪些科室参与宣教？
	【B】符合"C"，并 1. 有稳定的政策支持和资金投入； 2. 纳入产科质量和爱婴医院的管理内容。	产科	**资料查阅：** 1. 支持开办孕妇学校的政策文件和年度资金投入统计； 2. 产科质控指标、爱婴医院考核评价指标中相关的教学指标。	有无政策支持孕妇学校的举办？年度资金投入有多少？是否纳入产科质量评价和爱婴医院考评的内容？
	【A】符合"B"， 职能管理部门定期开展教学评估，对孕妇学校教学质量管理进行评价，持续改进教学质量。	保健部	**资料查阅：** 职能部门定期对教学效果评估的资料（如教学后问卷调查、评价资料等）以及用相关数据变化来体现教学质量改进的案例。	职能部门是否定期对教学效果进行评价？有无体现教学质量改进的案例？

注释：教学质量评价涵盖职能部门评价、同行评价及学员评价三个层次，内容应包括教学态度、教学内容、教学方法、学员满意度等。

评审标准	评审要点	信息采集点	材料与核查	访谈要点
2.5.3.3 开展院内个性化的健康教育服务。	【C】 1. 针对妇女儿童的主要健康问题，开展健康教育门诊服务(如妊娠期糖尿病一日门诊、母乳喂养指导门诊、儿童生长发育指导门诊)； 2. 制订常见病健康教育常规，并落实。	儿童保健科 妇女保健科	现场查看+资料查阅： 1. 查看健康教育门诊开设情况； 2. 常见疾病健康教育常规、健康教育处方、门诊日志。	开设了哪些类型的健康教育门诊？是否有常见疾病的健康教育处方？
	【B】符合"C"，并 有职能部门对健康教育门诊工作质量进行定期评价，服务质量不断提高。	保健部	资料查阅： 查看相关职能部门对健康教育门诊工作质量定期评价的记录。	针对健康教育门诊工作质量有哪些评价考核指标？
	【A】符合"B"，并 近两年健康教育门诊量逐步增加。	保健部	资料查阅： 近两年健康教育门诊量统计表。	近两年的健康教育门诊量分别是多少？

2.5.4　建立辖区内妇幼健康教育工作网及协作机制，提供辖区妇幼健康教育培训。

评审标准	评审要点	信息采集点	材料与核查	访谈要点
2.5.4.1 建立辖区内以妇幼健康服务机构为依托的妇幼健康教育工作网及协作机制，提供辖区妇幼健康教育培训。	【C】 1. 建立辖区内以妇幼健康服务机构为依托的妇幼健康教育工作网，并与辖区内相关部门协作与交流，策划并组织开展辖区内健康教育与健康促进活动。 2. 定期进行辖区健康教育培训，资料完整。	健康教育科	资料查阅： 1. 与相关部门协作策划的辖区内健康教育与健康促进活动方案和活动记录； 2. 辖区内健康教育培训记录或资料。	每年与相关部门协作策划的辖区内健康教育与健康促进活动有几次？
	【B】符合"C"，并 1. 每年有不少于两次的辖区内健康教育和健康促进活动。 2. 定期对辖区妇幼健康教育工作进行指导、评价，提出改进意见。	健康教育科	资料查阅： 1. 同C1，且不少于两次； 2. 定期对辖区妇幼健康教育工作进行指导、评价的记录(含改进建议)。	有无定期对辖区妇幼健康教育工作进行指导与评价？有无提出改进意见？
	【A】符合"B"，并 有证据表明近两年健康教育网络运行质量不断提高。	健康教育科	资料查阅： 近两年辖区健康教育覆盖面不断提高的佐证资料。	近两年辖区健康教育覆盖面有无不断提高？

2.5.5　建立妇幼健康教育评价机制，对健康教育效果进行评估并持续改进。

评审标准	评审要点	信息采集点	材料与核查	访谈要点
2.5.5.1 建立妇幼健康教育评价机制，对健康教育效果进行评估并持续改进。	【C】 有妇幼健康教育效果评价体系，对健康教育效果进行定期评估。	健康教育科	资料查阅： 妇幼健康教育效果评价指标与定期效果评价资料。	是否建立妇幼健康教育效果评价机制？
	【B】符合"C"，并 评价指标应包括妇幼健康知识知晓率、健康行为形成率、健康教育活动参与率等。	健康教育科	资料查阅： 查看评价指标体系的设计(含妇幼健康知识知晓率、健康行为形成率、健康教育活动参与率)。	设计的评价指标有哪些？
	【A】符合"B"，并 妇幼健康知识知晓率、健康行为形成率、健康教育活动参与率("三率")较上一年度提高。	健康教育科	资料查阅： 同C1，且有"三率"的统计及与上年度"三率"的比较分析。	与上年度比，妇幼健康知识知晓率、健康行为形成率、健康教育活动参与率有无提高？

2.6 妇幼公共卫生服务项目管理

评审标准	评审要点	信息采集点	材料与核查	访谈要点
2.6.1 落实上级项目管理方案，协助卫生计生行政部门制定项目实施方案。				
2.6.1.1 协助卫生计生行政部门制订项目实施方案，并落实。	【C】 1. 根据上级妇幼卫生工作及妇幼公共卫生服务项目有关政策及要求，协助卫生计生行政部门制定本地区有关妇幼公共卫生服务项目实施方案，并协助实施； 2. 掌握辖区妇幼公共卫生服务项目实施情况，进行技术指导，记录完整。	妇幼卫生项目办	资料查阅： 1. 协助卫健部门制定的本地区妇幼卫生服务项目实施方案及实施的相关资料； 2. 查看服务项目实施进度报告或情况小结、总结等资料、技术指导记录。	协助卫健部门制定了哪些妇幼卫生服务项目实施方案？项目的实施进度目前处于哪一阶段？有无跟进技术指导？
	【B】符合"C"，并 1. 技术指导覆盖面及频率达到卫生计生行政部门要求； 2. 技术指导具有针对性，能够解决项目执行中的难点问题。	妇幼卫生项目办	资料查阅： 1. 查阅技术指导的覆盖面及频率； 2. 查阅具体技术指导的内容及方法，针对难点的措施。	基层技术指导的覆盖面及指导频率是多少？项目执行中的难点是什么？有无针对性的解决办法？
	【A】符合"B"，并 对项目技术指导工作进行半年及年度总结分析，提出改进措施，持续改进有成效。	妇幼卫生项目办	资料查阅： 查看项目技术指导工作的半年总结及年度总结（含问题与改进措施）及改进的案例。	有无项目实施情况的半年总结及年度总结？针对项目实施中遇到的问题，有无改进措施？改进效果如何？
2.6.2 协助卫生计生行政部门对妇幼公共卫生服务项目进行培训、督导及实施效果评估，持续改进项目工作。				
2.6.2.1 协助卫生计生行政部门对妇幼公共服务卫生项目进行培训、督导及实施效果评估，持续改进项目工作。	【C】 1. 协助卫生计生行政部门制定妇幼公共卫生服务项目培训、督导方案、评估标准等； 2. 受委托对项目进行督导及实施效果评估，并对项目实施情况进行跟踪。	妇幼卫生项目办	资料查阅： 1. 协助卫健部门制订的妇幼卫生服务项目培训方案、督导方案、评估标准； 2. 项目的督导检查记录及实施效果评估资料（含向受检单位反馈的问题与改进措施、就改进措施落实情况的跟踪检查记录）。	有无协助卫健部门制定服务项目培训方案、督导方案、评估标准？有无受委托对项目实施情况开展督导检查？
	【B】符合"C"，并 1. 督导、评估工作记录完整； 2. 对督导、评估结果进行分析、总结、反馈及提出改进措施。	妇幼卫生项目办	资料查阅： 1. 同C2； 2. 同C2，且有对检查情况与评估结果的分析、总结、反馈及改进的措施。	针对督导检查发现的问题有无改进措施？是否向受检单位反馈？改进效果如何？
	【A】符合"B"，并 有证据表明项目技术管理工作得到同级或上级卫生计生行政部门的表彰。	妇幼卫生项目办	资料查阅： 项目技术管理工作获得同级或上级卫健部门表彰的文件。	项目技术管理工作有无获得同级或上级卫健部门表彰？

评审标准	评审要点	信息采集点	材料与核查	访谈要点
2.6.3　推广应用妇幼公共卫生服务项目成果。				
2.6.3.1 对妇幼公共卫生服务项目取得的成果在辖区推广应用，不断扩展服务覆盖面。	【C】对妇幼公共卫生项目取得的成果在辖区推广应用，制订推广计划，并落实。	妇幼卫生项目办	资料查阅：查看妇幼公共卫生服务项目的推广计划、实施情况的相关记录。	有无妇幼公共卫生服务项目的推广计划？
	【B】符合"C"，并推广工作有具体负责科室及负责人，任务目标明确，并落实。	指定的技术推广科室	资料查阅：查看指定的妇幼公共卫生服务项目推广科室、责任人、推广任务与目标。	有无指定科室开展项目的推广应用？任务目标是否明确？
	【A】符合"B"，并在区域内项目推广成效明显，在辖区内建立长效工作机制推广项目的内容和方法等。	妇幼卫生项目办	资料查阅：推广应用情况的总结、转化为常态服务的机构覆盖面。	推广的效果如何？目前推广项目转化为常态技术服务的机构数量有多少？

2.7　群体筛查服务质量管理

评审标准	评审要点	信息采集点	材料与核查	访谈要点
2.7.1　建立辖区妇女儿童主要健康问题、高危孕产妇和高危儿筛查网络和管理机制。				
2.7.1.1 建立辖区群体筛查网络，制订筛查工作制度、筛查流程等。	【C】1. 建立辖区群体筛查网络，完成年度工作目标任务；2. 协助卫生计生行政部门制定辖区筛查工作制度、筛查流程等，筛查内容至少包括：(1) 产前筛查；(2) 高危孕产妇筛查；(3) 高危儿筛查；(4) 新生儿疾病筛查及新生儿听力障碍筛查；(5) 妇女乳腺癌、宫颈癌筛查；3. 建立辖区高危孕产妇、高危儿童分级转诊机制，并落实；4. 工作人员熟悉产前筛查、新生儿疾病筛查、妇女"两癌"筛查等有关国家及本地区相关规定。	保健部	资料查阅：1. 查看辖区群体筛查单位名单及辖区筛查工作情况汇总统计，核实年度工作任务完成情况；2. 协助卫健部门制定的辖区筛查项目工作制度、筛查项目工作流程；3. 高危孕产妇、高危儿童分级转诊制度、转诊记录；4. 对工作人员进行访谈，了解产前筛查、新生儿疾病筛查、妇女"两癌"筛查工作的流程。	是否建立辖区群体筛查网络？筛查内容有哪些？年度工作目标是否完成？
	【B】符合"C"，并1. 辖区产前筛查、新生儿苯丙酮尿症（PKU）和先天性甲状腺功能减低症（CH）筛查、新生儿听力障碍筛查率达到卫生计生行政部门要求；2. 孕产妇系统管理率、3岁以下儿童系统管理率达到卫生计生行政部门要求。	保健部	资料查阅：1. 核实辖区筛查数量是否达到卫健部门的数量要求；2. 核实孕产妇系统管理率、3岁以下儿童系统管理率是否达到卫健部门的覆盖率要求。	辖区妇幼筛查项目的实际完成率是否达到卫健部门的要求？孕产妇系统管理率、3岁以下儿童系统管理率是否达到卫健部门的要求？
	【A】符合"B"，并定期对筛查工作进行业务指导、督导，提出改进措施，持续提高筛查质量。	保健部	资料查阅：定期对辖区筛查工作进行行业业务指导的记录、督导检查的记录（含问题与改进措施），体现改进后服务数量或质量变化的案例。	有无定期对筛查工作进行业务指导和督导？针对发现的问题有无改进措施？改进效果如何？

评审标准	评审要点	信息采集点	材料与核查	访谈要点

2.7.2 对从事筛查工作的人员进行技术培训，对筛查工作进行管理。

评审标准	评审要点	信息采集点	材料与核查	访谈要点
2.7.2.1 对从事筛查工作的人员进行技术培训，对筛查工作进行管理。	【C】 1. 对群体筛查服务人员队伍进行筛查技术培训，培训有计划、有目标、有重点、有评估，不断提高群体筛查人员技术水平； 2. 从事筛查的技术人员按有关筛查项目的要求参加技术培训并取得相应的证书； 3. 建立辖区群体筛查阳性病例转诊机制，并落实； 4. 对群体筛查确诊病例建立档案并进行跟踪管理，建立群体筛查确诊病例管理制度，并落实。	保健部	资料查阅： 1~2. 辖区群体筛查服务人员的培训资料（含培训计划、培训目标、培训主题与内容、培训名单与成绩、培训效果评估、培训证书发放记录）； 3. 阳性病例转诊制度及转诊记录； 4. 辖区群体筛查确诊病例管理制度及建档资料（内含随访记录）。	是否针对群体筛查服务人员开展筛查技术培训？培训了多少人？取得培训合格证的有多少人？是否建立辖区群体筛查阳性病例转诊制度？对群体筛查确诊病例是否建立档案并进行跟踪管理？
	【B】符合"C"，并 1. 阳性及确诊病例管理数量、管理质量连续两年逐年提高； 2. 本机构确诊病例管理率≥95%。	保健部	资料查阅： 1. 查看近3年的年度辖区群体筛查阳性病例统计表、确诊病例建档管理统计表、随访率统计表，并分别与上年度比较，核实数据是否提升； 2. 核定年度内本机构筛查出来的确诊病例数与其实际建档例数，计算确诊病例管理率是否满足≥95%的要求。	确诊病例管理数与上年度相比有无逐年升高？本机构确诊病例管理率达到多少？
	【A】符合"B"，并 定期收集群体筛查工作数据，对数据进行分析，对筛查工作提出改进意见，并向同级卫生计生行政部门报告。	保健部	资料查阅： 收集的辖区群体筛查工作报表、基于数据分析形成的群体筛查工作报告（含改进意见），并向卫健部门提交。	有无根据报表分析，形成群体筛查工作报告？有无提出改进措施？是否向同级卫健部门提交？

2.7.3 对群体筛查工作进行质量控制，持续改进筛查质量。

评审标准	评审要点	信息采集点	材料与核查	访谈要点
2.7.3.1 对群体筛查工作质量进行控制，持续改进筛查质量。	【C】 1. 按国家及省有关技术规范对群体筛查进行质量控制。 2. 新生儿苯丙酮尿症（PKU）和先天性甲状腺功能减低症（CH）筛查质量控制涵盖采血单位、实验室及诊治各环节；新生儿听力筛查质量控制涵盖初筛、复筛、诊治各单位。	保健部 检验科	资料查阅： 1. 查看辖区群体筛查项目室内质控方案、室间质评方案、开展相应质控的记录； 2. 根据室间质评结果判定各筛查单位样本检测合格率、质控覆盖面。	辖区群体筛查单位有无开展筛查质量控制工作？有无统一规范的室内质控方案、室间质评方案？
	【B】符合"C"，并 产前筛查质量控制涵盖各筛查单位、各筛查方法及环节。	保健部 检验科	资料查阅： 同C2，核定产前筛查质量控制开展情况。	是否开展国家级、省级室间质评工作？
	【A】符合"B"，并 对群体筛查质量控制情况进行半年及年度分析，提出改进意见，持续改进有成效。	保健部	资料查阅： 群体筛查质控情况的半年与年度分析，根据室间质评结果提出的改进意见，体现改进后失控率持续降低的案例。	是否对群体筛查质控情况进行半年及年度分析？存在哪些问题？是如何改进的呢？

2.8　母子健康手册使用与管理

评审标准	评审要点	信息采集点	材料与核查	访谈要点
2.8.1　有辖区内统一的母子健康手册管理制度及规范。				
2.8.1.1 有辖区内统一的母子健康手册管理制度及规范。	【C】 1. 有辖区内统一的母子健康手册管理制度并落实； 2. 落实手册使用规范。	保健部	资料查阅： 1. 母子健康手册管理制度、母子健康手册的记录； 2. 查看辖区母子健康手册填写和使用的规范性。	辖区是否有统一的母子健康手册？是否有手册使用规范？
	【B】符合"C"，并 1. 本机构母子健康手册使用率100%； 2. 辖区母子健康手册使用率≥90%。	保健部	资料查阅： 1. 核查本机构母子健康手册使用率； 2. 核查辖区母子健康手册使用率。	本机构和辖区母子健康手册使用率是多少？
	【A】符合"B"，并 对手册管理制度及规范结合本地实际定期进行修订。	保健部	资料查阅： 查看修订前后的管理制度及规范。	是否结合本地实际，定期对手册使用规范进行修订？
2.8.2　对母子健康手册的管理制度及使用进行培训、督导，持续改进工作质量。				
2.8.2.1 对辖区母子健康手册管理制度、使用等内容进行培训、督导。	【C】 1. 母子健康手册管理制度、使用运转流程、发放等相关内容的培训材料； 2. 有母子健康手册使用的督导方案。	保健部	资料查阅： 1. 对辖区相关人员开展母子健康手册管理制度、使用运转流程、发放、回收等相关内容培训的资料； 2. 查看母子健康手册督导资料(含方案、通知、督导检查记录、问题与改进措施、检查情况反馈、总结报告等)。	是否对辖区相关人员开展母子健康手册管理制度、使用运转流程、发放、回收等内容的培训？开展过辖区和本机构内的督导检查吗？
	【B】符合"C"，并 对辖区内的相关机构每年至少进行一次培训与督导，有记录。	保健部	资料查阅： 同C，每年至少开展一次。	针对督导检查存在的问题，有无改进措施？
	【A】符合"B"，并 有数据或实例体现辖区母子健康手册使用情况持续改进。	保健部	资料查阅： 体现改进前后辖区母子健康手册填写和使用规范率持续提高的改进案例。	有无体现改进前后辖区母子健康手册填写和使用规范率持续提高的改进案例？
2.8.3　收集母子健康手册使用与管理相关信息，进行分析利用。				
2.8.3.1 收集母子健康手册使用与管理相关信息，进行分析利用。	【C】 1. 有辖区母子健康手册使用与管理各项工作登记、工作文书、统计报表； 2. 本机构有母子健康手册使用与管理各项工作登记、工作文书、统计报表等。	保健部	资料查阅： 1~2. 查看辖区与本机构母子健康手册使用与管理各项工作登记、工作文书、统计报表。	是否有辖区及本院母子健康手册使用与管理各项登记和统计报表？
	【B】符合"C"，并 对收集的相关信息资料进行审核与复核，并进行质量控制。	保健部	资料查阅： 收集的相关信息的审核与复核资料、质控记录。	是否开展母子健康手册试点项目总结分析？
	【A】符合"B"，并 实现母子健康手册内容信息化管理，每年对母子健康手册使用与管理情况进行分析，并向卫生计生行政部门报告。	保健部	现场查看+资料查阅： 查看母子健康手册内容的信息化管理情况、母子健康手册使用与管理情况分析报告。	是否实现母子健康手册信息化管理？是否每年对母子健康手册使用与管理情况进行分析，并向卫生计生行政部门报告？

2.9　托幼机构卫生保健管理

评审标准	评审要点	信息采集点	材料与核查	访谈要点
2.9.1　落实《托儿所幼儿园卫生保健管理办法》等要求。				
2.9.1.1 落实《托儿所幼儿园卫生保健管理办法》等要求。	【C】 1. 依据《托儿所幼儿园卫生保健管理办法》及有关规范建立本辖区实施细则或管理制度； 2. 受卫生计生行政部门委托，制订辖区内托幼机构卫生保健工作规划、年度计划，并组织实施。	保健部	资料查阅： 1. 查看辖区托幼机构卫生保健管理实施细则或管理制度； 2. 查看辖区内托幼机构卫生保健工作规划、年度计划、年度工作总结。	是否建立本辖区托幼机构管理实施细则？是否有受卫健部门委托，制订辖区内托幼机构卫生保健工作规划和年度计划？
	【B】符合"C"，并 制订辖区内托幼机构卫生保健工作评估实施细则，建立完善的质量控制体系和评估制度。	保健部	资料查阅： 托幼机构卫生保健工作评估实施细则、质量控制标准和评估制度。	是否制订辖区托幼机构卫生保健工作评估实施细则？
	【A】符合"B"，并 有辖区阶段性托幼机构卫生保健工作分析总结。针对辖区托幼机构卫生保健工作中的问题，提出改进建议和具体措施，并不断完善业务管理工作制度。	保健部	资料查阅： 辖区阶段性托幼机构卫生保健工作分析总结（含问题与改进建议、改进措施）。	是否定期对辖区托幼机构卫生保健工作进行总结分析？是否针对问题提出改进建议？
2.9.1.2 对辖区托幼机构卫生保健工作信息进行收集。	【C】 收集信息，掌握辖区内托幼机构卫生保健情况，为卫生计生行政部门决策提供相关依据。	保健部	资料查阅： 查阅收集的辖区托幼机构卫生保健统计报表、半年及年度总结分析报告。	是否定期收集信息，为卫健部门决策提供依据？
	【B】符合"C"，并 掌握辖区近3年托幼机构卫生保健状况。	保健部	资料查阅： 同C，且至少收集近3年的资料。	有无半年及年度总结分析报告？
	【A】符合"B"，并 有证据表明托幼机构卫生保健信息被同级或上级卫生计生行政部门采纳。	保健部	资料查阅： 提交的信息或建议被卫健部门采纳的佐证资料。	提交的信息或建议是否被卫健部门采纳？
2.9.2　受卫生计生行政部门委托，对辖区托幼机构卫生保健工作进行卫生评价（县级必选）。				
2.9.2.1 开展辖区托幼机构卫生保健工作卫生评价。	【C】 1. 对新设立的托幼机构进行招生前的卫生评价工作，并出具卫生评价报告； 2. 制定卫生学评价工作流程，并向社会公开； 3. 卫生评价内容涵盖环境卫生、个人卫生、食堂卫生、保健室或卫生室设置、卫生保健人员配备、工作人员健康检查、卫生保健制度等。	保健部	资料查阅： 1. 新设立的托幼机构卫生评价报告； 2. 向社会公开的卫生学评价工作流程； 3. 卫生评价的具体涵盖内容。	是否对新设立的托幼机构进行招生前的卫生评价工作？是否制订卫生评价工作流程？
	【B】符合"C"，并 对取得办园（所）资格的托幼机构每3年进行1次卫生保健工作综合评估，并将结果上报卫生计生行政部门，资料完整。	保健部	资料查阅： 定期向卫健部门申报的托幼机构卫生保健工作综合评估报告。	多长时间开展一次卫生保健综合评价？是否将评价结果上报卫健部门？
	【A】符合"B"，并 每年对卫生学评价工作进行总结分析，不断改进评价质量。	保健部	资料查阅： 年度辖区托幼机构卫生学评价工作总结（含问题与改进建议）。	是否每年对卫生评价工作进行总结分析？针对发现的问题有无提出改进措施？

续表

评审标准	评审要点	信息采集点	材料与核查	访谈要点

2.9.3　对辖区托幼机构卫生保健工作进行业务指导与业务培训，持续改进工作质量。

评审标准	评审要点	信息采集点	材料与核查	访谈要点
2.9.3.1 对辖区托幼机构卫生保健工作进行业务指导与业务培训，有专人负责。	【C】 1. 有辖区托幼机构卫生保健工作业务指导与业务培训工作方案或年度计划，有专人负责，并落实； 2. 业务指导内容应包括托幼机构膳食营养、体格锻炼、健康检查、卫生消毒、疾病预防、预防意外伤害等； 3. 每年举办托幼机构卫生保健人员培训班，培训相关资料保存完整，有通知、课程表、签到薄、教案、班前班后问卷、音像资料、总结等，并整理成册； 4. 培训应具有针对性，对辖区托幼机构卫生保健工作存在的薄弱环节进行针对性培训。	保健部	资料查阅： 1~2. 辖区托幼机构卫生保健工作业务指导与业务培训方案、年度工作计划、培训记录、业务指导与督导的记录； 3. 托幼机构卫生保健人员培训的资料； 4. 查看培训课程安排及培训效果评价资料。	是否制定辖区托幼机构卫生保健工作业务指导及业务培训工作方案及年度计划？具体的落实情况如何？
	【B】符合"C"，并 1. 对辖区业务培训每年不少于1次，业务指导和督导每年不少于2次； 2. 新进托幼机构卫生保健人员卫生保健知识培训率达100%； 3. 根据当地疾病的流行状况进行专题督导。	保健部	资料查阅： 1. 同C3，含辖区托幼机构业务指导及督导资料，核实频次是否符合要求； 2. 核查新进托幼机构卫生保健人员名单与参训人员名单； 3. 根据疾病的流行状况开展专题督导的记录。	辖区业务培训一年开展几次？业务指导和督导一年开展几次？
	【A】符合"B"，并 有近二年数据或实例体现定期分析问题及持续改进工作质量。	保健部	资料查阅： 通过对近两年辖区托幼机构卫生保健相关数据的分析，体现出业务指导与业务培训质量在不断提高的案例。	通过对近两年监测数据的分析，能否体现出业务指导与业务培训质量在不断提高？

第3章　妇幼保健服务质量安全管理与持续改进

3.1　质量管理组织

评审标准	评审要点	信息采集点	材料与核查	访谈要点

3.1.1　院长是本院质量管理第一责任人。院质量与安全管理委员会及各质量相关委员会人员构成合理，职责明确。依据本院组织架构，明确各部门职能与管理流程。

评审标准	评审要点	信息采集点	材料与核查	访谈要点
3.1.1.1 院长是本院质量管理第一责任人。	【C】 1. 院长负责确定本院质量管理团队(主要包括院质量与安全管理委员会、各相关委员会、质量管理部门、各职能部门、科室质量与安全管理小组等)的职责，实行质量改进与患者安全管理问责制，以确保有效的沟通机制； 2. 院长负责确定与实施全院质量管理和持续改进总体方案，以及监控指标(见3.2.1)； 3. 有全院质量管理组织架构图，能清楚反映全院质量管理组织结构，体现院长是第一责任人。	质控办	资料查阅： 1. 医院质量与安全管理委员会文件及医疗保健、护理、院感、药事、伦理、病案、输血等质量管理委员会组成文件，含各委员会职责，委员会下设的具体质控部门、质量控制办法、临床医技等科室质控小组名单； 2. 医院质量管理与持续改进方案，质量与安全监控指标； 3. 医院质量管理组织架构图。	医院有哪些与质量、安全管理相关的委员会？各委员会职责是否明确？临床、医技科室有无设置质控小组？质控小组是否具体对质量与安全把关？有无质控办法、质控方案？监测指标是否明确？各委员会与临床、医技科室间是如何实现信息沟通的？
	【B】符合"C"，并 院长负责确定监测流程，质量改进和患者安全活动的年度重点工作，并传递到全体职工。	质控办	资料查阅： 质量监测流程、医院年度质量控制活动重点、质控简报、临床医技科室质控计划、内部质控会议记录。	有无医院年度质量控制活动工作目标？是如何将质量控制目标传递给职工的？
	【A】符合"B"，并 院长负责确定各职能部门对质量改进与患者安全监控管理的责任重点，并提供技术及其他支持。	质控办	资料查阅： 各职能部门质控责任分工、监测指标及信息化软件支持情况。	各职能部门是否有重点监测指标？有哪些信息化软件支持监测？

注释："质量管理部门"是指专职进行质量管理工作的责任部门。依据《医疗质量管理办法》第十条"医疗机构应当成立医疗质量管理专门部门，负责本机构的医疗质量管理工作"，该部门对职能部门如医务科、护理部等是否督促落实质量管理制度进行监督。

评审标准	评审要点	信息采集点	材料与核查	访谈要点
3.1.1.2 院质量与安全管理委员会及各质量相关委员会人员构成合理，职责明确。	【C】 1. 院长任院质量与安全管理委员会主任，统一领导和协调各相关委员会(根据需要设置，包括但不限于：医疗保健质量与安全管理委员会、护理质量管理委员会、伦理委员会、药事管理与药物治疗学委员会、医院感染管理委员会、病案管理委员会、输血管理委员会等)工作，确保有效的沟通； 2. 委员会至少每半年召开一次工作会议，有记录。	质控办及各委员会下设的职能部门	资料查阅： 1. 医院质量与安全管理委员会文件、各质量管理委员会组成文件及会议记录、纪要、简报(或通报)等； 2. 各委员会召开会议的通知、签到、会议记录、会议相关的决议、纪要等。	医院由谁统一领导和协调各相关委员会的日常工作？委员会多久召开一次会议？最近一次会议研究的主题是什么？
	【B】符合"C"，并 各委员会人员构成合理，每季度召开一次会议，由相关职能部门负责日常工作，履行职责活动有记录。	质控办及各委员会下设的职能部门	资料查阅： 同C1，各委员会的日常质控指标监测资料(包括指标的统计、分析)，每季度召开会议的记录等。	针对院内质量与安全监测指标是否开展日常监测？有无定期统计分析？

注释：医疗保健质量与安全管理委员会对应《医疗质量管理办法》中的医疗质量管理委员会，其中的保健是指个体保健部分。其人员设置依据《医疗质量管理办法》第十条的规定：主任由保健院主要负责人担任，委员由医疗管理、保健管理、质量控制、护理、医院感染管理、医学工程、信息、后勤等相关职能部门负责人以及相关临床、药学、医技、个体保健等科室负责人组成。

3.1.2　医疗、保健、护理等管理职能部门组织实施全面医疗保健质量管理与医疗保健安全管理工作，并落实持续改进方案，承担指导、检查、考核和评价医疗保健质量管理工作，严格记录，定期分析，及时反馈，落实整改，并建立多部门质量管理协调机制。

评审标准	评审要点	信息采集点	材料与核查	访谈要点
3.1.2.1 医疗、保健、护理等管理职能部门组织实施全面医疗保健质量管理与医疗保健安全管理工作，并落实持续改进方案，承担指导、检查、考核和评价医疗保健质量管理工作，严格记录，定期分析，及时反馈，落实整改，并建立多部门质量管理协调机制。	【C】 1. 医疗、保健、护理等管理职能部门根据本院总体目标，制订并实施相应的质量与安全管理工作计划与考核方案。 2. 承担履行指导、检查、考核和评价医疗保健质量管理职能，工作有记录。 3. 定期分析医疗保健质量评价工作的结果。	医务科、四大业务部、护理部、院感科、药学部、输血科、病案科/室	资料查阅： 1. 各职能部门质控工作计划与考核方案； 2. 各职能部门督导检查记录(针对质量与安全)； 3. 定期考核、评价质量工作的相关记录。	各职能部门是否有针对质控管理的工作计划或考核方案？有无定期开展督导检查？有无定期分析、评价资料？
	【B】符合"C"，并 1. 职能部门对重点部门、关键环节、重点时段的质量安全管理工作进行季度检查与年度评价，有记录(见3.2.1)； 2. 有多部门质量管理协调机制。	部门同C	资料查阅： 1. 职能部门对重点部门、关键环节、重点时段的质量安全管理督导检查记录，年度分析评价记录； 2. 部门沟通事宜登记本。	访谈职能部门负责人：质量与安全管理的重点科室、关键环节有哪些？部门间是如何协调相关工作的？
	【A】符合"B"，并 职能部门对收集的质量与安全信息、风险数据、重大质量缺陷等数据资料，运用质量管理工具展示管理成效的变化趋势，有季度通报、半年小结、年度总结报告，并对公开的数据质量和结果的可靠性承担责任。	部门同C	资料查阅： 质量与安全监测数据、质量管理工具运用于数据统计、分析、效果对比的资料，质量控制季度通报、半年小结、年度总结报告。	是否将质量管理工具运用到日常管理工作中？是否定期对质量控制情况进行信息反馈？多久反馈一次？

注释："质量管理工具"是指为实现医疗质量管理目标和持续改进所采用的措施、方法和手段。《医疗质量管理办法》提到的工具有：全面质量管理(TQC)、质量环(PDCA循环)、品管圈(QCC)、疾病诊断相关组(DRGs)绩效评价、单病种管理、临床路径管理等。

评审标准	评审要点	信息采集点	材料与核查	访谈要点
3.1.3 科主任是科室质量与安全管理第一责任人，负责组织落实质量与安全管理及持续改进相关任务。				
3.1.3.1 科主任是科室质量与安全管理第一责任人，负责组织落实质量与安全管理及持续改进相关任务。	【C】 1. 科主任为第一责任人，有科主任、护士长与质量控制人员组成的科室质量与安全管理小组，有年度工作计划及监测重点； 2. 对科室质量与安全进行定期检查，并召开会议，提出改进措施。	临床医技各科室	资料查阅： 1. 临床、医技科室质控小组成员与分工；科室年度质控工作计划与监测指标； 2. 科室月质量与安全自查记录，科内月质控分析会记录、针对存在的问题提出的改进措施。	科内质控监测指标有哪些，请列举一部分？有无定期开展科内自查？有无每月召开一次科内质控分析会？针对问题是否有相应的改进措施？
	【B】符合"C"，并 1. 各业务科室主任负责关键质量指标，如重返与安全类、特定（单）病种质控指标等。至少包括但不限于： (1)医疗保健科室应将住院时间超过30天与出院后0至30天内再入院的患者作为大查房重点，有评价分析记录； (2)手术科室应将"非计划再次手术"作为手术质量管理"危急值"，实施监测、原因分析、反馈、整改和控制活动； (3)患者安全目标（见第3章第5节）监控指标； (4)特定（单）病种质量监控指标。 2. 各医技科室主任对"检查结果报告"可信度负责，按照规范/指南实施室内质控与参加室间质控。	临床各科室1、医技各科室2	资料查阅： 1. 科室质量与安全监测指标。 (1)住院超过30天患者登记本、出院后0至30天内再入院患者登记本（含登记、分析）、科主任查房记录； (2)非计划再次手术上报表、非计划再次手术登记本（含原因分析、整改措施、改进情况）； (3)第3章第5节患者安全相关监测指标（见注释）； (4)单病种质量监测指标登记表。 2. 医技科室室内质控与室间质控资料。	重返与安全类指标、特定（单）病种质控指标有无纳入科内日常监测？住院时间超过30天的患者有无纳入主任查房的重点？"非计划再次手术"是否开展例数监测？患者安全相关监控指标、特定（单）病种质量监控指标有无开展监测？医技科室有无开展室内质控？
	【A】符合"B"，并 各科质控小组收集本科室质量与安全数据，运用质量管理工具展示管理成效的变化趋势，有季度通报、半年小结、年度总结报告，并对公开的数据质量和结果的可靠性承担责任。	临床医技各科室	资料查阅： 科内质量与安全监测数据、质量管理工具运用于数据的统计、分析、效果对比的资料，科内质控季度通报、半年小结、年度总结报告。	有无将质量管理工具运用到日常管理工作中？是否定期对科内质量控制情况进行反馈？多久反馈一次？

注释：质量管理小组的主要职责参见《医疗质量管理办法》第十二条。本章第五节患者安全相关监测指标及基准值，如就诊者身份识别准确率100%、医嘱、处方合格率≥95%、术前准备制度落实执行率≥95%、手术核查、手术风险评估执行率100%、医务人员手卫生依从性≥70%；手术室、产房及新生儿室医务人员手卫生依从性≥95%、医务人员手卫生正确率≥95%、药品的存放区域、标识和贮存方法符合率100%、高浓度电解质、化疗药物及包装相似、听似、看似药品、一品多规或多剂型药物做到全院统一"警示标识"，符合率100%、正确执行核对程序≥95%、"危急值"报告处置及时率100%、高危患者入院时风险评估率≥90%、跌倒、坠床、烫伤、呕吐物吸入窒息等意外事件例数、医疗保健安全（不良）事件例数等。

3.2 质量管理与持续改进

评审标准	评审要点	信息采集点	材料与核查	访谈要点
3.2.1 有医疗保健质量管理和持续改进总体方案，涵盖结构质量、过程质量、结果质量的关键监控指标及考核办法。有医疗保健质量关键环节、重点部门、重点时段管理标准与监控措施。				
3.2.1.1 有全院医疗保健质量管理和持续改进总体方案，涵盖结构质量、过程质量和结果质量的关键监控指标及其考核办法。	【C】 院长负责确定全院医疗保健质量管理和持续改进总体方案，除有宗旨、目标、方针外，监控项目至少应包括，但不限于： (1) 合理使用抗菌药物和其他药品； (2) 合理使用血液和血制品； (3) 围手术期管理与手术分级管理； (4) 各类手术与介入操作及并发症； (5) 麻醉与镇痛管理； (6) 医院感染管理； (7) 住院病历管理； (8) 急诊与ICU管理； (9) 高危孕产妇管理； (10) 高危儿童管理； (11) 医疗保健护理缺陷与不良事件管理； (12) 服务对象、员工满意度管理。	质控办、医务科、保健部、护理部、院感科、药学部、输血科、病案科/室	**资料查阅：** 医院医疗保健质量管理和持续改进总体方案，内容涵盖宗旨、目标、方针、监测的具体指标、指标计算方法、目标值/基准值。	医疗保健质量管理总体方案中，相关宗旨、目标是什么？
	【B】符合"C"，并 确定全院实施患者安全监控指标的频率、范围和方法。	部门同上C	**资料查阅：** 查看医院医疗保健质量管理和持续改进总体方案中有关指标的监测频率、范围和方法。	对部门负责人进行访谈，了解质控指标的监测频率、监测范围和方法。
	【A】符合"B"，并 对方案执行、制度落实、考核结果等内容有分析、总结、反馈及改进措施。	部门同C	**资料查阅：** 获取监测数据后的分析总结、通报、改进措施等资料；整改后相关部门反馈的改进情况清单。	方案的执行情况如何？对于制度的落实情况是否有考核？有无改进？

注释：医疗保健质量管理和持续改进总体方案包含的内容，主要有监控对象的管理标准（要达到什么要求），怎样去监控、设置监测指标（质量指标、监控频率、达标要求或基准值）。总体方案至少应当包含以下内容：宗旨、质量方针、质量目标、质量管理组织架构，以及各职能部门在质量管理工作中的职责、监测项目、监测指标、信息统计和报送要求等。

评审标准	评审要点	信息采集点	材料与核查	访谈要点
3.2.1.2 有医疗保健质量关键环节、重点部门、重点时段的管理标准与监控措施。	【C】 1. 相关人员知晓本岗位的医疗保健质量关键环节管理标准与监控措施； (1) 危急重症患者识别、急救与转诊管理； (2) 高危孕产妇管理； (3) 高危儿童管理； (4) 围手术期管理； (5) 输血与药物管理； (6) 有创诊疗操作管理； (7) 本院设定的其他医疗保健质量关键环节管理等； 2. 重点部门人员知晓本部门的管理标准与监控措施，至少包括，但不限于： (1) 急诊室； (2) 手术室； (3) 产房/产科； (4) 腔镜室； (5) 重症监护病房（室）； (6) 新生儿室/病房； (7) 本院设定的其他重点部门等； 3. 相关人员知晓本部门的重点时段管理标准，至少包括，但不限于： (1) 周六、周日，节假日； (2) 中午、夜间单独值班时； (3) 上下班交接班时； (4) 就诊者急剧增加时。	医务科1，保健部1、3，急诊室2、3，手术室2、3，产房/产科2、3，腔镜室2、3，ICU2、3，NICU2、3	资料查阅： 1. 医疗保健质量关键环节、重点部门、重点时段的管理标准与监控措施。同时查看下列管理制度： (1) 危急重症患者识别、急救与转诊管理制度； (2) 高危孕产妇管理制度； (3) 高危儿管理制度； (4) 围手术期管理制度； (5) 输血与药物管理制度； (6) 有创诊疗操作管理办法； (7) 其他关键环节的流程（急诊重点病种急救流程）。 2. 查看急诊室、手术室、产房/产科、腔镜室、重症监护病房（室）、新生儿室/病房管理标准与监控措施； 3. 查看周六、周日、节假日、中午、夜间单独值班时，上下班交接班时，就诊者急剧增加时等重点时段管理标准。	对职能部门人员进行访谈：医疗保健质量关键环节有哪些？重点部门有哪些？医疗保健重点时段有哪些？ 对急诊科、手术室、产房/产科、腔镜室、ICU、NICU等部门人员进行随机访谈：本部门管理标准与监控措施是什么？ 对上述部门人员进行访谈，要求描述重点时段管理标准。
	【B】符合"C"，并 医务、保健、护理等管理部门履行监管职责，对各项管理标准与措施的落实情况有定期检查、分析、反馈，有改进措施。	医务科 护理部 保健部	资料查阅： 职能部门对重点部门管理标准与管控措施落实情况的督导检查记录，含总结分析、改进措施等资料；整改后相关部门反馈的改进情况清单。	是否对重点部门管理标准与措施落实情况开展了督导检查？有无提出改进措施？是否有改进？

续表

评审标准	评审要点	信息采集点	材料与核查	访谈要点
	3.2.2　根据法律法规、规章规范以及相关标准，结合本院实际，制定完善的覆盖医疗保健全过程的质量管理规章制度，并及时更新，切实保证服务质量。			
3.2.2.1 根据法律法规、规章规范以及相关标准，结合本院实际，制定完善的覆盖医疗保健全过程的质量管理规章制度，并及时更新，切实保证服务质量。	【C】根据法律法规、规章规范以及相关标准，结合本院实际，制定完善的覆盖医疗保健全过程的质量管理规章制度，并及时更新。	质控办	资料查阅：医院质量管理制度汇编（新、旧版本）。	使用的质量管理制度是否最新版的？
	【B】符合"C"，并统一管理各类质量与安全管理规章、制度、规范、标准/指南等文件的制定、审核、批准、发布、修订、更新、作废等流程。	质控办各职能部门	资料查阅：医院文件管理办法（包括制度制定、审核、批准、发布、修订、更新、作废、管理等流程）。	有无医院文件管理办法？有无制度更新流程？
	【A】符合"B"，并依质量与安全管理持续改进的进展，及时更新各类相关质量与安全管理规章制度规范，并实施更新后的培训与教育（近3年）。	各职能部门	资料查阅：同C，更新后的质量与安全规章制度、规范的培训记录。	针对更新后的制度与规范等，是否及时组织培训？

注释：《医疗质量管理办法》明确了18项医疗质量安全核心制度是指医疗机构及其医务人员在诊疗活动中应当严格遵守的相关制度，主要包括首诊负责制度、三级查房制度、会诊制度、分级护理制度、值班和交接班制度、疑难病例讨论制度、急危重患者抢救制度、术前讨论制度、死亡病例讨论制度、查对制度、手术安全核查制度、手术分级管理制度、新技术和新项目准入制度、危急值报告制度、病历管理制度、抗菌药物分级管理制度、临床用血审核制度、信息安全管理制度等。

评审标准	评审要点	信息采集点	材料与核查	访谈要点
3.2.2.2 有医疗保健技术操作规程及诊疗指南。	【C】1. 有医疗保健各专业技术操作规程和诊疗指南；2. 对医务人员进行培训，使医务人员掌握并严格遵循本专业岗位相关规范和指南开展医疗保健工作。	临床医技各科室	资料查阅：1. 各专科技术操作规程、诊疗指南；2. 科内业务培训记录（含签到、主题、培训内容）。	科内有无组织技术操作规程、诊疗指南的培训？
	【B】符合"C"，并相关职能部门对规范、指南的执行情况有督导检查与整改措施。	医务科	资料查阅：职能部门对规范、指南执行情况的督导检查记录，含改进措施、整改后反馈的改进情况清单。	是否对照诊疗指南、技术操作规程实施诊治？
	【A】符合"B"，并根据医学发展和本院实际，对规范和指南及时进行补充完善（近3年）。	临床医技各科室	资料查阅：科室技术操作规程、诊疗指南（新、旧版本）。	诊疗指南及操作规程是否更新过？最近的一次更新是哪一年？

评审标准	评审要点	信息采集点	材料与核查	访谈要点
3.2.3 强化"基础理论、基本知识、基本技能"培训与考核，把"严格要求、严密组织、严谨态度"落实到各项工作中。				
3.2.3.1 强化"基础理论、基本知识、基本技能"培训与考核，把"严格要求、严密组织、严谨态度"落实到各项工作中。	【C】 1. 有各专业、各岗位"三基"培训及考核制度； 2. 有根据不同层次及专业的卫生技术人员的"三基"培训内容、要求、重点和培训计划； 3. 有与培训相适宜的技能培训设施、设备及经费保障； 4. 有指定部门或专职人员负责实施。	医务科、临床医技各科室2、3、4	资料查阅： 1. "三基"培训及考核制度； 2. "三基"培训计划（职能部门与专科内部）； 现场查看： 3. 培训设施、设备； 资料查阅： 4. 培训部门及专门管理人。	职能部门和专科是否有"三基"培训计划？有无经费保障培训的组织和实施？每年培训的频次是多少？
	【B】符合"C"，并 落实培训及考核计划，在岗人员参加"三基"培训覆盖率≥95%。	医务科、临床医技各科室	资料查阅： 职能部门与专科内部的"三基"培训记录（签到表包括应到、实到）。	在岗人员参加"三基"培训覆盖率是多少？
	【A】符合"B"，并 在岗人员参加"三基"考核合格率≥95%。	临床医技各科室	资料查阅： "三基"考核试卷、统分表及合格率分析。	"三基"考核的合格率是多少？

注释："三基"考核要分不同层次与专业进行，不能共用同一考核标准。

3.2.4 建立医疗保健风险防范确保就诊者安全的机制，严格执行《医疗质量安全事件报告暂行规定》，按规定报告质量安全(不良)事件与隐患缺陷，不隐瞒和漏报。

评审标准	评审要点	信息采集点	材料与核查	访谈要点
3.2.4.1 有医疗保健风险管理方案。	【C】 1. 有医疗保健风险管理方案，包括医疗保健风险识别、评估、分析、处理和监控等内容； 2. 针对主要风险制订相应的制度、流程、预案或规范，严格落实，防范不良事件的发生； 3. 发生医疗保健不良事件，相关人员主动报告，无隐瞒和漏报，有记录； 4. 根据情况对员工进行医疗保健风险事件的预警通告。	医务科、相关职能部门（见B）、临床医技各科室3	资料查阅： 1. 医疗保健风险管理方案（风险识别、评估、分析、处理和监控等）； 2. 主要风险管理制度、流程、预案； 3. 不良事件主动上报管理制度，不良事件上报记录； 4. 针对风险事件的预警通告。	针对不良事件是否实行鼓励及无惩罚上报？上报后，职能部门有无开展原因调查？有无发布过风险事件的预警通告？
	【B】符合"C"，并 相关职能部门对医疗保健风险的防范制度、流程、预案执行情况有检查、反馈、改进措施。	医务科，相关职能部门（护理、院感、药学、输血等）	资料查阅： 职能部门对医疗保健风险的防范制度、流程、预案执行情况的督导检查记录、含改进措施、整改后反馈的改进情况清单。	相关职能部门是否针对风险防范措施的落实情况开展督导检查？问题有无得到改进？
	【A】符合"B"，并 建立跨部门的协调与讨论机制。	部门同B	资料查阅： 跨部门风险事件的协调会制度与会议记录。	涉及跨部门的风险事件是如何处理的？

注释："医疗保健风险管理"是指保健院通过对现有和潜在医疗保健风险的识别、评估、分析、监控和处理，有组织、有系统地减少医疗保健风险事件的发生，以及评估风险事件对就诊者和保健院的危害及经济损失，不断提高医疗保健质量，提高医疗保健工作的社会效益和经济效益的管理活动。可参照《风险管理原则与实施指南》(GB/T 24353—2009)。

评审标准	评审要点	信息采集点	材料与核查	访谈要点
3.2.4.2 开展全员防范医疗风险确保患者安全的相关知识、技能的教育与培训。	【C】 1. 院长负责将年度监测流程，质量改进和患者安全活动的重点工作传递到全体职工； 2. 各职能部门有针对共性问题开展全院防范医疗保健风险的相关教育与培训，其中包括患者安全典型案例教育； 3. 各科室主任、护士长依专业特点开展防范医疗风险的相关教育与培训，其中包括患者安全典型案例教育。	职能部门临床医技各科室 3	资料查阅： 1. 监测内容、监测流程及其传达形式； 2~3. 风险防范教育与培训记录（含通知、签到、课件、培训小结）、开展患者安全典型案例教育记录。	随机访谈医护人员：是否知晓年度监测流程？患者安全活动的重点工作有哪些？
	【B】符合"C"，并 对重点部门、关键环节的医务人员的培训率≥85%。	临床医技各科室	资料查阅： 重点部门的人员培训签到表、培训率统计。	重点部门医护人员的培训率是多少？
	【A】符合"B"，并 院、科级领导接受质量管理培训后，能够将 PDCA 原理与质量管理工具及方法，运用到质量管理持续改进实践活动中去（用近 3 年案例）。	院领导各职能部门	资料查阅： 改进不良事件发生率的 PDCA 案例。	是否有日常管理工作得到改进的 PDCA 案例？

3.2.5　建立医疗保健质量控制、安全管理信息数据库，为制定质量管理持续改进的目标与评价改进的效果提供依据。

评审标准	评审要点	信息采集点	材料与核查	访谈要点
3.2.5.1 建立医疗保健质量控制、安全管理信息数据库，为制定质量管理持续改进的目标与评价改进的效果提供依据。	【C】 1. 院长负责确定院内医疗保健质量控制、安全管理信息数据库，具体项目范围见第六章； 2. 院长负责确定主要监测数据，包括结构质量、过程质量和结果质量，确定每一项监测数据的范围、方法和频率； 3. 院长指定部门负责收集和分析相关信息，信息数据集中归口管理，方便管理人员调阅使用； 4. 院长指定专人负责数据分析，包括与自身、外部、标准进行比较。	质控办信息统计处 3	现场查看+资料查阅： 1. 医院医疗保健质量控制与安全管理信息数据库； 2. 查看质量监测方案（含监测指标、监测范围、方法和频率）； 3. 信息归口职能部门的数据统计、分析； 4. 数据的比较分析资料（与自身、外部、标准进行比较）。	质量监测数据的收集途径有哪些？是否集中归口管理？
	【B】符合"C"，并 1. 对监测数据、安全(不良)事件、差错、事故等信息开展根本原因分析，并利用分析结果评价改进效果； 2. 将内部监测数据验证，纳入科室/部门负责人岗位职责中，对数据质量承担责任； 3. 院长对向外公布的数据质量和结果的可靠性承担责任。	质控办	资料查阅： 1. 监测指标的分析、改进措施与改进后评价资料； 2. 内部数据质量验证与考核办法； 3. 数据审核制度与审核流程。	各类数据信息是否被定期分析并与自身、外部进行比较？上报或发布数据是否有审核程序？
	【A】符合"B"，并 对评审前 3 年开展医疗保健质量控制、安全管理信息数据分析情况，运用质量管理工具展示成效，有季度通报、半年小结、年度总结报告。	质控办	资料查阅： 医疗保健信息统计学评价报告（近 3 年）、质控通报（或简报）、质控工作半年小结、年度总结。	有无医疗保健质量信息的统计学评价报告？有无定期通报（或简报）？有无质控工作半年小结、年度总结？

注释："医疗保健质量控制、安全管理信息数据库"是指基于保健院信息系统建立的数据库，具体的数据项目至少包含评审标准第六章的内容。监测项目的数据要能从信息系统中提取，要对数据库的数据进行标准化，明确数据定义、来源、采集范围。

3.3　医疗保健技术管理

评审标准	评审要点	信息采集点	材料与核查	访谈要点

3.3.1　提供与功能和任务相适应的医疗保健技术服务，符合法律法规、部门规章、规范性文件和行业规范的要求，符合医疗机构诊疗科目范围要求，符合医学伦理原则，技术应用安全、有效。

评审标准	评审要点	信息采集点	材料与核查	访谈要点
3.3.1.1 依据法律法规开展医疗保健技术服务，与功能任务相适应。	【C】 1. 医疗保健技术服务项目符合医疗机构执业许可证中诊疗科目范围要求，与功能任务相适应； 2. 有指定部门负责医疗保健技术管理工作，实行分级分类管理，有统一的审批、管理流程。	医务科	**资料查阅：** 1. 核查实际诊疗科目、技术服务项目与"医疗机构执业许可证"登记内容是否相符； 2. 医疗保健技术管理制度（分级分类管理，统一的审批、伦理审查），审批和管理流程。	医疗保健技术服务项目的实际开展是否与医疗机构执业许可证中登记的诊疗科目范围相一致？
	【B】符合"C"，并 1. 管理人员和医务人员知晓医疗保健技术管理要求； 2. 相关职能部门履行监管职责。	医务科、临床医技各科室1	**资料查阅：** 1. 对医疗保健技术管理制度开展培训的记录； 2. 职能部门对医疗保健技术监管的资料（包括开展的技术项目备案表、新业务新技术项目审批表、伦理审查表）。	是否知晓医院医疗保健技术管理制度的有关内容？新业务、新技术的开展有无具体的审批流程？
	【A】符合"B"，并 有完整的管理资料，无违法违规开展医疗保健技术服务的记录（用近3年案例）。	医务科	**个案追踪：** 从医疗保健技术项目中选择近3年新开展的技术项目，追踪该技术的新业务新技术项目审批表、伦理审查表、上报给卫生主管部门的技术项目备案表。	近3年开展的新业务、新技术项目有无涉及限制类医疗技术？有无上报卫生主管部门审批和备案？

评审标准	评审要点	信息采集点	材料与核查	访谈要点
	【C】 1. 医学伦理管理委员会承担医疗保健技术伦理审核工作，重点是三类医疗保健技术等以及新技术、新项目的审核； 2. 有医学伦理审核的回避程序； 3. 伦理委员会讨论的结论意见应记载入相关的住院病历。	医务科 1、2， 临床各科室 3	资料查阅： 1. 医学伦理管理委员会成立文件、限制类医疗保健技术、新技术及新项目档案、伦理审核工作会议记录（包括签到、投票、结论）； 2. 医学伦理审核回避制度； 3. 伦理委员会审核批件。	医院开展的限制类医疗保健技术有哪些？限制类医疗保健技术和新技术、新项目是否经过医学伦理管理委员会审批？审批的批件是否载入病历？
3.3.1.2 医学伦理委员会承担医疗保健技术伦理审核工作。	【B】符合"C"，并 相关职能部门和伦理委员会对医疗保健技术的实施履行全程监管。	医务科	资料查阅： 职能部门和伦理委员会对医疗保健技术的监管记录。	是否有与该技术相关的知情同意书，并在实施前与患者签订？技术实施过程前、中、后是否执行监管？具体是如何监管的？
	【A】符合"B"，并 开展的医疗保健技术经过伦理委员会讨论通过，无违规擅自开展医疗技术案例（用近三年案例）。	医务科	个案追踪： 同 3.3.1.1A。	限制类医疗保健技术和新技术、新项目开展，是否均经过事前审批？

评审标准	评审要点	信息采集点	材料与核查	访谈要点
3.3.2 医疗保健技术管理符合《中华人民共和国母婴保健法》及其实施办法、《医疗机构管理条例》等相关规定，建立分级分类管理、监督评价和档案管理制度。				
3.3.2.1 建立医疗技术管理制度，实行医疗技术分级分类管理，不应用未经批准或已经废止和淘汰的技术。（★）	【C】 1. 按照《中华人民共和国母婴保健法》及其实施办法、《医疗机构管理条例》实行医疗技术分级分类管理及准入管理，对二、三类技术和高风险技术，有管理制度及相关技术规范； 2. 不应用未经批准或已经废止和淘汰的技术。	医务科	资料查阅： 1. 医疗技术管理制度及相关技术规范； 2. 医院开展的医疗技术目录、下发的废止相关医疗技术的文件（或通知）。	医院的医疗技术目录中，已开展的技术项目有哪些？废止的医疗技术有哪些？
	【B】符合"C"，并 1. 有本院技术分类目录，包括高风险诊疗技术目录； 2. 有技术临床应用追踪管理，重点是高风险技术项目； 3. 有完整的医疗保健技术管理档案资料。	医务科	资料查阅： 1. 医院医疗保健技术分类目录（包括手术分级目录、高风险诊疗技术目录、常规类、限制类目录）； 2. 高风险技术项目审批、开展、中期督导、终止或转入常规技术的资料及文件； 3. 医疗保健技术管理档案资料。	医院医疗保健技术有无分类？高风险技术项目有无管理流程？
	【A】符合"B"，并 相关职能部门有监管，根据监管结果的评价，对医疗保健技术分级、准入、中止有动态管理，保障医疗安全（用近三年案例）。	医务科	资料查阅： 职能部门督导检查和追踪管理资料，包括监管的评价报告，对医疗保健技术分级分类、准入、中止、转入常规技术的全过程管理资料。	职能部门对哪些技术进行了监管？从技术审批准入到纳入常规管理，是否有全过程动态监管？

注释：2018 年版《医疗技术临床应用管理办法》取消了原医疗技术的三级分类，对医疗技术进行负面清单管理。具有下列情形之一的医疗技术，禁止应用于临床（简称禁止类技术）：A. 临床应用安全性、有效性不确切；B. 存在重大伦理问题；C. 该技术已经被临床淘汰；D. 未经临床研究论证的医疗新技术。禁止类技术目录以外并具有下列情形之一的，作为需要重点加强管理的医疗技术（以下简称限制类技术），由省级以上卫生行政部门严格管理：A. 技术难度大、风险高，对医疗机构的服务能力、人员水平有较高专业要求，需要设置限定条件的；B. 需要消耗稀缺资源的；C. 涉及重大伦理风险的；D. 存在不合理临床应用，需要重点管理的。未纳入禁止类技术和限制类技术目录的医疗技术，医疗机构可以根据自身功能、任务、技术能力等自行决定开展临床应用，并应当对开展的医疗技术临床应用实施严格管理。"高风险诊疗技术"一般是指医疗风险较高的诊疗技术，包括手术、介入、麻醉、腔镜诊疗等技术。

评审标准	评审要点	信息采集点	材料与核查	访谈要点
3.3.2.2 对开展母婴保健技术服务进行监督管理。（★）	【C】 1. 凡开展婚前医学检查、遗传病诊断、产前诊断、助产技术、施行结扎手术和终止妊娠手术技术服务，必须经卫生计生行政部门审查批准，取得"母婴保健技术服务执业许可证"； 2. 相关技术人员应取得"母婴保健技术考核合格证书"，不得跨科目从业。	四大业务部	资料查阅： 1. "母婴保健技术服务执业许可证"； 2. 技术人员的"母婴保健技术考核合格证书"。	对相关科室人员进行访谈：开展婚前医学检查、遗传病诊断、产前诊断、助产技术、施行结扎手术和终止妊娠手术技术服务的人员是否取得资格？
	【B】符合"C"，并 1. 有母婴保健技术分类目录，包括相应具有资质人员目录； 2. 有完整的母婴保健技术管理档案资料。	医务科	资料查阅： 1. 医院母婴保健技术分类目录、取得执业资质的人员目录； 2. 母婴保健技术管理档案资料。	有无母婴保健技术分类目录？
	【A】符合"B"，并 相关职能部门有监管，根据监管结果的评价，对母婴保健技术准入、中止有动态管理，保障母婴安全（用近三年案例）。	医务科	资料查阅： 职能部门监管评价记录，母婴保健技术分级分类、准入、中止、转入常规技术的全过程管理资料。	有无限制类或高风险类母婴保健技术的动态监管资料？

3.3.3 有医疗保健技术风险预警机制和医疗保健技术损害处置预案，并组织实施。对新开展医疗保健技术的安全、质量、疗效、经济性等情况进行全程追踪管理和评价，及时发现并降低医疗保健技术风险。

评审标准	评审要点	信息采集点	材料与核查	访谈要点
3.3.3.1 有医疗保健技术风险预警机制和医疗保健技术损害处置预案，并组织实施。	【C】 1. 院长负责指定职能部门按照相关法规要求管理全院诊疗技术的应用，对用于临床诊疗的三类技术项目与"新技术"实施评估与再评估； 2. 职能部门管理人员和医务人员知晓相关医疗技术风险处置与损害处置预案和处置流程。	医务科	资料查阅： 1. "新技术、新项目"评估与再评估制度； 2. 医疗保健技术风险预警和损害处置预案、处置流程。	请描述出现医疗技术风险或损害后，应如何处置？
	【B】符合"C"，并 对可能影响到医疗保健质量和安全的条件（如技术力量、设备和设施）发生变异时，有中止实施诊疗技术的相关规定。	医务科	资料查阅： 《医院医疗保健技术管理规定》中有关中止实施医疗保健技术的规定。	中止的医疗保健技术需满足哪些条件要求？

评审标准	评审要点	信息采集点	材料与核查	访谈要点
3.3.3.2 有新技术准入与风险管理。	【C】 1. 有新技术、新项目准入管理制度，包括立项、论证、审批等管理程序； 2. 申请诊疗新技术准入，应有保障患者安全措施和风险处置预案。	医务科	资料查阅： 1. 新技术、新项目准入管理制度，包括立项、论证、审批等管理程序； 2. 新技术、新项目准入时附带的安全措施和风险处置预案。	新技术、新项目准入时有无制订相应的安全措施和风险处置预案？
	【B】符合"C"，并 1. 对新技术、新项目的安全、质量、疗效、经济性进行全程追踪管理与随访评价； 2. 职能部门有完整的新技术档案资料，包括项目阶段总结与监管资料。	医务科	资料查阅： 1. 新技术、新项目管理与随访（安全、质量、疗效、经济性追踪管理）的评价记录； 2. 新技术、新项目阶段总结与监管资料。	对新技术、新项目的安全、质量、疗效等有无全程追踪管理？是否进行了随访与评价？
	【A】符合"B"，并 职能部门有监管，根据监管评价，实施动态管理，确定新技术中止或转入常规技术。	医务科	资料查阅： 职能部门监管评价记录，新技术、新项目分级分类、准入、中止、转入常规技术的全过程管理资料。	是否结合随访与评价情况，实施动态管理？

注释："新技术、新项目"指在本院尚未开展过的项目和尚未用于临床诊断和治疗的技术。新技术和新项目准入制度应当包含以下基本要求：(1)拟开展的新技术和新项目应当为安全、有效、经济、适宜、能够进行临床应用。(2)建立新技术和新项目审批流程，所有新技术和新项目必须经本机构技术管理委员会和医学伦理委员会审核同意后，方可开展。(3)应用前，要充分论证可能存在的安全隐患或技术风险，并制定相关预案，明确应用的专技人员范围，并加强质量控制工作。(4)建立临床应用动态评估制度，对新技术和新项目实施全程追踪管理。

3.3.4 开展的科研项目符合法律法规和医学伦理原则，按规定审批。在科研过程中实行全程质量管理，充分尊重受试者的知情权和选择权，签署知情同意书，保护受试者安全。

评审标准	评审要点	信息采集点	材料与核查	访谈要点
3.3.4.1 有医疗保健科研项目中使用医疗保健技术的管理制度与审批程序，充分尊重受试者的知情权和选择权。	【C】 1. 有医疗保健科研项目中使用医疗保健技术的相关管理制度与审批程序； 2. 医疗保健科研项目中使用医疗保健技术应有充分的可行性与安全性论证、保障就诊者安全的措施和风险处置预案； 3. 医疗保健科研项目中使用医疗保健技术应有医学伦理审批； 4. 充分尊重受试者的知情权和选择权，签署知情同意书。	医务科	资料查阅： 1. 医疗保健科研项目技术管理制度与审批程序(含伦理审查、知情权和选择权规定)； 2. 医疗保健科研项目使用医疗保健技术的风险处置预案； 3. 开展医疗保健科研项目医学伦理审批批件； 4. 与受试者签订的知情同意书。	医疗保健科研项目使用医疗保健技术如何体现尊重受试者的知情权和选择权？
	【B】符合"C"，并 1. 医疗保健技术主管部门监管职责明确，履行监管职能； 2. 相关人员知晓本部门、本岗位开展的医疗保健科研项目管理制度与审批程序的管理要求。	临床医技各科室2、医务科	资料查阅： 1. 医疗保健技术主管部门的监管职责； 随机访谈： 2. 对临床、医技工作人员进行访谈，了解其对医疗保健科研项目管理制度与审批程序的知晓情况。	请描述医疗保健科研项目的审批流程。
	【A】符合"B"，并 有全程追踪、阶段性总结和结题的效果评价，用以改进管理工作，有完整的档案资料(用近3年案例)。	医务科	资料查阅： 近3年医疗保健科研项目全程追踪、阶段性总结和结题、效果评价的资料。	对医疗保健科研项目是否全程追踪管理？

3.3.5　对实施手术、介入、麻醉、腔镜诊疗等高风险技术操作的卫生技术人员实行"授权"制，定期进行技术能力与质量绩效的再评价。

评审标准	评审要点	信息采集点	材料与核查	访谈要点
3.3.5.1 实行高风险技术操作的卫生技术人员授权制度。（★）	【C】 1. 有实施手术、麻醉与镇痛、介入、腔镜诊疗等高风险技术操作的卫生技术人员实行授权的管理制度与审批程序； 2. 有需要授权许可的高风险诊疗技术项目的目录。	医务科	资料查阅： 1. 高风险技术操作授权管理制度与审批程序（授予标准、再次授权程序、特殊授权程序和取消授权程序）； 2. 高风险诊疗技术目录。	医院开展的高风险技术操作项目有哪些？有无操作者授权的审批流程？
	【B】符合"C"，并 1. 相关人员能知晓有复评和取消、降低操作权利的相关规定，有执行记录文件； 2. 相关人员可通过多种形式获得授权信息。	医务科、临床各科室 2	资料查阅： 1. 高风险技术操作授权管理制度与审批程序（含申报、评估、复评、取消、降低操作权限的规定）； 2. 动态授权文件资料。	哪些情况会取消或降低操作权限？如何知晓个人的授权信息？
	【A】符合"B"，并 相关职能部门履行监管职责，根据监管情况，对授权情况实施动态管理，每三年一次再授权，授权管理资料完整（用近 3 年案例）。	医务科	资料查阅： 职能部门针对越权开展技术操作的督导检查记录及处置文件、近 3 年高风险诊疗技术项目授权与再授权文件。	是否根据操作者的能力评估，对所授予的权限实施动态调整？多久之后再次进行评估和再授权？

注释：保健院授权管理部门负责制定合适的资质授权程序，包含首次授权程序、再次授权程序、特殊授权程序和取消授权程序；负责制定和定期更新医务人员资质权限目录、授予标准、考核标准；审核并授予各级医务人员资质和权限，定期对各级医务人员进行能力评估及再授权；负责各授权相关资料的备案，并执行授权管理的监管职能。业务科室要定期对医务人员的业务技能、工作质量情况进行评价考核，对医务人员执业能力进行再评价。

3.4 住院诊疗管理

评审标准	评审要点	信息采集点	材料与核查	访谈要点
3.4.1 由具有法定资质的医务人员按照制度、程序与病情评估/诊断的结果为就诊者提供规范的同质化服务。				
3.4.1.1 由具有法定资质的医务人员为患者提供病情评估/诊断。	【C】 1. 有对患者病情评估管理制度、操作规程与程序，至少包括：患者病情评估的重点范围、评估人及资质、评估标准与内容、时限要求、记录文件格式等； 2. 实施评估的医务人员具备法定资质； 3. 有对医务人员进行患者病情评估的相关培训。	医务科1、3，临床各科室2	资料查阅： 1. 患者病情评估管理制度； 2. 评估的医务人员资质； 3. 对医务人员进行患者病情评估的相关培训记录（含通知、签到、课件、培训小结）。	患者入院后，哪些情况下要实施患者病情评估？评估人需要拥有哪些资质？
	【B】符合"C"，并 医师、护士对患者病情评估的结果，保持沟通，相互印证，为制订医疗、保健、护理诊疗方案/计划提供依据和支持。	临床各科室	资料查阅： 病历中有关医护对患者病情评估的记录（与制订医疗、保健、护理诊疗方案/计划印证和关联）。	患者病情评估的结果是否与诊疗计划关联，并为诊疗方案提供依据？
	【A】符合"B"，并 相关职能部门对上述工作履行监管职责。	医务科	资料查阅： 职能部门对病情评估、诊疗方案的督导检查记录（含改进措施、整改后反馈的改进情况清单）。	针对患者病情评估，职能部门有无开展相关的检查？问题是否得到解决？

注释："患者病情评估"是指通过询问病史、体格检查、临床实验室检查、医技部门辅助检查等途径，对患者的心理、生理、病情严重程度、全身状况支持能力等做出综合评估，用于指导对患者的诊疗护理活动。评估和再评估的时间一般在住院时、手术前、手术中、手术后、重要检查和治疗前后、有创操作前后及出院前。

评审标准	评审要点	信息采集点	材料与核查	访谈要点
3.4.2 根据现有医疗保健资源，按照现行临床诊疗指南、疾病诊疗规范、药物临床应用指南及临床路径规范诊疗行为；用单病种质量管理等质控指标，监控临床诊疗质量。				
3.4.2.1 按照临床诊疗指南、疾病诊疗规范、药物临床应用指南、临床路径，规范诊疗行为。	【C】 1. 医务人员能知晓本岗位应遵循的临床诊疗指南、疾病诊疗规范和药物临床应用指南等； 2. 每个科室至少执行一个临床路径。	临床各科室	资料查阅： 1. 临床专科诊疗指南、疾病诊疗规范和药物临床应用指南； 2. 医院关于开展临床路径病种管理的方案（或通知），并查看病历执行情况。	有无制定专科诊疗指南、疾病诊疗规范？科室有无开展临床路径管理？管理的病种是哪几个？
	【B】符合"C"，并 1. 将指南、规范、临床路径用于指导医师的诊疗活动，规范诊疗行为。 2. 每个病区至少执行一个临床路径。	临床各科室	个案追踪： 1. 选择某一专科疾病诊疗规范中的两个病种，依据规范查阅病历，判定诊疗行为是否与指南、规范相符； 2. 同C2。	病区是否规范执行临床路径管理？病种的入组率、完成率分别是多少？
	【A】符合"B"，并 根据医学进展与循证医学原则，结合本院现有医疗保健资源，及时更新临床诊疗工作指南/规范（每年更新≥5%），保证其适用性和有效性，有执行前的培训与教育。	临床各科室	资料查阅： 查看新、旧版本的临床诊疗指南/规范、科内开展其培训的记录。	临床诊疗工作指南/规范是否会结合实际及时更新？

续表

评审标准	评审要点	信息采集点	材料与核查	访谈要点
3.4.2.2 根据病情，选择适宜的临床检查。	【C】 严格遵循临床检验、影像学检查、腔镜检查、各种功能检查、病理等各种检查项目的适应症，并明确排除禁忌证。	临床各科室	**资料查阅：** 查看病历，评估是否遵循临床检验、影像学检查、腔镜检查、各种功能检查、病理等各种检查项目的适应证。	检验、影像学检查的禁忌证有哪些？
	【B】符合"C"，并 进行需要知情同意的有创检查前，向患者充分说明，征得患者同意并签字认可。	临床各科室	**资料查阅：** 查看病历中知情同意告知书的签署情况。	有创检查前，是否向患者充分说明，征得患者同意并签字？
	【A】符合"B"，并 依据检查、诊断结果对诊疗计划及时进行变更与调整。对重要的检查、诊断阳性与阴性结果的分析与评价意见应记录在病程记录中。	临床各科室	**资料查阅：** 查看病历，看是否依据检查、诊断结果对诊疗计划及时进行调整，重要检查的分析与评价意见是否记录在病程记录中。	重要检查的分析与评价意见是否记录在病历中？
3.4.2.3 规范使用与管理抗菌药物。	【C】 临床使用抗菌药物符合《抗菌药物临床应用指导原则》等规范，实行三级管理。	药学部	**资料查阅：** 临床使用抗菌药物管理规定。	抗菌药物是如何实行分级管理的？
	【B】符合"C"，并 定期开展抗菌药物临床应用监测与评估，按细菌耐药的信息调整抗菌药物使用。	药学部 临床各科室	**资料查阅：** 1. 抗菌药物临床应用监测与评估资料； 2. 查看病历，看是否按细菌耐药的信息调整抗菌药物使用。	药事管理部门是否定期开展抗菌药物临床应用监测与评估？院内是否监测和发布细菌耐药的信息？
	【A】符合"B"，并 1. 抗菌药物使用率和使用强度控制在合理范围内，符合相关规定； 2. 信息系统支持抗菌药物管理。	药学部、 临床各科室	**资料查阅：** 1. 每月抗菌药物使用率和使用强度，动态分析； **现场查看：** 2. 抗菌药物临床应用管理软件。	目前抗菌药物使用率和使用强度是多少？有无信息化系统支持抗菌药物管理？

注释：抗菌药物三级管理：依据《抗菌药物临床应用管理办法》（中华人民共和国卫生部令第84号），将抗菌药物分为：非限制使用级、限制使用级与特殊使用级。抗菌药物使用调整：主要目标细菌耐药率超过40%的抗菌药物，应慎重经验用药；主要目标细菌耐药率超过50%的抗菌药物，应参照药敏试验结果选用；主要目标细菌耐药率超过75%的抗菌药物，应暂停此类抗菌药物的使用。

评审标准	评审要点	信息采集点	材料与核查	访谈要点
3.4.2.4 遵守激素类药物与血液制剂的使用指南或规范。	【C】 1. 有激素类药物与血液制剂的使用指南或规范，方便查询； 2. 按照规范与程序使用激素类药物及血液制剂。	临床各科室	资料查阅： 1. 激素类药物与血液制剂的使用指南、激素类药物及血液制剂使用授权文件； 2. 核查病历，看是否按照诊疗规范使用激素类药物及血液制剂。	激素类药物及血液制剂的使用原则是什么？
	【B】符合"C"，并 对激素类药物、血液制剂使用处方(医嘱)实施权限管理。	医务科、临床各科室	个案追踪： 在处方或医嘱系统随机调取若干份激素类药物处方、血液制剂处方，记录开具医师姓名，追踪相关的使用授权文件，核对使用与授权是否相符。	激素类药物、血液制剂的使用是否实行授权管理？有无授权文件？
	【A】符合"B"，并 药学与临床定期评价激素类药物及血液制品使用适应症，有改进措施。	医务科、药学部	资料查阅： 激素类药物及血液制品使用情况的定期评价资料，含存在问题的改进措施。	是否针对激素类药物及血液制品的使用情况定期开展评价？问题能否得到改进？

注释：血液制剂是指血液制品，包括各种人血浆蛋白质制品，属于生物制品范围，例如人血白蛋白，人胎盘血白蛋白，静脉注射用人免疫球蛋白，肌内注射用人免疫球蛋白，组织胺人免疫球蛋白，特异性免疫球蛋白，乙型肝炎、狂犬病、破伤风免疫球蛋白，人凝血因子Ⅷ，人凝血酶原复合物，人纤维蛋白原，抗人淋巴细胞免疫球蛋白等。

评审标准	评审要点	信息采集点	材料与核查	访谈要点
3.4.2.5 规范使用与管理肠道外营养疗法。(可选)	【C】 有肠道外营养疗法的规范或指南。	药学部	资料查阅： 肠道外营养制剂使用规范、肠道外营养制剂使用授权文件。	有无制定肠道外营养制剂使用规范？
	【B】符合"C"，并 对肠道外营养疗法使用处方(医嘱)实施权限管理。	临床各科室	个案追踪： 在处方或医嘱系统随机调取若干份肠道外营养制剂处方，记录开具医师姓名，追踪肠道外营养制剂使用的授权文件，核对使用与授权是否相符。	肠道外营养制剂的开具者有无授权？
	【A】符合"B"，并 1. 按处方(医嘱)由药学部门集中配制肠道外营养注射剂，符合注射剂配制GMP规范要求； 2. 不具备药学部门集中配制条件，应由经药学部门培训与考核合格的注册护理人员配制。	药学部、临床各科室2	现场查看： 1. 配置场所、配置与配送流程； 资料查阅： 2. 配制人员的培训与考核记录。	肠道外营养制剂是否由药学部门集中配置？配置人员是否经培训和考核？

注释："肠道外营养"是指通过胃肠道以外的途径(即静脉途径)提供营养物质的一种方式，包括能量物质(碳水化合物、脂肪乳剂)、氨基酸、维生素、电解质及微量元素等，目的是使患者在无法正常进食的状况下仍可以维持营养状况。目前尚无统一的肠外营养疗法的规范或指南，医院可借鉴各省、市药学专业委员会制定的相关规范或指南使用。

评审标准	评审要点	信息采集点	材料与核查	访谈要点
3.4.2.6 肿瘤化学治疗等特殊药物的规范使用。（可选）	【C】 1. 有肿瘤化学治疗等特殊药物的使用指南或规范，方便查询； 2. 对使用肿瘤化学治疗处方（医嘱）实施权限管理； 3. 实施肿瘤化学治疗应以病理检查结果为依据，没有病理检查结果的应通过病例讨论确定； 4. 临床质控医师和临床药师共同定期评价肿瘤化学治疗药物使用适应证，有记录。	药学部1、4，医务科2，临床各科室3、4	资料查阅： 1. 肿瘤化学治疗等特殊药物的使用指南或规范； 2. 肿瘤化学治疗等特殊药物使用授权文件； 3. 查看化疗患者病历中的病理诊断报告、科室病例讨论记录。 资料查阅： 3. 质控医师、临床药师针对肿瘤化学治疗药物的使用情况进行定期评价的记录。	有无制定肿瘤化学治疗等特殊药物的使用规范？哪一级别的医师被授予了特殊药物的使用权限？针对此类药物的使用，有无质控医师和临床药师定期评价其适应证？
	【B】符合"C"，并 实施肿瘤化学治疗的医师与护士知晓可能发生不良反应的处置预案，并遵循。	临床各科室	现场查看： 特殊药物引发的不良反应处置预案及培训、演练记录。	化疗可能引发的不良反应有哪些？有无相关处置预案？是否培训和演练过？
	【A】 对肿瘤化学治疗药物的超常规、超剂量、新途径的用药方案，应由临床医师和临床药师通过病例讨论制订。	临床各科室、药学部	资料查阅： 超说明书用药管理规定、超说明书用药患者有关的科室病例讨论记录。	在肿瘤化学治疗过程中，有无超说明书用药情形发生？由谁来决定和同意超说明书用药？

3.4.3 每位住院患者均有适宜的诊疗方案/计划（检查、药物治疗、手术治疗、康复治疗等），由高年资主治医师以上人员负责评价与核准，并记入病历。

3.4.3.1 加强住院诊疗活动质量管理。	【C】 1. 住院诊疗活动是在科主任领导下完成，实行分级管理； 2. 根据床位、工作量、医师的资质层次分成诊疗小组； 3. 对各级各类人员有明确的岗位职责与技能要求，并执行。	临床各科室	资料查阅： 1. 科室各级医师名单； 2. 各住院诊疗小组设置情况； 3. 科室各级各类人员的岗位说明书（含岗位职责）。	住院诊疗活动由谁组织？如何实行分级管理？科室有几个诊疗小组？分组依据是什么？各级人员的岗位职责分别是什么？有什么技能要求？
	【B】符合"C"，并 诊疗小组的组长由高年资主治以上医师担任，对本组收治患者的诊疗活动承担责任，确保医疗保健质量与安全。	临床各科室	资料查阅： 各诊疗小组组长名单与职称证书复印件。	对诊疗组长进行访谈：组长的职责是什么？如何确保医疗保健质量与安全？
	【A】符合"B"，并 有院科两级的诊疗质量监督管理，对存在问题及时反馈。	临床各科室、医务科	资料查阅： 临床质控小组的质量控制记录（含自查内容、存在问题、原因分析、改进措施等），职能科室针对诊疗质量的督导检查记录（含检查内容、存在的问题、整改通知、改进措施），受检科室反馈的改进情况清单。	职能部门多久督导检查一次诊疗质量？

评审标准	评审要点	信息采集点	材料与核查	访谈要点
3.4.3.2 每位住院患者均有适宜的诊疗计划，由高年资主治医师以上人员负责评价与核准。（★）	【C】 根据患者的病情评估，制定适宜的诊疗方案，包括检查、治疗、护理、康复计划等，由高年资主治医师以上负责评价与核准： (1) 诊疗方案包括检查计划、治疗计划、护理计划、康复治疗计划等； (2) 患者病情严重程度评估的结果为诊疗方案提供依据和支持； (3) 依据检查、诊断结果对诊疗计划及时进行变更与调整； (4) 对重要的检查、诊断阳性与阴性结果的分析与评价意见应记录在病程记录中。	临床各科室	资料查阅： 查看住院病历中的下列要素：诊疗方案（包括检查、治疗、护理、康复等计划）、患者病情严重程度评估记录、依据检查与诊断及时调整治疗计划的记录、重要检查的分析与评价意见、上级医师查房记录与核准意见。	如何确保诊疗方案的适宜性？
	【B】符合"C"，并 1. 根据检查结果分析判断，适时调整诊疗方案，并分析调整原因和背景； 2. 有院科两级的质量监督管理制度，对存在的问题及时反馈。	临床各科室、医务科 2	资料查阅： 1. 病程记录中，依据检查与诊断及时调整治疗计划的记录，并分析调整原因和背景； 2. 临床质控小组的质量控制记录（含自查内容、存在的问题、原因分析、改进措施等）；职能科室针对诊疗质量的督导检查记录（含检查内容、存在的问题、整改通知、改进措施），受检科室反馈的改进情况清单。	调整诊疗方案的原因是否在病历中说明？
	【A】符合"B"，并 监管检查有成效，上级医师对诊疗方案核准率≥95%。	临床各科室、职能部门	资料查阅： 上级医师对诊疗方案核准率统计表。	上级医师是否审核和批准诊疗方案？

注释："上级医师对诊疗方案核准率"的分子为上级医师对诊疗方案进行核查的病例数，分母为同期抽取住院患者病例数。

评审标准	评审要点	信息采集点	材料与核查	访谈要点
3.4.3.3 开展临床路径与特定（单）病种过程质量管理。	【C】 1. 院长确定实施临床路径与特定（单）病种过程质量管理及监测指标（至少包含卫生计生委已发布的相关的特定（单）病种）； 2. 院长确定实施临床路径与特定（单）病种过程质量管理的科室，实行管理问责制； 3. 医务科、护理部、质量管理部门会同科室主任制定体现多专业协同的"临床路径与特定（单）病种诊疗指南/规范"文件。	医务科、护理部3、质控办3	资料查阅： 1. 临床路径管理与特定（单）病种过程质量管理实施方案及监测指标（至少包括病种数、总例数、入组率、完成率、变异率、占出院病人的比例、死亡率、手术重返率等）； 2. 实施临床路径与特定（单）病种管理的科室名单（文件）、病种及具体考核评价办法； 3. 临床路径与特定（单）病种诊疗指南/规范。	医院确定和实施的临床路径与特定（单）病种管理的病种有多少种？有无明确的监测指标和考核机制？
	【B】符合"C"，并 科室主任负责实施本专业临床路径与特定（单）病种过程质量管理项目，确保监测指标的病种 ICD-10 编码、采集方法和频率，数据均应源于住院病历、门急诊病历的"证据"。	临床各科室	资料查阅： 临床路径实施小组名单、相关监测指标的记录、实施的病种登记。	临床路径病种与特定（单）病种管理病种的监测数据是如何采集的？
	【A】符合"B"，并 科室质控小组对本科室的特定（单）病种过程质量数据，运用质量管理工具展示管理成效的变化趋势，有季度通报、半年小结、年度总结报告，并对公开的数据质量和结果的可靠性承担责任（近3年）。	临床各科室	资料查阅： 临床路径与特定（单）病种管理情况分析与评价记录（含季度、半年、年度的），包括质量管理工具对数据分析。	是否定期对监测数据进行分析评价？分析评价过程中有无运用质量管理工具？

注释：选择实施临床路径管理病种的原则有：（1）常见病、多发病；（2）诊断治疗方案明确，技术成熟，疾病诊疗过程中变异较少；（3）优先选择国家卫生健康委员会、国家中医药管理局已经印发临床路径病种。

3.4.4　有院内和院外会诊管理制度与流程，对重症与疑难患者实施多学科联合会诊，提高会诊质量和效率。

评审标准	评审要点	信息采集点	材料与核查	访谈要点
3.4.4.1 有院内会诊管理制度与流程。	【C】 1. 有院内会诊管理制度与流程，包括：会诊医师资质与责任、会诊时限、会诊记录书写要求，并落实； 2. 对重症与疑难患者实施多学科联合会诊，对须实施多学科联合会诊的"重症与疑难患者"有明确定义。	临床各科室	资料查阅： 1. 会诊管理制度； 2. 重症与疑难患者多学科联合会诊制度。	对会诊医师资质与会诊时限有何要求？什么是"重症与疑难患者"？
	【B】符合"C"，并 相关职能部门履行监管职责。至少每季度或不定期对会诊相关科室间沟通、会诊及时性和有效性定期评价，对问题与缺陷进行反馈，并提出整改建议。	医务科	资料查阅： 季度会诊质量评价（检查内容：科间沟通、会诊准备、会诊资质、会诊及时性、会诊单书写规范性、会诊有效性等），还包括存在的问题、整改通知、改进措施、受检科室反馈的改进情况清单。	多久进行一次会诊质量评价？会诊记录书写方面存在什么问题？问题是否得到改进？

注释：按会诊范围，会诊分为机构内会诊和机构外会诊，按病情紧急程度，会诊分为急会诊和普通会诊。机构内急会诊应当在会诊请求发出后10分钟内到位，普通会诊应当在会诊发出后24小时内完成。

评审标准	评审要点	信息采集点	材料与核查	访谈要点
3.4.4.2 有医师外出会诊管理制度与流程。	【C】 1. 有医师外出会诊管理的制度与流程，包括：本院医师外出会诊、会诊医师资质与责任； 2. 建立医师外出会诊管理档案。	临床各科室	资料查阅： 1. 医师外出会诊管理制度； 2. 医师外出会诊管理登记。	对外出会诊医师的资质有何要求？
	【B】符合"C"，并 相关职能部门对外派医师会诊制度落实情况监督管理。	医务科	资料查阅： 外派医师外出会诊审批单。	外出是否经所在单位医务部门审批？
	【A】符合"B"，并 加强医疗机构间沟通，追踪外派医师会诊质量。	医务科	资料查阅： 外派医师会诊质量追踪资料。	会诊的质量或效果如何？

3.4.5　为出院患者提供规范的出院医嘱和康复指导意见。

评审标准	评审要点	信息采集点	材料与核查	访谈要点
3.4.5.1 对患者的出院指导与随访有明确的制度与要求。	【C】 1. 有对出院指导与随访工作管理相关制度和要求； 2. 经治医师、责任护士根据病情对出院患者提供用药指导、营养指导、康复训练指导等服务，包括在生活或工作中的注意事项等； 3. 建立与完善住院患者出院后的随访、指导与转介流程，并落实； 4. 有对特定患者（根据医疗保健/科研需要）定期随访制度，采取多样随访形式，并有记录。	临床各科室	资料查阅： 1. 患者出院指导与随访制度、特定患者定期随访制度； 2~3. 患者出院随访记录本； 4. 特定患者（根据医疗保健/科研需要）随访记录本。	患者出院指导与随访工作由谁具体落实？有无随访工作落实情况的记录？
	【B】符合"C"，并 1. 向社区医师提供患者治疗建议方案，保证患者诊疗连续性； 2. 对随访工作落实情况有记录。	临床各科室	资料查阅： 1. 出院小结，社区治疗转诊单（向社区医师提供治疗建议）； 2. 同 C3—C4。	特定患者要多久随访一次？是否向社区医师提供治疗建议？
	【A】符合"B"，并 相关职能部门对出院指导及随访工作落实情况有总结及评价，有改进措施。	医务科	资料查阅： 职能部门对出院指导及随访工作的督导检查记录、包括存在的问题、整改通知、改进措施、受检科室反馈的改进情况清单；医院总体落实情况的总结与评价资料。	对出院指导及随访工作是否开展过督导检查？存在什么问题？是否得到改进？

评审标准	评审要点	信息采集点	材料与核查	访谈要点
3.4.6　科室质量与安全管理小组能定期分析影响住院诊疗(检查、药物治疗、手术治疗等)计划/方案执行的因素，对手术非计划重返病例、住院时间超过 30 天的患者，进行管理与评价，优化医疗服务系统与流程。				
3.4.6.1 由科主任、护士长与质量控制人员组成质量与安全管理小组，负责本科室医疗保健质量和安全管理。	【C】 1. 由科主任、护士长与质量控制人员组成质量与安全管理小组负责本科室医疗保健质量和安全管理； 2. 有质量与安全管理小组工作职责、工作计划和工作记录； 3. 进行质量与安全管理培训与教育。	临床各科室	资料查阅： 1. 科室质量与安全管理小组名单、分工； 2. 科室质量与安全管理小组工作职责、工作计划、工作记录； 3. 质量与安全培训教育记录。	科室质量与安全管理小组成员有哪些？科内每年开展几次质量与安全培训教育？
	【B】符合"C"，并 质量与安全管理小组履行职责，定期自查、评估、分析、整改。	临床各科室	资料查阅： 医疗质量控制记录本、医疗安全管理记录本。	针对科内质量与安全，有无定期自查、评估、分析的资料？
	【A】符合"B"，并 相关职能部门履行监管职责，定期进行评价、分析和反馈。	医务科	资料查阅： 职能部门对科室质量与安全管理小组履职情况的督导检查记录、包括存在的问题、整改通知、改进措施、受检科室反馈的改进情况清单、定期的评价和分析资料。	职能部门有无定期检查临床质量与安全小组的履职情况？有无履职情况的总体评价和分析？
3.4.6.2 科室有明确的质量与安全指标，院与科室定期评价，有持续改进的效果。	【C】 1. 科室有明确的质量与安全指标，包括：住院重点疾病的总例数、死亡例数、两周与一个月内再住院、手术非计划重返例数等；患者安全类指标；合理用药监测指标；医院感染控制质量监测指标； 2. 定期分析质量与安全指标的变化趋势，衡量本科室的医疗服务能力与质量水平。	临床各科室	资料查阅： 1. 科室医疗质量控制记录本与监测指标； 2. 定期的质量监测数据与质量分析、指标变化趋势图。	科室质量与安全监测指标有哪些？有无定期分析？
	【B】符合"C"，并 根据院科室质量与安全管理需要，建立本科室的质量与安全指标并定期分析，有针对性的改进措施。	临床各科室	资料查阅： 同 C1、C2，且有改进措施。	针对未达标指标是否有改进活动或改进措施？

评审标准	评审要点	信息采集点	材料与核查	访谈要点
3.4.6.3 根据《病历书写基本规范》，对住院病历质量实施监控与评价。	【C】 1. 有病历书写基本规范与住院病历质量监控管理规定； 2. 将病历书写基本规范作为医师岗前培训的基本内容之一，医师知晓率100%； 3. 将病历书写作为临床医师"三基"训练的主要内容之一； 4. 将病历质量评价结果用于临床医师技能考核，并有反馈； 5. 科室有病历质控人员，定期开展质控活动，有记录。	临床各科室	资料查阅： 1. 病历书写基本规范、住院病历质量评分标准、病历质量管理制度； 2. 医师岗前培训记录； 3. "三基"培训记录； 4. 临床医师技能考核记录； 5. 质控医师对病历质量评价的记录。	医院有无开展病历书写基本规范的相关培训？有无科室内部病历质量考核与评价机制？有无开展病历质控活动的记录？
	【B】符合"C"，并 1. 有住院病历质量监控与评价的信息化系统； 2. 相关职能部门履行监管职责，有评价、分析、反馈及整改措施。	医务科	现场查看： 1. 电子病历及相关质量监控软件； 资料查阅： 2. 职能部门对病历质量的检查、评价记录，定期的汇总分析、整改措施与反馈资料。	职能部门针对病历质量有无定期开展检查与评价？针对检查情况，有无反馈给临床科室和提出改进措施？
	【A】符合"B"，并 甲级病历率≥90%，无丙级病历。	医务科、病案科/室	资料查阅： 根据对病历质量检查与评价，汇总的临床各科室甲案率、医院总体甲级病案率统计表。	出院病历经质量评价，病案甲级率是多少？病案统计样本的抽样率是多少？有无丙级病历？
3.4.6.4 各临床科室对出院患者平均住院日有明确的要求。	【C】 1. 各临床科室对出院患者平均住院日有明确的要求； 2. 有缩短平均住院日的具体措施。有解决影响缩短平均住院日的各个瓶颈环节等候时间的措施（如患者预约检查、院内会诊、检查结果、手术前等）。	医务科、临床各科室	资料查阅： 1. 查看医院质量监测指标，包括对于各科室出院患者平均住院日设定的基准值； 2. 缩短平均住院日的具体措施。	科室的出院患者平均住院日是多少？有无超过医院确定的基准值（目标）？科内针对缩短平均住院日制定了哪些措施？
	【B】符合"C"，并 1. 相关管理人员与医师均知晓缩短平均住院日的要求，并落实各项措施； 2. 应用"临床路径"控制患者平均住院日。	医务科、临床各科室	资料查阅： 1. 对管理人员与医师进行访谈，了解其对措施的知晓情况； 2. 临床路径实施情况的相关资料（监测指标、监测数据、病例的登记）、科室月度平均住院日统计表。	医院关于缩短平均住院日的具体措施有哪些？哪些措施落实得不够好？原因是什么？能否得到改进？
	【A】符合"B"，并 平均住院日达到控制目标。	医务科	资料查阅： 月度、年度医院平均住院日统计表。	院、科两个层面的平均住院日是如何统计的？

评审标准	评审要点	信息采集点	材料与核查	访谈要点
	【C】 1. 对住院时间超过 30 天的患者进行管理与评价有明确管理规定； 2. 科室将住院时间超过 30 天的患者，作大查房重点，有评价分析记录。	临床各科室	**资料查阅：** 1. 住院时间超过 30 天的患者管理制度； 2. 选择住院时间超过 30 天患者的病历，查看主任查房记录，有关讨论、分析、会诊等记录。	对于住院时间超过 30 天的患者如何管理？
3.4.6.5 对住院时间超过 30 天的患者进行管理与评价。	【B】符合"C"，并 相关职能部门履行监管职责，有定期监管检查，并有分析、反馈和改进措施。	医务科	**资料查阅：** 职能部门对临床科室住院超过 30 天患者照护情况的督导检查记录（含定期的分析评价、反馈和改进措施）。	住院时间超过 30 天的患者主要分布在哪些科室？涉及哪些病种？职能部门有无定期督导检查此类病种诊疗方案和病区管理？有无分析评价原因和提出改进措施？措施都得到落实了吗？
	【A】符合"B"，并 根据对超过 30 天住院患者的分析，对持续改进住院管理质量措施的成效有评价。	医务科	**资料查阅：** 持续改进住院时间超过 30 天的患者管理的 PDCA 案例。	对于住院时间超过 30 天的患者管理，是否有体现改进成效的案例？

3.5 患者安全管理

评审标准	评审要点	信息采集点	材料与核查	访谈要点

3.5.1 确立查对制度，识别就诊者身份。新生儿、婴幼儿必须佩带腕带。对入院患者采用唯一编码管理。

评审标准	评审要点	信息采集点	材料与核查	访谈要点
3.5.1.1 对就诊者施行唯一标识（医保卡、新型农村合作医疗卡编号、身份证号码、病历号等）管理。	【C】 1. 对门诊就诊和住院患者的身份标识有制度规定，且在全院范围内统一实施； 2. 对就诊者住院病历身份施行唯一标识管理，如使用医保卡、新型农村合作医疗卡编号或身份证号码等。	门诊部、护理部	资料查阅： 1. 患者身份识别制度； 现场查看： 2. 住院病历唯一标识管理情况。	门诊患者和住院患者的身份如何识别？电子设备辨别患者身份时，是否仍需口语化查对？对住院病历身份是以何种形式作为唯一标识进行管理的？
	【B】符合"C"，并 对提高就诊者身份识别的正确性有改进方法，如在重点部门（急诊、新生儿科/室、ICU、产房、手术室）使用条码管理。	急诊科、新生儿科/室、ICU、产房、手术室	现场查看： 急诊、新生儿科/室、ICU、产房、手术室条码识别患者身份的使用情况。	重点部门是否使用条码管理？
3.5.1.2 在诊疗活动中，严格执行"查对制度"，至少同时使用包括姓名在内的两种身份识别方式核对就诊者身份，确保对正确的就诊者实施正确的操作。（★）	【C】 1. 有标本采集、给药、输血或血制品、发放特殊饮食、诊疗活动时就诊者身份确认的制度、方法和核对程序。核对时应让就诊者或其近亲属陈述就诊者姓名； 2. 至少同时使用包括姓名在内的两种身份识别方式，如出生日期、年龄、性别、病历号等（禁止仅以房间或床号作为识别的唯一依据）； 3. 相关人员熟悉上述制度和流程并履行相应职责。	临床医技各科室	资料查阅： 1. 患者身份识别制度； 2. 查对制度； 随机访谈： 3. 对医、护、技人员进行访谈，了解患者身份的确认方法和核对程序。	哪些情况必须进行患者身份确认？目前使用了几种身份识别方式？患者输血前如何查对？
	【B】符合"C"，并 诊疗活动中严格执行查对制度，查对方法正确。	临床医技各科室	现场查看： 诊疗活动中，查对制度的执行情况。	对于儿童或患有听力障碍的患者，如何识别身份？

评审标准	评审要点	信息采集点	材料与核查	访谈要点
3.5.1.3 完善关键流程（急诊、病房、手术室、ICU、产房、新生儿科/室、母婴同室病房之间流程）中对就诊者的识别措施，健全转科交接登记制度。	【C】 1. 就诊者转科交接时执行身份识别制度和流程，尤其急诊、病房、手术室、ICU、产房、新生儿科/室、母婴同室病房之间的转接； 2. 对重点就诊者，如产妇、新生儿，手术、急诊患者，无名、儿童、意识不清、语言交流障碍、镇静期间患者的身份识别和交接流程有明确的制度规定； 3. 对无法进行身份确认者，有身份标识的方法和核对流程。	临床医技各科室	资料查阅： 1. 转科交接制度与流程、转科交接登记本； 2. 特殊患者身份识别规定和交接流程； 3. 无名氏患者身份识别与标识方法、核对流程。	产妇、新生儿的身份识别和交接流程是如何规定的？对无名氏患者是如何进行身份标识和身份识别的？
	【B】符合"C"，并 相关职能部门对上述工作有督导检查。	护理部	资料查阅： 职能部门对临床、医技科室落实身份识别制度、转科交接制度情况的督导检查记录（包括存在的问题、整改通知、改进措施），受检科室反馈的改进情况清单。	职能部门对身份识别制度、转科交接制度的落实情况，有无开展督导检查？多久检查一次？
3.5.1.4 使用"腕带"作为识别就诊者身份的标识，重点是重症监护病房（室）、新生儿科/室，手术室、产房、急诊室等部门，以及意识不清、抢救、输血、不同语种语言交流障碍者等；对传染病、药物过敏等特殊就诊者有识别标志（腕带、床头卡或指纹）。	【C】 相关人员知晓对需使用"腕带"作为识别身份标识的就诊者和科室有明确制度规定。	临床医技各科室	资料查阅： "腕带"标识制度。	有无"腕带"标识制度？不同性别、成人与儿童在"腕带"标识上有何规定？儿童佩戴在何处？腕带脱落或遗失后如何处理？
	【B】符合"C"，并 1. 部分重点就诊者使用"腕带"识别就诊者身份，至少包含，不限于： (1)急诊抢救室和留观者，(2)住院者中有创诊疗、输液与输血者，(3)无名氏、意识不清、语言交流障碍、镇静期间者，(4)新生儿和婴幼儿，(5)设定的其他就诊者； 2. 部分重点科室使用"腕带"识别就诊者身份，至少包含，不限于 (1)重症监护病房（室），(2)新生儿科/室，(3)手术室，(4)产房，(5)急诊室，(6)设定的其他科室； 3. 对传染病、药物过敏等特殊就诊者有识别标志(腕带、床头卡或指纹)。	临床各科室	资料查阅： 1. 同C； 现场查看： 2. 使用"腕带"标识和识别患者的执行情况； 3. 传染病、药物过敏等特殊患者的识别方式。	哪些科室使用了"腕带"识别患者身份？传染病、药物过敏等特殊患者，在腕带标识上与普通患者有何区别？
	【A】符合"B"，并 相关职能部门对上述工作进行督导检查，月有通报、季有小结、年有总结，有改进措施。	护理部	资料查阅： 职能部门对腕带制度落实情况的督导检查记录（包括存在的问题、整改通知、改进措施），受检科室反馈的改进情况清单，月度通报、季度小结、年度总结。	职能部门对腕带制度落实情况，有无开展督导检查？多久检查一次？每月有无问题通报？

评审标准	评审要点	信息采集点	材料与核查	访谈要点
3.5.2 确定在特殊情况下医务人员之间有效沟通的程序和步骤。				
3.5.2.1 在住院患者的常规诊疗活动中，按规定以书面方式开具完整的医嘱或处方。	【C】 1. 有开具医嘱相关制度与规范； 2. 医务人员对模糊不清、有疑问的医嘱，有明确的澄清流程。	临床各科室	资料查阅： 1. 医嘱制度； 2. 医嘱澄清流程。	对模糊不清、有疑问的医嘱，如何澄清？
	【B】符合"C"，并 医嘱、处方合格率≥95%。	医务科、药学部	资料查阅： 医嘱、处方合格率定期检查统计表。	职能部门针对医嘱、处方合格情况，多久检查和统计一次？目前的合格率分别是多少？

注释：医嘱与处方的合格率分开单独计算。医嘱包括长期医嘱、临时医嘱和记事医嘱，医嘱合格率的分子为合格的医嘱数，分母为抽查的医嘱数。处方主要指门诊处方，包括西药和中药处方，处方合格率的分子为处方中合格的处方数，分母为抽查的处方数。

3.5.2.2 在实施紧急抢救的情况下，必要时可口头下达临时医嘱；护士应对口头临时医嘱完整重述确认，在执行时双人核查；事后及时补记。	【C】 1. 相关人员知晓紧急抢救情况下使用口头医嘱的相关制度与流程； 2. 医师下达的口头医嘱，执行者需复述确认，双人核查后方可执行； 3. 下达口头医嘱并在结束抢救后6小时内及时补记。	临床各科室	资料查阅： 医嘱制度中有关口头医嘱与执行流程的规定、口头医嘱登记本。	对医师进行访谈：口头医嘱在什么情况下方可下达？事后在多长时限内补记？ 对护士进行访谈：医师下达口头医嘱后，具体如何执行？

评审标准	评审要点	信息采集点	材料与核查	访谈要点
3.5.3 建立并实施患者风险评估及手术安全核查制度。确保手术安全,防止手术患者、手术部位及术式发生错误。				
3.5.3.1 有手术患者术前准备的相关管理制度。择期手术的各项术前检查与评估工作全部完成后方可下达手术医嘱。	【C】 1. 有手术患者术前准备的相关管理制度; 2. 择期手术患者在完成各项术前检查、病情和风险评估以及履行知情同意手续后方可下达手术医嘱。	临床手术科室	资料查阅: 1. 术前准备制度; 2. 择期手术患者病历中的相关检查报告单与记录(各项术前检查、病情和风险评估、知情同意书)。	择期手术术前准备有哪些?
	【B】符合"C",并 择期手术术前准备制度落实,执行率≥95%。	临床手术科室	资料查阅: 查看择期手术术前准备情况(同C2)、科内自查情况记录,月度择期手术术前准备执行率统计表。	近三个月的择期手术术前准备执行率是多少?
	【A】符合"B",并 相关职能部门履行监管职责,有检查、分析、改进。	医务科	资料查阅: 职能部门对术前准备制度落实情况的督导检查记录(包括问题分析、改进措施),整改通知,受检科室反馈的改进情况清单。	职能部门对术前准备制度落实情况,有无定期开展督导检查?多久检查一次?有无改进措施?问题是否得到改进?
3.5.3.2 有手术部位识别标示相关制度与工作流程。	【C】 1. 有手术部位识别标示相关制度与流程; 2. 相关人员知晓对涉及有双侧、多重结构(手指、脚趾、病灶部位)、多平面部位(脊柱)的手术时,对手术侧或部位有规范统一的标记; 3. 对标记方法、标记颜色、标记实施者及患者参与有统一明确的规定; 4. 对新生儿、婴儿应防色素沉着。	临床手术科室	资料查阅: 1~3. 手术部位识别标示制度与流程; 现场查看: 4. 查看手术部位的标记是否准确,标记方法、标记颜色是否与制度规定相符,新生儿和婴儿防色素沉着的措施。	涉及双侧,多重结构(手指、脚趾、病灶部位),多平面部位(脊柱)的手术时,如何标记手术部位?涉及鼻腔、口腔、耳道等腔道内手术,如何标记?对新生儿、婴儿如何防色素沉着?
	【B】符合"C",并 患者送达术前准备室或手术室前,均已标记手术部位。	临床手术科室	现场查看: 同C4,且在术前准备室查看在患者抵达前的手术部位标识完成情况。	如果在术前发现患者擅自清洗掉标记,应该如何处理?

评审标准	评审要点	信息采集点	材料与核查	访谈要点
3.5.3.3 有手术安全核查、手术风险评估制度与工作流程。（★）	【C】 1. 有手术安全核查与手术风险评估制度与流程，并明确由手术医师、麻醉师、护士三方共同核查。 2. 实施三步核查，正确即时记录。 (1)第一步：麻醉实施前：三方按"手术安全核查表"依次核对患者身份(姓名、性别、年龄、病案号)、手术方式、知情同意情况、手术部位与标识、麻醉安全检查、皮肤是否完整、术野皮肤准备、静脉通道建立情况、患者过敏史、抗菌药物皮试结果、术前备血情况、假体、体内植入物、影像学资料等内容； (2)第二步：手术开始前：三方共同核查患者身份(姓名、性别、年龄)、手术方式、手术部位与标识，并确认风险预警等内容。手术物品准备情况的核查由手术室护理人员执行并向手术医师和麻醉医师报告； (3)第三步：患者离开手术室前：三方共同核查患者身份(姓名、性别、年龄)、实际手术方式、术中用药、输血的核查，清点手术用物，确认手术标本，检查皮肤完整性、动静脉通路、引流管，确认患者去向等内容； 3. 手术医师、麻醉师、巡回护士共同遵照"手术风险评估"制度规定的流程，实施再次核对患者身份、手术部位、手术名称、麻醉分级等内容，并正确记录； 4. 手术安全核查项目填写完整。	临床手术科室	资料查阅： 1. 手术安全核查制度与流程、手术风险评估制度、手术风险评估表； 现场查看： 2. 查看手术安全核查步骤与流程； 资料查阅： 3. 病历中的手术安全核查表的填写情况和签名情况。	在手术安全核查步骤中，分别由什么人来主导核查？分别要核查哪些具体内容？
	【B】符合"C"，并 相关职能部门对上述工作进行督导、检查、总结、反馈，有改进措施。	医务科	资料查阅： 职能部门对手术安全核查制度与流程、手术风险评估制度落实情况的督导检查记录(包括问题、改进措施)、整改通知、受检科室反馈的改进情况清单、检查总结。	有无针对手术安全核查制度、手术风险评估制度的落实情况定期开展督导检查？有无改进措施？改进效果如何？
	【A】符合"B"，并 手术核查、手术风险评估执行率100%。	医务科	资料查阅： 手术安全核查正确执行率、手术风险评估执行率统计表(定期的)。	目前的手术安全核查正确执行率、手术风险评估执行率分别是多少？

注释："手术核查执行率"，分子为所有按规范要求进行手术安全核查的手术例数，分母为同期住院患者手术例数。"手术风险评估执行率"，分子为实施了手术风险评估的手术例数，分母为同期住院患者手术例数。

评审标准	评审要点	信息采集点	材料与核查	访谈要点
3.5.4	执行手卫生规范、落实医院感染控制的基本要求。			

评审标准	评审要点	信息采集点	材料与核查	访谈要点
3.5.4.1 按照手卫生规范，正确配置有效、便捷的手卫生设备和设施，为执行手卫生提供必需的保障与有效的监管措施。	【C】根据《医务人员手卫生规范》的要求，有手卫生管理相关制度和实施规范。	临床医技各科室	资料查阅：手卫生规范、手卫生管理制度。	医务人员洗手的五个时机？
	【B】符合"C"，并手卫生设备和设施配置有效覆盖全院各诊疗单元≥90%。	临床医技各科室	现场查看：查看洗手池、洗手图、洗手液、干手纸等设施配置和覆盖诊疗单元情况。	诊疗单元手卫生设施数量是否满足工作需要？
	【A】符合"B"，并相关职能部门有监管，医务人员手卫生依从性≥70%；手术室、产房及新生儿室医务人员手卫生依从性≥95%。	院感办	资料查阅：手卫生依从性监管资料。	针对医务人员的手卫生依从性是如何监管的？上述人员手卫生依从性比例分别是多少？手术室、产房及新生儿室的医务人员手卫生依从性比例分别是多少？

注释：医务人员手卫生依从率计算公式：医务人员手卫生依从率=受调查的医务人员实际实施手卫生次数/受调查的医务人员应实施手卫生次数×100%。洗手的五个时机：接触患者前、无菌操作前、接触患者血液及体液等后、接触患者后、接触患者周围环境后。

评审标准	评审要点	信息采集点	材料与核查	访谈要点
3.5.4.2 医护人员在诊疗活动中应严格遵循手卫生相关要求（手清洁、手消毒、外科洗手操作规程等）。	【C】1. 普及手卫生相关要求（手清洁、手消毒、外科洗手操作规程等）的宣教、图示；2. 对医务人员提供手卫生培训。	临床医技各科室 院感办	现场查看：1. 普及手卫生的宣教、图示（手清洁、手消毒、外科洗手操作规程等）；资料查阅：2. 医务人员手卫生培训资料。	对医务人员有无开展手卫生培训？培训覆盖面的比例是多少？
	【B】符合"C"，并1. 相关职能部门对手术室、产房、新生儿室、各类ICU等重点科室有监管；2. 医务人员手卫生正确率达≥90%。	院感办 临床医技各科室2	资料查阅：1. 对手术室、产房、新生儿室、各类ICU等重点科室的手卫生检查资料；现场查看：2. 医务人员手卫生的正确率。	有无针对产房、新生儿室、ICU等重点部门定期监管手卫生情况？目前的正确率是多少？
	【A】符合"B"，并医务人员手卫生正确率≥95%。	临床医技各科室	现场查看：医务人员手卫生的正确率。	手术室外科洗手的正确率是多少？

注释：手卫生正确率是指医务人员进行手卫生正确的次数占实际进行手卫生的比例，通常用百分比表示。

续表

评审标准	评审要点	信息采集点	材料与核查	访谈要点

3.5.5　加强药品管理，提高用药安全。

评审标准	评审要点	信息采集点	材料与核查	访谈要点
3.5.5.1 严格执行麻醉药品、精神药品、放射性药品、医疗用毒性药品、药品类易制毒化学品等特殊管理药品的使用与管理的规章制度。	【C】 1. 严格执行麻醉药品、精神药品、放射性药品、医疗用毒性药品及药品类易制毒化学品等特殊药品的使用管理制度； 2. 有麻醉药品、精神药品、放射性药品、医疗用毒性药品及药品类易制毒化学品等特殊药品的存放区域、标识和储存方法相关规定； 3. 相关员工知晓管理要求，并遵循。	药学部、临床医技各科室3	资料查阅： 1. 特殊药品使用管理制度； 2. 特殊药品存放、标识和储存方法规定； 3. 针对上述制度、规定培训的资料。	针对特殊药品的使用、存放、标识和储存方法是否开展过相关培训？
	【B】符合"C"，并 药学部门与相关职能部门对上述工作督导、检查、总结、反馈，有改进措施。	药学部、医务科、护理部	资料查阅： 职能部门针对"特殊管理药品"的使用、存放、标识和管理开展督导检查的记录（包括存在的问题、总结、改进措施）、整改通知、受检科室反馈的改进情况清单。	药学部门与相关职能部门有无组织过督导检查？存在哪些问题？有无改进措施？问题是否得到改进？
	【A】符合"B"，并 执行麻醉药品、精神药品、放射性药品、医疗用毒性药品及药品类易制毒化学品等特殊药品的存放区域、标识和管理方法相关规定，符合率100%。	药学部、临床医技各科室	现场查看： 随机选择存放和使用特殊药品科室，查看存放、标识和管理的符合情况。	有无危险化学品？是如何进行标识和存放的？
3.5.5.2 有高浓度电解质、化疗药物及易混淆（听似、看似）等药品的储存与识别要求。	【C】 1. 有高浓度电解质、化疗药物等药品的存放区域、标识和储存方法的规定并落实； 2. 对包装相似、听似、看似药品、一品多规或多剂型药物的存放有明晰的"警示标识"； 3. 相关员工遵循管理要求，具备识别技能。	药学部、临床医技各科室3	资料查阅： 1. 高警示药品管理规定； 现场查看： 2～3. 查看高浓度电解质、化疗药物等药品的存放与标识；查看听似、看似药品，多规或多剂型药物的存放与"警示标识"。	医院有哪些高警示药品？有哪些具体管理方面的要求？
	【B】符合"C"，并 药学部门与相关职能部门定期对上述工作督导、检查、总结、反馈，有改进措施。	药学部、护理部	资料查阅： 职能部门针对高警示药品的督导检查的记录（包括存在的问题、总结、改进措施），整改通知，受检科室反馈的改进情况清单。	药学部门与相关职能部门有无组织过督导检查？存在哪些问题？有无改进措施？问题是否得到改进？
	【A】符合"B"，并 对高浓度电解质、化疗药物及包装相似、听似、看似药品、一品多规或多剂型药物做到全院统一"警示标识"，符合率100%。	药学部、临床医技各科室	现场查看： 随机选择病区查看备用药品管理，重点查看高警示药品的存放、标识储存方法等。	全院高警示药品的"警示标识"是否统一规范？

注释："高危药品"也可以称为高警示药品，指药理作用显著且迅速、易危害人体的药。包括高浓度电解质制剂、肌肉松弛剂及细胞毒化药品等，目录可以参考中国药学会医院药学专业委员会制定的《我国高警示药品推荐目录2015版》。高警示药品标识可以根据中国药学会医院药学专业委员会用药安全专家组推荐标识设定，且全院统一"警示标识"，以达到警示、安全用药目的。

评审标准	评审要点	信息采集点	材料与核查	访谈要点
3.5.5.3 严格管理终止妊娠药品、促排卵药品。	【C】 1. 有终止妊娠药品、促排卵药品管理制度; 2. 药学部门与使用科室备用的终止妊娠药品、促排卵药品专区(或专柜)存放,有明晰的警示标识,且全院标识统一; 3. 药学部门对终止妊娠药品、促排卵药品处方进行专册登记,包括:发药日期、使用对象姓名和年龄、临床诊断、药品名称、规格、数量、处方医师等; 4. 药学部门每月核对本科室终止妊娠药品、促排卵药品出、入库及使用数量,做到购、销、存账账相符,账物相符; 5. 各种记录和凭证保存至超过药品有效期,但不得少于3年。	药学部、临床各科室2	资料查阅: 1. 终止妊娠药品、促排卵药品管理和使用规定; 2. 终止妊娠药品、促排卵药品存放专柜和警示标识; 3. 终止妊娠药品、促排卵药品使用登记专账; 4. 上述药品的出入库记录; 5. 近3年留存的上述药品处方和专账。	医院对于终止妊娠药品、促排卵药品在存放与标识方面有何具体规定?使用时是否专账登记?专账或处方需要留存几年?
	【B】符合"C",并 1. 药学部门定期对使用科室备用的终止妊娠药品、促排卵药品进行督导、检查、总结、反馈,提出整改措施; 2. 药学部门定期对本院终止妊娠药品、促排卵药品使用情况进行分析、反馈,提出整改措施。	药学部	资料查阅: 1. 药学部门针对临床科室备用的终止妊娠药品、促排卵药品的督导检查的记录(包括存在的问题、总结、整改通知改进措施、受检科室反馈的改进情况清单); 2. 药学部对终止妊娠药品、促排卵药品临床使用情况的定期分析(包括数量、用法用量、处方权限),反馈和提出的整改措施。	针对全院使用终止妊娠药品、促排卵药品情况,有无检查和总结分析?存在哪些问题?有无改进措施?
	【A】符合"B",并 1. 相关职能部门监督检查,持续改进有成效。 2. 全院终止妊娠药品、促排卵药品使用合理,无违规用药。	医务科1、临床各科室2	资料查阅: 1. 改进上述药品规范用药率、规范管理率的相关资料(包括检查、改进情况资料,PDCA案例等); 2. 同B2,且无违规用药。	问题是否得到持续改进?有无具体的改进案例?

注释:终止妊娠药品、促排卵药品存放需有明晰的警示标识,在持有"母婴保健技术考核合格证书"的执业(助理)医师指导监护下使用,药学部对处方进行专册登记。

评审标准	评审要点	信息采集点	材料与核查	访谈要点
3.5.5.4 处方或用药医嘱在转抄和执行时有严格的核对程序，并由转抄和执行者签名确认。	【C】 1. 相关人员知晓所有处方或用药医嘱在转抄和执行时有严格的核对程序，并有转抄和执行者签字。正确执行核对程序≥90%； 2. 开具与执行注射剂的医嘱（或处方）时要注意药物配伍禁忌，按药品说明书应用。	临床各科室	资料查阅： 1. 查对制度、医嘱转抄和执行时核对流程； 2. 处方审核制度、用药审核流程、超说明书用药管理规定。	如何正确核对医嘱？有无药物配伍禁忌表方便护士查对？执行时需要核对哪些内容？
	【B】符合"C"，并 药师遵循与执行处方审核与用药医嘱审核的相关要求。	药学部	资料查阅： 不合理用药干预登记。	发现超说明书用药或不合理用药，药师应如何干预？
	【A】符合"B"，并 正确执行核对程序≥95%。	临床各科室	现场查看： 查看护士医嘱转抄核对流程的执行情况。	是否针对医嘱转抄和执行时核对，开展过科内自查？核对程序的正确率是多少？

3.5.6 临床"危急值"报告制度。

评审标准	评审要点	信息采集点	材料与核查	访谈要点
3.5.6.1 根据本院实际情况确定"危急值"项目和标准，建立"危急值"管理制度与工作流程。	【C】 1. 有临床"危急值"项目、定义、标准、报告制度与工作流程； 2. 医技部门（含临床实验室、医学影像部门、心电图等）有"危急值"项目表； 3. 相关人员熟悉并遵循上述制度和工作流程。	临床医技各科室	资料查阅： 1. "危急值"报告制度（含定义、标准、报告项目、报告与处置流程），临床科室接获"危急值"报告登记本； 2. 医技科室"危急值"报告项目表、"危急值"报告登记本； 3. 针对医务人员开展"危急值"报告制度培训的记录。	有无具体的"危急值"项目表？医技科室在发现"危急值"后应在多长时间内报告临床科室？临床科室接收到"危急值"信息后应如何处置（流程）？
	【B】符合"C"，并 根据临床需要和实践总结，更新和完善"危急值"管理制度、工作流程及项目表。	医务科	资料查阅： 更新和完善的"危急值"报告制度、工作流程及报告项目表。	是否根据临床需要及时更新和完善"危急值"报告项目表和工作流程？
	【A】符合"B"，并 相关职能部门定期（每年至少一次）对"危急值"报告制度的有效性进行评估。	医务科	资料查阅： 职能部门对"危急值"报告、处置的有效性、及时性开展检查评估的记录。	有无定期对"危急值"报告制度执行的有效性、及时性进行评估？

注释："危急值"通常是指检验、检查结果严重异常，当出现这种检验、检查结果时，说明患者可能正处于危险的边缘，临床医生如果不能及时给予患者有效的干预措施或治疗，有可能危及患者生命安全，失去最佳抢救机会。出现危急值时，医技部门报出前，应当双人核对并签字确认，夜间或紧急情况下可单人双次核对。对于需要立即复检的项目，应当及时复检并核对。危急值报告的登记时间要准确到时和分，包括临床接获的登记，医生针对患者病情及时处置后，应在病程记录中详细记载。

续表

评审标准	评审要点	信息采集点	材料与核查	访谈要点
3.5.6.2 严格执行"危急值"报告制度与流程。（★）	【C】 1. 医技部门相关人员知晓本部门"危急值"项目及内容，能够有效识别和确认"危急值"，并及时报告给临床部门； 2. 接获"危急值"报告的医护人员应完整、准确记录就诊者识别信息、"危急值"内容和报告者的信息，按流程复核确认无误后，及时向经治或值班医师报告，并做好记录； 3. 医师接获"危急值"报告后应及时追踪、处置并记录； 4. 相关人员知晓上述制度与流程，并正确执行。	临床各科室	资料查阅： 1. 医技科室"危急值"报告项目表、"危急值"报告登记本； 2. 临床科室接获"危急值"报告登记本； 3. 患者病历中有关"危急值"的记录与处置记载； 随机访谈： 4. 对医护人员进行访谈，了解其对接获"危急值"后的处置流程的掌握情况。	"危急值"报告项目有哪些？采用何种形式报告？临床科室接获"危急值"后应如何处理？
	【B】符合"C"，并 信息系统能自动识别、提示"危急值"，相关科室能够通过网络及时向临床科室发出"危急值"报告，并有语音或醒目的文字提示。	临床各科室	现场查看： 信息系统能否自动识别、发送"危急值"以语音或文字提示。	有无信息系统支持"危急值"的发送及提示？
	【A】符合"B"，并 有网络监控功能，保障"危急值"报告、处置及时、有效。	医务科	现场查看： "危急值"报告、处置是否实现网络监控，确保发送、处置的及时性。	信息系统有无后台监控功能，监控"危急值"的发送与处置情况？

注释："网络监控功能"是指"危急值"从出现、审核、报告到接收、处理的整个过程都纳入到信息系统的监控，并呈现给管理职能部门。

3.5.7　防范与减少患者跌倒、坠床、烫伤、呕吐物吸入窒息等意外事件发生。

| 3.5.7.1 对就诊者进行风险评估，主动向高风险就诊者告知跌倒、坠床、烫伤、呕吐物吸入窒息等风险，有警示标识，采取有效措施防止意外事件的发生。 | 【C】
1. 相关人员知晓并实施对高风险住院患者跌倒、坠床、烫伤、呕吐物吸入窒息等风险评估；
2. 根据病情或用药变化再评估，主动告知风险及防范措施，并在病历中记录。 | 临床各科室 | 资料查阅：
1. 高风险住院患者风险评估与再评估制度、患者风险评估表；
2. 病历中入院宣教告知书、患者护理计划执行表。 | 如何评估患者跌倒、坠床、烫伤、呕吐物吸入窒息等风险？是否在入院时告知患者相关风险？采取了哪些防范措施？ |
| | 【B】符合"C"，并
1. 环境有防止跌倒、烫伤等安全措施，如走廊扶手、卫生间及地面防滑、警示标识、语言提醒、搀扶或请人帮助、床挡、饮水防烫伤设施等；
2. 高危患者入院时风险评估率≥90%。 | 临床各科室 | 现场查看：
1. 防跌倒、烫伤等安全设施、措施、警示标识；
2. 临床各科室（对坠床、跌倒等）风险评估完成率统计表及评价资料。 | 科室内部有无定期对患者风险评估工作开展自查？目前的风险评估率是多少？ |

注释：对所有就诊者根据就诊入群特点采取分类评估，对高风险人群重点管理，如跌倒涉及所有就诊人员，坠床主要涉及儿童患者，烫伤主要涉及麻醉术后患者、儿童与新生儿，呕吐物吸入窒息主要涉及麻醉术后患者、新生儿等。

续表

评审标准	评审要点	信息采集点	材料与核查	访谈要点
3.5.7.2 有就诊者跌倒、坠床、烫伤、呕吐物吸入窒息等意外事件报告制度、处理预案与工作流程。	【C】 各相关科室收集跌倒、坠床、烫伤、呕吐物吸入窒息的质量监控指标数据记录，至少每季度进行分析，提出改进建议。	临床各科室	**资料查阅：** 医疗保健安全不良事件报告制度及处置流程、不良事件监测和上报的记录、不良事件的季度统计分析评价(含改进措施)。	什么是医疗保健安全不良事件？不良事件发生后如何处置？有无及时上报和定期分析评价？
	【B】符合"C"，并 护理部根据就诊者跌倒、坠床、烫伤、呕吐物吸入窒息等意外事件的年度分析报告，完善防范措施。	护理部	**资料查阅：** 护理类不良事件年度分析报告及改进措施。	发生护理类不良事件后，是否有及时调查原因？有无全年度的统计和分析评价？
	【A】符合"B"，并 护理部用评审前三年数据及案例证实落实预防就诊者跌倒、坠床、烫伤、呕吐物吸入窒息等意外事件措施的成效。	护理部	**资料查阅：** 近3年持续减少护理类不良事件发生的PDCA相关案例。	近3年护理类不良事件发生例数是上升还是减少？有无改进案例？

3.5.8 防范与减少患者压疮发生。

评审标准	评审要点	信息采集点	材料与核查	访谈要点
3.5.8.1 有压疮风险评估与报告制度，有压疮诊疗及护理规范。	【C】 1. 相关人员知晓压疮风险评估与报告制度、工作流程； 2. 相关人员知晓压疮诊疗与护理规范。	临床各科室	**资料查阅+访谈：** 1. 压疮风险评估与报告制度、工作流程； 2. 对医护人员进行访谈，了解其对压疮诊疗标准及压疮护理规范的知晓情况。	住院期间发生压疮后怎么办(工作流程)？压疮分为几级？分别如何护理？
	【B】符合"C"，并 各病区对高风险患者入院时压疮风险评估率≥90%。	临床各科室	**资料查阅：** 高风险患者压疮风险评估记录，高风险患者入院时压疮的风险评估率统计。	经科内自查，高风险患者入院时压疮的风险评估率目前是多少？
3.5.8.2 落实预防压疮的护理措施。	【C】 相关人员掌握并实施预防压疮的护理规范及措施。	临床各科室	**现场查看：** 压疮诊疗标准及压疮护理规范的掌握与落实情况。	简述压疮的预防和处置措施。
	【B】符合"C"，并 护理部及各病区对每个新发压疮案例均有分析及改进措施，月有通报、季小结、年总结。	护理部、临床各科室	**资料查阅：** 新发压疮案例分析及改进措施；护理质量月通报、季度小结、年度总结。	对每个新发压疮案例均有原因分析及改进措施吗？
	【A】符合"B"，并 护理部用评审前三年数据及案例证实落实预防压疮措施的成效。	护理部	**资料查阅：** 近3年持续减少压疮不良事件发生的PDCA案例。	近3年压疮发生例数是上升还是减少？有无改进案例？

3.5.9 建立质量安全(不良)事件报告制度；妥善处理质量安全(不良)事件，并对质量安全(不良)事件进行质量持续改进。

评审标准	评审要点	信息采集点	材料与核查	访谈要点
3.5.9.1 有主动免责报告医疗保健安全(不良)事件、差错与隐患的制度与可执行的工作流程,并让医务人员充分了解。	【C】 1. 有医疗保健安全(不良)事件的报告制度与流程; 2. 对医务人员进行医疗保健安全(不良)事件、差错、隐患的定义和免责、主动报告制度的教育培训; 3. 医务人员知晓免责、主动医疗保健安全(不良)事件、差错、隐患的报告制度、途径与流程。	医务科1、2 临床医技各科室3	资料查阅: 1. 医疗保健安全不良事件报告制度及处置流程; 2. 医疗保健安全不良事件报告制度的教育培训记录; 随机访谈: 3. 医务人员对不良事件的定义、分类、上报流程的知晓情况。	何为"差错"何为"隐患"?不良事件如何分级?发生后向哪里报告?
	【B】符合"C",并 每百张床位年报告≥10件(不含药物不良反应及医疗器械安全事件)。	医务科(或指定的汇总部门)	资料查阅: 不良事件的登记及定期统计分析与改进措施。	针对医疗保健安全(不良)事件,有无定期的统计和分析评价?
3.5.9.2 定期分析医疗保健安全信息,对重大安全(不良)事件要有质量持续改进,利用信息资源改进医疗保健安全管理。	【C】 至少每半年通报一次医疗保健安全信息分析结果,并提出具体改进措施。	医务科(或指定的汇总部门)	资料查阅: 医疗保健安全(不良)事件的定期通报(含分析与改进措施)。	针对医疗保健安全(不良)事件,有无定期通报?
	【B】符合"C",并 对每起由于医疗保健安全(不良)事件造成患者死亡及致残的重大事件进行质量持续改进。	临床各科室	资料查阅: 引发患者死亡及致残的不良事件讨论记录(含分析与整改措施)。	引发患者死亡及致残的不良事件,是否组织了科内讨论?有无分析原因和提出防范措施?
	【A】符合"B",并 利用评审前三年医疗保健安全数据及案例证实落实改进措施有成效。	医务科(或指定的汇总部门)	资料查阅: 近3年持续减少医疗保健安全不良事件发生的PDCA案例。	近3年不良事件发生例数是上升还是减少?有无改进案例?

注释:根据《医疗质量安全事件报告暂行规定》,医疗质量安全事件是指医疗机构及其医务人员在医疗保健活动中,由于诊疗过错、医药产品缺陷等原因,造成就诊者死亡、残疾、器官组织损伤导致功能障碍等明显人身损害的事件。医疗保健安全事件此处可以等同理解为上述内容。

续表

评审标准	评审要点	信息采集点	材料与核查	访谈要点
3.5.10　患者参与医疗保健安全活动。				
3.5.10.1 针对患者疾病诊疗，为患者及其近亲属、授权委托人提供相关的健康知识教育，协助患者对诊疗方案作出正确理解与选择。	【C】 1. 有医务人员履行患者参与医疗保健安全活动责任和义务的相关规定； 2. 针对患者疾病情况，向患者及其近亲属、授权委托人提供相应的健康教育，提出供选择的诊疗方案； 3. 宣传并鼓励患者或其近亲属参与医疗保健安全活动，如在就诊时提供真实病情和有关信息对保障诊疗服务质量与安全的重要性。	临床医技各科室	资料查阅： 1. 患者参与医疗保健安全制度； 2. 查看病历中有关知情同意告知、诊疗方案选择、手术麻醉同意书、入院健康宣教等患者参与诊疗活动的相关记录与签字； 3. 同2，含鼓励患者提供真实既往史、近亲属参与医疗保健安全活动的记录与签字。	对医师进行访谈：患者参与医疗保健安全活动的内容有哪些？
	【B】符合"C"，并 就诊者及其近亲属、授权委托人了解针对疾病情况的可选择诊疗方案。	临床医技各科室	资料查阅： 同C2、C3。	对患者或亲属进行访谈：对病情是否知晓？医生有无提供可选择的诊疗方案？
3.5.10.2 主动邀请患者参与医疗保健安全活动。	【C】 1. 医务人员知晓重点环节，应邀请患者或其家属主动参与医疗保健安全管理的具体措施与流程，至少应做到，但不限： (1)患者在接受手术等有创诊疗前； (2)患者在接受介入诊疗前； (3)患者在接受腔镜诊疗前； (4)患者在接受麻醉前； (5)患者使用药物治疗前； (6)患者在接受输液前； (7)患者在接受输血前。	临床医技各科室	资料查阅+现场查看： 选择接受过手术、介入诊疗、腔镜诊疗、麻醉、输血、化疗等诊疗的患者住院病历，查看医患双方就上述内容签订的知情同意书；另查看输液前、发放口服药时，医患之间的沟通。	在哪些重点环节，患者或其家属要参与医疗保健安全？
	【B】符合"C"，并 药学人员向患者提供安全用药咨询（重点：高危药品、肿瘤治疗药品、抗菌药、中止妊娠药品等）： (1)向门急诊患者提供安全用药咨询。 (2)向住院者提供安全用药咨询。	药学部	现场查看+资料查阅： 安全用药咨询窗口、合理用药咨询登记本。	向患者提供安全用药咨询的重点是哪些？
	【A】符合"B"，并 医务科、护理部等职能部门对患者参加医疗保健安全活动有定期的检查、总结、反馈，并提出整改措施。	医务科护理部	资料查阅： 职能部门针对患者参与医疗安全活动的督导检查记录（包括存在的问题、总结）、整改通知（含改进措施）、受检科室反馈的改进情况清单。	职能部门有无定期组织督导检查？存在哪些问题？有无改进措施？问题是否得到改进？

3.6　婚前保健管理

评审标准	评审要点	信息采集点	材料与核查	访谈要点
3.6.1　按《婚前保健服务工作规范(修订)》的要求开展婚前保健工作。有婚前保健工作制度、人员职责、工作常规。				
3.6.1.1 按《婚前保健服务工作规范(修订)》的要求开展婚前保健工作。有婚前保健工作制度、人员职责、工作常规。	【C】 1. 有婚前保健工作制度、人员职责、工作常规,并定期更新和组织落实; 2. 婚前保健工作常规符合相关法律法规、规章、诊疗指南、技术规范; 3. 相关科室工作人员知晓婚前保健工作的制度、职责、常规。	婚前保健科	资料查阅: 1. 婚前保健工作制度、流程、人员职责; 2. 婚前保健工作相关诊疗指南、工作规范; 3. 婚前保健工作人员就上述内容的培训记录。	对婚前保健工作人员进行访谈,了解其对相关制度、流程、职责、指南、工作规范的掌握情况。
	【B】符合"C",并 科室定期开展质量检查,并有分析总结及质量改进措施。	婚前保健科	资料查阅: 科内质量控制记录本(含分析、改进措施、总结)。	科室的质量监测指标有哪些?每个月是否都对数据进行监测并分析?存在哪些问题?问题是否得到改进?
	【A】符合"B",并 相关职能部门履行监管职责,定期考核。	保健部	资料查阅: 职能部门针对制度、规范、院感、设施设备、人群管理、健康教育内容等进行检查、考核的记录。	访谈职能部门负责人日常监管模式、频次及改进效果。
3.6.2　婚前保健工作人员、设施设备、技术服务符合《婚前保健服务工作规范(修订)》的要求。				
3.6.2.1 人员具备相应资质和"母婴保健技术考核合格证书",定期接受婚前保健专业技术培训、并具备履行岗位职责的服务能力。	【C】 1. 从事婚前保健工作的人员,取得相应资质和"母婴保健技术考核合格证书",主检医师必须获得中级以上职称; 2. 有从业人员培训计划,应定期接受婚前保健专业技术培训和继续教育,有记录; 3. 婚前保健专业技术人员熟练掌握相关专业知识与操作规程; 4. 提供婚前咨询和指导服务的医师具有良好的人际沟通技能和健康教育的能力。	婚前保健科	资料查阅: 1. 婚前保健工作人员的"母婴保健技术考核合格证书"、主检医师的职称证书; 2. 科内培训计划、培训记录、参加专业相关继续教育的记录; 3~4. 对工作人员进行访谈+操作规程抽考。	从业人员是否均取得"母婴保健技术考核合格证书"?有无科内人员培训计划?目前开展过哪些常规的技术操作项目?是否能够提供婚前咨询和指导?
	【B】符合"C",并 至少有1名副高以上职称医师从事婚前保健服务。	婚前保健科	资料查阅: 科内工作人员执业资质、职称证书等复印资料。	科内有无副高以上职称的医师?

评审标准	评审要点	信息采集点	材料与核查	访谈要点
3.6.2.2 房屋设施设备符合《婚前保健工作规范（修订）》要求。	【C】 1. 设有专用的男、女婚前医学检查室、婚前卫生宣教室和咨询室、检验室及其他相关辅助科室。配备有相应的服务设施设备，且处于功能状态； 2. 婚前保健服务环境温馨、整洁，布局合理，能做到保护个人隐私。	婚前保健科	**现场查看：** 1. 查看布局与功能区的设置、服务设施设备的配置情况； 2. 查看服务环境、流程、隐私保护情况。	根据部门的功能，实际开设了哪些服务区域？如何保护被服务者的隐私？
	【B】符合"C"，并 1. 定期对设备设施进行维护保养； 2. 检查方法、检验方法与质量符合相应技术规范(指南)。	婚前保健科	**资料查阅：** 1. 设备设施维护保养记录； **现场查看：** 2. 实际开展的婚前、孕前检查项目。	目前开展的婚前、孕前检查项目有哪些？
	【A】符合"B"，并 结合当地习俗，设置个性化服务场所。	婚前保健科	**现场查看：** 个性化服务场所的设置情况。	有无个性化服务场所？
3.6.2.3 技术服务符合《婚前保健工作规范（修订）》要求。	【C】 1. 婚前医学检查内容包括询问病史、体格检查、常规辅助检查和其他特殊检查，其他特殊检查应根据需要及自愿原则确定； 2. 采用多种方法为服务对象进行婚前健康教育，其内容包括有关性保健和性教育、新婚避孕知识及计划生育指导、孕前保健知识、遗传病的基本知识、影响婚育的有关疾病的基本知识和其他生殖健康知识； 3. 对婚前医学检查发现的异常情况及服务对象提出的具体问题进行解答、提供信息和提出医学意见，帮助受检对象在知情的基础上做出适宜的决定，对不能确诊的遗传性疾病、传染病、有关精神病及重要脏器、生殖系统等疑难病症实行转诊。	婚前保健科	**资料查阅：** 1. "婚前医学检查表"的内容； 2. 婚前健康教育资料； 3. 查阅异常情况登记和转诊记录；	对工作人员进行访谈：婚前健康教育的内容有哪些？发现哪些异常情况需要登记或转诊？
	【B】符合"C"，并 对异常情况及时追踪结果，提供必要的延续服务。	婚前保健科	**资料查阅：** 同C3，另增加追踪记录。	针对婚检异常情况，采用什么方式追踪结果？能提供哪些延续服务？
	【A】符合"B"，并 相关职能部门履行监管职责，定期对婚前医学检查和健康教育内容进行检查评估。	保健部	**资料查阅：** 职能部门日常督导检查记录，包括存在的问题与评估、整改通知、改进措施、受检科室反馈的改进情况清单。	职能部门有无定期组织督导检查？存在哪些问题？有无改进措施？

评审标准	评审要点	信息采集点	材料与核查	访谈要点

3.6.3　建立婚前保健服务各种工作登记，及时准确收集、统计相关信息，定期总结分析，提出对婚前保健服务工作的意见和建议。

评审标准	评审要点	信息采集点	材料与核查	访谈要点
3.6.3.1 建立婚前保健服务各种工作登记，及时准确收集、统计相关信息，定期总结分析，提出对婚前保健服务工作的意见和建议。	【C】1. 规范填写婚前保健医学检查表和婚前医学检查证明；2. 婚前保健服务各种工作登记种类齐全，填写规范，内容齐全；3. 定期上报婚前保健相关报表；4. 婚前保健各项资料分类存档，保存完整。	婚前保健科	资料查阅：1. 婚前保健医学检查表、婚前医学检查证明；2~3. 婚前保健服务工作各种记录和报表；4. 婚前保健档案资料。	对工作人员进行访谈：各类工作表单的填写要求是什么？哪些报表需要上报？
	【B】符合"C"，并定期对婚前保健服务工作数据进行收集、分析、总结，及时发现问题，提出改进意见和建议，有改进措施。	婚前保健科	资料查阅：婚前保健服务工作报表和分类统计、分析、总结（含问题的改进措施）。	在进行数据收集、分析时，有无及时发现问题？有无改进建议和改进措施？
	【A】符合"B"，并根据辖区影响婚育相关疾病的流行病学特点，向卫生计生行政部门提出建议，落实改进措施，并对效果进行追踪。	婚前保健科	资料查阅：向卫生计生行政部门提出的改进建议或工作报告。	是否向卫生计生行政部门提交过改进建议？情况是否得到改进？

注释：婚前保健服务各种工作登记有婚前保健服务人员登记、婚前医学检查登记、婚前医学检查疾病登记和咨询指导记录本、婚前保健业务学习和讨论记录本、转介登记、随访登记等，婚前保健科每月对以上登记进行分类统计，分析业务质量运行情况及婚检疾病构成情况，针对分析发现的问题有改进措施或对策。

3.7　孕前保健管理

评审标准	评审要点	信息采集点	材料与核查	访谈要点

3.7.1　按《孕前保健服务工作规范（试行）》的要求开展孕前保健工作，有孕前保健工作制度、人员职责、工作常规。

评审标准	评审要点	信息采集点	材料与核查	访谈要点
3.7.1.1 按《孕前保健服务工作规范（试行）》的要求开展孕前保健工作。	【C】1. 有孕前保健工作制度、人员职责、工作常规，定期更新并落实；2. 孕前保健工作常规符合相关法律法规、规章、诊疗指南、技术规范；3. 相关科室工作人员知晓孕前保健工作的制度、职责、常规。	孕前保健科	资料查阅：1. 孕前保健工作制度、流程、人员职责；2. 孕前保健工作相关诊疗指南、工作规范；3. 孕前保健工作人员就上述内容的培训记录。	对孕前保健工作人员进行访谈，了解其对相关制度、流程、职责、指南、工作规范的掌握情况。
	【B】符合"C"，并科室定期开展质量检查，有分析总结及质量改进措施。	孕前保健科	资料查阅：科内质量控制记录本（含分析、改进措施、总结）。	孕前保健工作的质量监测指标有哪些？每月是否监测数据并分析？存在哪些问题？有无改进措施？
	【A】符合"B"，并相关职能部门履行监管职责，定期考核。	保健部	资料查阅：职能部门针对孕前保健科开展科内人员培训、质控工作的督导检查、考核记录。	对职能部门工作人员进行访谈，了解其对日常监管模式、检查频次及改进效果的掌握情况。

评审标准	评审要点	信息采集点	材料与核查	访谈要点

3.7.2 孕前保健服务的工作人员、设施设备、技术服务符合《孕前保健服务工作规范(试行)》的要求。

评审标准	评审要点	信息采集点	材料与核查	访谈要点
3.7.2.1 人员具备相应资质，定期接受孕前保健专业技术培训。	【C】 1. 从业人员取得相应资质，定期接受孕前保健专业技术培训和继续教育，有记录； 2. 孕前保健专业技术人员熟练掌握相关专业知识、诊疗常规与操作规程； 3. 提供孕前咨询服务的医师应具有良好人际沟通技能和综合服务能力。	孕前保健科	资料查阅： 1. 孕前保健工作人员接受孕前保健专业技术培训证书与合格证、参加专业相关继续教育的记录； 2~3. 科内培训计划、培训记录(含诊疗常规、操作规程)及相关考核成绩； 4. 对工作人员进行访谈。	从业人员是否定期接受孕前保健专业技术培训？有无科内人员培训计划？目前能开展哪些技术操作项目？是否能够提供孕前咨询和指导？
	【B】符合"C"，并 至少有1名副高以上职称医师从事孕前保健服务。	孕前保健科	资料查阅： 科内副高以上人员执业资质、职称证书等。	科内有无副高以上职称的医师？
3.7.2.2 房屋、设施设备符合《孕前保健服务工作规范(试行)》要求。	【C】 1. 设有孕前保健专科门诊，有男、女孕前医学检查、孕前卫生宣教的服务场所。配备有相应的服务设施设备，且处于功能状态； 2. 孕前保健服务环境温馨、整洁，布局合理，能做到保护个人隐私。	孕前保健科	现场查看： 1. 专科门诊布局与功能区的设置、服务设施设备的配置情况； 2. 服务环境、流程、隐私保护情况。	部门实际开设了哪些服务区域？如何保护被服务者的隐私？
	【B】符合"C"，并 1. 定期对设备设施进行维护保养； 2. 检查方法、检验方法与质量符合相应技术规范(指南)。	孕前保健科	资料查阅： 1. 设备设施维护保养记录； 现场查看： 2. 实际开展的孕前检查项目。	目前开展的孕前检查项目有哪些？
	【A】符合"B"，并 结合当地习俗，设置个性化服务场所。	孕前保健科	现场查看： 个性化服务场所的设置情况。	有无个性化服务场所？

评审标准	评审要点	信息采集点	材料与核查	访谈要点
3.7.2.3 技术服务符合《孕前保健服务工作规范（试行）》的要求。	【C】 1. 孕前医学检查内容包括询问病史、体格检查、辅助检查和其他专项检查，其他专项检查包括严重遗传病、可能引起胎儿感染的传染病及性传播疾病，其他影响妊娠的疾病等，应根据需要及自愿原则确定； 2. 采取多种方法系统地为服务对象进行孕前健康教育，内容包括有关生理和心理保健知识；有关生育的基本知识；孕前及孕期运动方式、饮食营养和环境因素对生育的影响；出生缺陷及遗传性疾病的防治等； 3. 对孕前保健对象的健康状况进行综合评估，遵守普遍性指导和个体化指导相结合的原则，对可计划怀孕的夫妇进行孕前准备指导； 4. 对医学检查发现的异常情况及服务对象提出的具体问题进行解答、提供信息和提出医学意见，帮助受检对象在知情的基础上做出适宜的决定，必要时提供转介服务。	孕前保健科	资料查阅： 1. "孕前保健医学检查表"及检查内容； 2. 孕前健康教育资料； 3. 健康状况评估和孕前指导服务的登记； 4. 查阅异常情况登记和转诊记录。	对工作人员进行访谈：孕前健康教育的内容是什么？对医学检查发现的哪些异常情况需要登记或转诊？
	【B】符合"C"，并 对异常情况及时追踪结果，提供必要的延续服务。	孕前保健科	资料查阅： 同C4，另增加追踪记录。	针对孕前医学检查异常情况，采用什么方式追踪结果？能提供哪些延续服务？
	【A】符合"B"，并 相关职能部门履行监管职责，定期对孕前医学检查和健康教育内容进行检查评估。	保健部	资料查阅： 职能部门针对制度、规范、院感、设施设备、重点人群管理、健康教育内容等进行检查、考核和评估的记录。	职能部门有无定期组织督导检查？存在哪些问题？有无改进措施？

注释：对孕前保健服务对象健康状况综合评估，主要包括普遍性指导的内容，以及合理用药、营养、预防和筛查慢性病、生活习惯、心理等个体化指导等方面的内容。"医学检查发现的异常情况"是指进行孕前检查时发现的异常既往病史、生育史，有害环境暴露，异常用药，异常体征、症状等情况。"延续服务"是指为孕前保健工作中发现的患有严重遗传性疾病，如艾滋病、乙肝、梅毒、结核等传染病，精神疾病，妇科内分泌疾病、高血压、糖尿病、甲状腺疾病等影响生育、妊娠的疾病的服务对象，提供转介、转诊、追踪随访等服务。

评审标准	评审要点	信息采集点	材料与核查	访谈要点
3.7.3 建立孕前保健服务各种工作登记，及时准确收集、统计、相关信息，定期总结分析，提出对孕前保健服务工作的意见和建议。				
3.7.3.1 建立孕前保健服务各种工作登记，及时准确收集、统计、相关信息，定期总结分析，提出对孕前保健服务工作的意见和建议。	【C】 1. 规范填写孕前保健医学检查表； 2. 各种工作登记种类齐全，填写规范； 3. 资料分类存档，保存完整。	孕前保健科	资料查阅： 1. 孕前保健医学检查表； 2. 孕前保健服务工作各种登记； 3. 孕前保健档案管理资料。	访谈工作人员各类工作登记的填写要求。哪些报表需要上报？
	【B】符合"C"，并 定期对孕前保健服务工作数据进行收集，总结分析，发现问题，提出改进意见和建议，有改进措施。	孕前保健科	资料查阅： 孕前保健服务工作分类统计表、总结分析、改进措施。	在对工作数据进行收集、总结分析时，有无发现问题？有无改进措施？
	【A】符合"B"，并 持续改进工作质量有成效，并对效果进行追踪与反馈。	孕前保健科	资料查阅： 服务质量运行的分析评价资料、含改进措施、改进前后的数据对比。	改进效果如何？

注释："各种工作登记"是指有孕前保健服务异常情况登记、特殊重点人群咨询登记、转介登记、随访登记等。定期总结分析是指孕前保健科每月对以上登记进行分类统计，分析业务质量运行情况及重点人群构成情况，针对分析发现的问题有改进措施。

3.8　孕期保健管理

评审标准	评审要点	信息采集点	材料与核查	访谈要点
3.8.1　按《孕产期保健工作管理办法》和《孕产期保健工作规范》等要求开展孕期保健工作。				
3.8.1.1 按《孕产期保健工作管理办法》和《孕产期保健工作规范》等要求开展孕期保健工作，有孕期保健工作制度、人员职责与工作常规。	【C】 1. 有孕期保健工作制度、人员职责、工作常规，并定期更新和组织落实； 2. 孕期保健工作常规符合相关的法律法规、规章、诊疗指南、技术规范，至少包括有孕期初诊、复诊，高危妊娠管理等主要内容的工作流程和孕早、中、晚期保健内容，高危妊娠诊疗常规等内容； 3. 相关科室工作人员知晓孕期保健工作的制度、常规、职责。	产科	资料查阅： 1. 孕期保健工作制度、工作流程（含初诊、复诊，高危妊娠管理等流程）、人员职责、工作常规； 2. 孕期保健工作诊疗指南（含孕早、中、晚期保健内容，高危妊娠诊疗常规）、技术规范； 3. 孕期保健工作人员就上述内容的培训记录。	对孕期保健工作人员进行访谈，了解其对相关制度、流程、职责、指南、技术规范的掌握情况。
	【B】符合"C"，并 科室定期开展质量检查，并有分析总结及质量改进措施。	产科	资料查阅： 科内质量控制记录本（含总结分析、改进措施）。	孕期保健的质量监测指标有哪些？每月是否对数据进行监测并分析？存在哪些问题？有无改进措施？
	【A】符合"B"，并 相关职能部门履行监管职责，定期考核。	保健部	资料查阅： 职能部门针对制度、规范、质量、健康教育内容等进行检查、考核的记录。	对职能部门负责人进行访谈，了解日常监管模式、检查频次及改进效果。
3.8.2　孕期保健的工作人员、设施设备、技术服务符合《孕产期保健工作管理办法》和《孕产期保健工作规范》的要求。				
3.8.2.1 人员具备资质，定期接受孕产期保健专业技术培训。	【C】 1. 从业人员取得相应资质，定期接受孕产期保健专业技术培训和考核合格，有记录； 2. 专业技术人员熟练掌握相关专业知识、诊疗常规、操作规程； 3. 提供孕期健康教育的医师应具有良好人际沟通技能和健康教育的能力，从事本专业3年以上工作经验，且具有国家级继续教育经历； 4. 提供高危妊娠诊治服务的医师应具有诊治高危妊娠的能力，从事本专业5年以上工作经验，主治以上职称。	产科	资料查阅： 1. 孕期保健工作人员的医师资格证、执业注册证、职称证书（复印件）；接受孕产期保健专业技术培训、进修等证书、相关考核合格的证书； 2. 科内培训计划、培训记录（含专业知识、诊疗常规、操作规程）及相关考核成绩； 3. 孕期保健工作人员的工作年限统计表、参加国家级继续教育证书； 4. 同3，且查看工作年限及职称证书。	孕期保健工作人员是否定期接受孕产期保健专业技术培训和考核？对科内相关诊疗常规、操作规程进行过培训、考核吗？目前孕期保健工作人员从事本专业的年限与职称分别是什么？有无高危妊娠门诊？对高危妊娠门诊的坐诊医师工作年限与资质有何要求？
	【B】符合"C"，并 至少有1名高级职称医师从事孕期保健服务。	产科	资料查阅： 科内工作人员执业资质、职称证书等资料。	科内有无高级职称的医师？

评审标准	评审要点	信息采集点	材料与核查	访谈要点
3.8.2.2 房屋、设施设备符合《孕产期保健工作管理办法》和《孕产期保健工作规范》的要求，且能满足业务开展的需要。	【C】 1. 设有产前检查门诊、高危妊娠门诊、孕妇学校。配备有相应的服务设施设备，且处于功能状态； 2. 孕期保健服务环境温馨、整洁，布局合理，能做到保护个人隐私。	产科	现场查看： 1. 产前检查门诊、高危妊娠门诊、孕妇学校的布局、设施设备； 2. 服务环境、流程、隐私保护情况。	有无开设产前检查门诊？是否开设高危妊娠门诊和孕妇学校？
	【B】符合"C"，并 1. 定期对设备设施进行维护保养。 2. 检查方法、检验方法与质量符合相应技术规范(指南)。	产科	资料查阅： 1. 设备设施维护保养记录； 现场查看： 2. 实际开展的产前检查项目。	目前开展的产前检查项目有哪些？
	【A】符合"B"，并 结合当地高危妊娠的发生情况，设置妊娠期专病门诊(如妊娠期糖尿病一日门诊、妊娠期高血压疾病门诊等)。	产科	现场查看： 妊娠期专病门诊设置情况及专病门诊日志。	是否开设妊娠期专病门诊？
3.8.2.3 技术服务符合《孕产期保健工作规范》的要求。	【C】 1. 孕期检查内容包括健康教育与咨询指导、全身体格检查、产科检查及辅助检查，能提供规范要求的所有检查项目； 2. 采取多种方法系统地为服务对象进行孕期健康教育，其内容包括妊娠期生理与各期保健、孕期营养与体重管理、产前筛查及产前诊断的意义与时间、母乳喂养、孕妇自我监测胎动及异常症状的识别、促进自然分娩等； 3. 对服务对象的健康状况进行综合评估，遵守普遍性指导和个体化指导相结合的原则，对未发现异常的孕妇进行孕期指导； 4. 对高危孕妇实行专册登记管理并随访、监测、治疗妊娠合并症及并发症，必要时转诊； 5. 对服务对象提出的具体问题进行解答、提供信息和提出医学意见，帮助受检对象在知情的基础上做出适宜的决定。	产科	资料查阅： 1.《孕产期保健手册》、产前检查登记资料； 2. 孕期健康教育资料； 3. 健康状况评估和孕产期指导登记； 4. 高危孕产妇专册登记本和转诊记录等； 5. 同3。	对工作人员进行访谈：孕期检查项目有哪些？孕早、中、晚期保健重点和健康教育要点是什么？高危孕产妇的随访内容和转诊流程是什么？
	【B】符合"C"，并 科室定期对孕期保健质量进行分析总结并提出持续改进措施(近3年案例)。	产科	资料查阅： 科内质量控制记录本(含分析总结、改进措施)。	孕产期保健工作的质量监测指标有哪些？是否定期监测并分析？存在哪些问题？有无改进措施？
	【A】符合"B"，并 开展相关科研或推广新技术，并能将科研成果应用于孕产期保健管理与诊治(近三年情况)。	产科	资料查阅： 科研立项文件或结题验收报告、科研成果转化应用相关资料(含新技术推广应用证明)。	有无科研成果转化应用于孕产期保健管理与诊治？

注释：综合评估是指对每一位服务对象围绕母婴安全、出生缺陷防治等进行的健康教育咨询、体格检查、产科检查、辅助检查。发现的高危孕妇需登记并建立专案，并进行随访，不能处理的须转诊。

评审标准	评审要点	信息采集点	材料与核查	访谈要点
3.8.3　按照卫生计生行政部门要求，建立孕期保健服务各种工作登记，及时准确收集、统计相关信息，定期总结分析，掌握孕产妇的健康情况，确定孕期保健工作重点，提出对孕期保健服务工作的意见和建议。				
3.8.3.1 按照卫生计生行政部门要求，建立孕期保健服务各种工作登记，及时准确收集、统计相关信息，定期总结分析，掌握孕产妇的健康情况，确定孕期保健工作重点，提出对孕期保健服务工作的意见和建议。	【C】 1. 孕期保健服务各种工作登记种类齐全，填写规范，主要包括孕产妇保健手册、产前检查登记、高危妊娠登记及随访登记等； 2. 定期上报孕期保健相关报表； 3. 资料分类存档，保存完整。	产科	资料查阅： 1~2. 孕期保健服务工作各种登记(孕产妇保健手册建册登记本、产前检查登记本、高危妊娠登记本、随访登记本)和报表； 3. 查看妇幼信息平台上孕产妇健康管理信息。	孕期保健相关登记本具体有哪些？有无定期统计和上报？
	【B】符合"C"，并定期对孕期保健服务工作数据进行收集，总结分析，发现问题，提出改进意见和建议，有改进措施。	保健部	资料查阅： 孕期保健服务工作分类统计表、总结分析、改进措施。	在对工作数据进行收集、总结分析时，是否发现问题？有无改进措施？
	【A】符合"B"，并持续改进工作质量有成效，并对孕期保健效果进行追踪与反馈。	保健部	资料查阅： 质量运行的分析评价资料、含改进措施、持续改进工作质量的具体案例。	改进效果如何？

3.9 产前筛查与产前诊断技术管理

评审标准	评审要点	信息采集点	材料与核查	访谈要点
3.9.1 开展产前筛查技术的机构和人员要符合当地卫生计生行政部门的管理要求。				
3.9.1.1 机构要符合当地卫生计生行政部门的管理要求。	【C】 1. 有产前筛查诊疗组织，设主任 1 名，由从事产前筛查技术服务的副高以上专业技术职称的医师担任； 2. 有宣教室、遗传咨询门诊、影像（超声）科、妇产科、儿科等专业科室； 3. 有医学伦理委员会。	产科、其他辅助诊室 2、医务科 3	资料查阅： 1. 产前筛查诊疗组织文件，包括人员构成及相关资质、职称证书（复印件）； 2. 现场查看宣教室、遗传咨询门诊、影像（超声）科、妇产科、儿科等专业科室设置； 3. 医学伦理委员会组成文件。	科内有无副高以上职称的医师从事产前筛查技术服务？是否成立医学伦理委员会？
	【B】符合"C"，并 有生化免疫实验室可开展孕妇血清学筛查技术。	检验科	现场查看： 生化免疫实验室开展的检验项目。	是否开展孕妇血清学筛查技术？
3.9.1.2 人员要符合当地卫生计生行政部门的管理要求。	【C】 1. 遗传咨询人员为接受过临床遗传专业培训、中级以上技术职称的临床医师； 2. 从事产前超声检查的医师必须具有相应的执业医师资格；承担中、晚期妊娠系统胎儿超声检查的医师应为大专以上学历，且具有中级以上超声医学专业技术职称，接受过产前超声诊断的系统培训； 3. 产前筛查技术服务的人员熟悉有关产前筛查、产前诊断的法律法规和有关规定。	产科、超声科 2	资料查阅： 1. 遗传咨询人员参加相关临床遗传专业培训、进修的证书、职称证书（复印件）； 2. 产前超声检查医师的相关资质证书（医师资格证书、执业注册证书、学历证书、职称证书，参加产前超声诊断专业培训、进修的证书）； 3. 产前筛查与产前诊断人员参加有关产前筛查、产前诊断的法律法规培训记录。	现场对医务人员进行访谈：是否接受过相关专业培训？是否知晓产前筛查、产前诊断的有关法律法规要求？
	【B】符合"C"，并 开展孕妇血清学筛查的生化免疫实验室技术主管人员为大专以上学历、技师以上专业技术职称。	检验科	资料查阅： 从事孕妇血清学筛查技术主管人员的学历证书、职称证书（复印件）。	询问从事孕妇血清学筛查技术人员的学历与职称。

续表

评审标准	评审要点	信息采集点	材料与核查	访谈要点
3.9.1.3 有产前筛查工作的各项规章制度、操作规程和岗位职责。	【C】 有以下规章制度、操作规程和岗位职责，并落实： (1) 人员岗位职责； (2) 人员行为准则； (3) 与产前诊断机构的工作联系制度； (4) 科室工作制度； (5) 医学伦理委员会工作制度； (6) 诊疗常规； (7) 技术操作规程； (8) 标本采集与管理制度； (9) 药品、设备和材料管理制度； (10) 质量控制管理规定； (11) 控制院内感染(消毒隔离)制度； (12) 产前筛查阳性孕妇会诊转诊和追访制度； (13) 新生儿出生缺陷监测制度； (14) 专科档案管理制度； (15) 信息统计报告制度； (16) 知情同意制度等。	产科	资料查阅： 产前筛查工作相关制度(见左C)、诊疗常规、技术操作规程和岗位职责、行为准则。	现场对医务人员进行访谈，相关制度是否参加培训并知晓？
	【B】符合"C"，并 科室质量管理小组对上述制度落实情况定期进行自查，对发现的问题有分析、有改进。	产科	资料查阅： 科内质控小组对上述制度落实情况的自查记录，包括对存在的问题的分析与改进措施。	科室质控小组有无定期进行自查？发现问题后有无改进措施？
	【A】符合"B"，并 相关职能部门对科室质量管理小组的工作有监管。	保健部	资料查阅： 职能部门针对制度、诊疗常规、技术操作规范、质控等内容落实情况进行检查、考核的记录。	对职能部门负责人进行访谈，了解日常监管模式、检查频次及改进效果。

评审标准	评审要点	信息采集点	材料与核查	访谈要点
3.9.2　开展产前筛查项目，尊重孕妇知情选择权利。对产前筛查的资料和标本有专人保管。				
3.9.2.1 开展产前筛查项目，尊重孕妇知情选择权，做好知情同意并签署书面知情同意文件，相关内容记录于产前筛查病历。对产前筛查的资料和标本有专人保管。	【C】 1. 开展产前筛查技术服务的医疗保健机构，提供如下服务： （1）产前咨询； （2）对妊娠7~20周的孕妇进行血清生化免疫筛查； （3）对孕妇进行超声影像筛查； （4）孕期保健和生育健康知识的普及； （5）预防先天缺陷和遗传性疾病的健康教育。 2. 尊重孕妇知情选择权，做好知情同意并签署书面知情同意文件，相关内容记录于产前筛查病历。 3. 产前筛查的资料和标本有专人保管。	产科	资料查阅： 1. 产前筛查技术服务项目清单； 2. 产前筛查知情同意书、产前筛查病历； 现场查看： 3. 产前筛查资料与标本留存管理情况。	产前筛查技术服务提供的服务内容有哪些？是否为筛查者建立产前筛查病历？产前筛查资料与标本是否有留存？
	【B】符合"C"，并 1. 产前筛查结果须以书面报告的形式送交被筛检者。筛查报告应包括筛查项目所针对的先天缺陷与遗传性疾病发生的概率、具体数值和相应的临床建议； 2. 对于产前筛查技术和结果，经治医师应向孕妇或家属告知技术的安全性、有效性和风险性，使其理解可能存在的风险和结果的不确定性。	产科	资料查阅： 1. 产前筛查报告； 2. 产前筛查知情同意书、产前筛查病历。	是否向孕妇提供书面形式的产前筛查报告？有无针对筛查结果给予相应的临床建议？筛查前有无进行知情告知和签订知情同意书？
	【A】符合"B"，并 相关职能部门对上述工作有监管。	保健部	资料查阅： 职能部门对上述工作的督导检查记录，包括存在的问题、整改通知（含改进措施），受检科室反馈的改进情况清单。	职能部门有无定期对产前筛查服务开展督导检查？针对存在的问题是否有改进措施？

评审标准	评审要点	信息采集点	材料与核查	访谈要点

3.9.3　无产前诊断技术资质的机构要与经许可开展产前诊断技术的机构建立合作关系，并签订技术合作协议，保证筛查发现的高危可疑病例能得到后续诊断。

评审标准	评审要点	信息采集点	材料与核查	访谈要点
3.9.3.1 无产前诊断技术资质的机构要与经许可开展产前诊断技术的机构建立合作关系，并签订技术合作协议，保证筛查发现的高危可疑病例能得到后续诊断。	【C】1. 无产前诊断技术资质的机构要与经许可开展产前诊断技术的机构建立合作关系，并签订技术合作协议；2. 发现孕妇有下列情形之一者，应当提供咨询服务，并以书面的形式如实告知孕妇或其家属，建议孕妇进行产前诊断：（1）羊水过多或者过少者；（2）胎儿发育异常或者胎儿有可疑畸形者；（3）孕早期时接触过可能导致胎儿先天缺陷的物质的；（4）有遗传病家族史或者曾经分娩过先天性严重缺陷婴儿者；（5）有2次以上不明原因的流产、死胎或新生儿死亡者；（6）孕妇年龄≥35周岁的；（7）筛查结果异常者。3. 不得进行非医学需要的胎儿性别鉴定。医学上需要进行性别鉴定的，需转诊到指定的医疗保健机构进行。	产科、超声科3	资料查阅：1. 与具有产前诊断技术资质的机构签订的技术合作协议；2. 产前诊断书面告知书；资料查阅+现场查看：3. 相关科室警示标识(超声科——严禁非医学需要的胎儿性别鉴定；产科——严禁非医学需要的选择性别的人工终止妊娠）；如有医学需求，需有医学需要胎儿性别鉴定管理制度，医学需要胎儿性别鉴定申请表和伴性遗传性疾病证明复印件。	医院有无产前诊断技术资质？哪些情形需要建议孕妇进行产前诊断？如遇医学需要胎儿性别鉴定的情形，应怎样处理？
	【B】符合"C"，并1. 产前筛查发现或可疑胎儿异常，但孕妇拒绝转诊进行产前诊断选择继续妊娠的，应对胎儿及新生儿进行追踪监测，并详细记录；2. 追踪监测中发现为出生缺陷的新生儿，按出生缺陷监测管理要求填写"出生缺陷报告卡"，并逐级上报。	产科	资料查阅：1. 异常情况的登记和追踪随访记录；2. 出生缺陷报告卡、出生缺陷报告登记本。	常见的出生缺陷包括哪些？对于拒绝转诊的产前筛查异常者，有无追踪随访？对监测发现为出生缺陷的新生儿应如何处理？
	【A】符合"B"，并相关职能部门对上述工作有监管。	保健部	资料查阅：职能部门对上述工作的督导检查记录，包括存在的问题、整改通知（含改进措施），受检科室反馈的改进情况清单。	职能部门有无定期对产前诊断服务开展督导检查？存在的问题能否得到改进？

评审标准	评审要点	信息采集点	材料与核查	访谈要点

3.9.4　开展产前诊断技术的机构和人员要符合《产前诊断技术管理办法》等相关规定，产前诊断技术的覆盖面符合卫生计生行政部门规划要求(可选)。

评审标准	评审要点	信息采集点	材料与核查	访谈要点
3.9.4.1 机构取得产前诊断技术服务资质，医务人员取得"母婴保健技术考核合格证书"。	【C】1. 开展产前诊断技术服务获得卫生计生行政部门批准文件。2. 设有医学伦理委员会。3. 从事产前诊断技术的卫生专业技术人员具有"母婴保健技术考核合格证书"。	产科、医务科2	资料查阅：1. 产前诊断技术服务批复文件；2. 设立医学伦理委员会的文件；3. 卫技人员母婴保健技术考核合格证。	有无设立医学伦理委员会？
	【B】符合"C"，并 1. 对胎儿可进行先天性缺陷和遗传性疾病的诊断与筛查。对采用细胞遗传学技术可诊断的染色体病作出产前诊断；2. 能开展遗传咨询、细胞遗传等产前诊断技术服务，采用细胞遗传学方法等国家认可的相关技术，对孕妇实施胎儿染色体检查；3. 具备羊膜腔穿刺技术及相关设备器材。	检验科1、2，产科2、3	现场查看+资料查阅：1. 生化免疫技术所需设备及检查报告单；2. 细胞遗传学技术所需设备及检查报告单；3. 开展羊膜腔穿刺技术所需设备器材和人员授权文件。	能否为先天性缺陷和遗传性疾病的诊断提供检验支持？目前能开展哪些检验检查技术？对医务人员进行访谈：是否接受羊膜腔穿刺技术培训？有无高风险技术操作授权文件？
	【A】符合"B"，并 能开展分子遗传等产前诊断技术服务。	检验科	现场查看+资料查阅：分子遗传学技术所需设备及检查报告单。	是否将分子遗传学技术用于诊断？
3.9.4.2 产前诊断技术的覆盖面符合卫生计生行政部门规划要求。	【C】1. 产前诊断技术的覆盖面符合卫生计生行政部门规划要求；2. 依据《产前诊断技术管理办法》的要求，产前诊断以及具体技术服务项目与卫生计生行政部门核发的母婴保健技术服务执业许可证中的诊疗范围一致。	产科	资料查阅：1. 服务覆盖范围统计表；2. 查看母婴保健技术服务执业许可证中核准的产前诊断及技术服务项目，并与医院实际开展的技术目录核对。	实际开展的产前诊断及具体技术项目有无超出母婴保健技术服务执业许可证登记核准的范围？
	【B】符合"C"，并 科室对所有开展产前诊断技术的质量、安全、适宜性有定期效果、效益分析和评价。	产科	资料查阅：科室每月对产前诊断技术的质量、安全、适宜性的分析评价记录。	科内针对产前诊断相关技术的质量和安全指标，有无进行定期监测和分析评价？
	【A】符合"B"，并 相关职能部门对所提供产前诊断技术质量和安全有监督、问题分析及反馈，有数据或实例显示对存在问题的持续改进有成效。	保健部	资料查阅：职能部门对产前诊断技术质量和安全的督导检查记录，包括存在的问题、整改通知(含改进措施)、受检科室反馈的改进情况清单；持续改进质量、安全方面问题的PDCA案例。	职能部门针对产前诊断技术质量和安全，有无定期开展督导检查？存在什么问题？有无体现改进效果的案例？

评审标准	评审要点	信息采集点	材料与核查	访谈要点
	3.9.5　经批准开展产前诊断技术的机构设有产前咨询及遗传咨询门诊。尊重孕妇知情选择权利。有专人定期进行产前诊断术后及产后随访。对产前诊断的资料和标本有专人保管（可选）。			
3.9.5.1 设有产前咨询及遗传咨询门诊，开展产前筛查和产前诊断工作。	【C】 1. 设有产前咨询及遗传咨询门诊； 2. 按照《产前诊断技术管理办法》及相关配套文件、省级卫生计生行政部门相关文件开展产前筛查和产前诊断工作； 3. 做好产前诊断的知情告知，签署知情同意书； 4. 产前诊断标本的获取要符合医院感染管理规范的要求。	产科	现场查看＋资料查阅： 1. 产前咨询及遗传咨询门诊的开设； 2. 母婴健康技术服务执业许可证； 3. 产前诊断知情同意书； 4. 标本采集与存放情况。	对医务人员进行访谈：产前诊断前，是否与接受者签署知情同意书？标本采集时应遵循医院感染管理哪些具体要求？
	【B】符合"C"，并 应有落实诊断阳性病例后续诊断的相关制度与程序，有保证措施。	产科	资料查阅： 多学科会诊制度、转介、转诊制度与流程。	诊断为阳性的病例，后续如何处置？
	【A】符合"B"，并 对所有进行产前诊断的孕妇进行跟踪回访，由专人负责，对回访质量有评价并记录。	产科	资料查阅： 孕期跟踪回访记录、回访质量评价。	孕妇孕期有无跟踪回访？有无专人落实回访？
3.9.5.2 对异常胎儿处理有制度保障。	【C】 1. 对异常胎儿处理和随访有规章制度，并执行； 2. 处理前履行告知义务，并签署知情同意书，符合伦理要求； 3. 对需要特殊处理的孕产妇的引产必须符合当地卫生计生行政部门的规定。	产科	资料查阅： 1～2. 随访制度、孕产妇引产管理规定、异常胎儿处理知情同意书、随访登记本、病理性医废交接登记本； 3. 引产必需的证明和身份证复印件等。	对医务人员进行访谈：异常胎儿处理流程是什么？需要特殊处理的孕产妇引产，应遵循什么管理要求？
	【B】符合"C"，并 1. 科室对监管中存在的问题与缺陷有具体改进措施； 2. 相关职能部门对制度执行情况有监管，对存在的问题和缺陷有反馈意见。	产科	资料查阅： 职能部门对上述制度落实情况的督导检查记录，包括存在的问题、整改通知、改进措施，受检科室反馈的改进情况清单。	职能有无定期开展督导检查？存在的问题能否得到改进？
	【A】符合"B"，并 相关职能部门有数据或实例证实有持续改进成效。	保健部	资料查阅： 对孕产妇引产和随访等工作的分析评价资料，及持续改进上述工作的案例。	有无体现持续改进效果的案例？

注释：特殊处理是指孕产妇引产必须符合当地卫生健康主管部门的规定，符合下列情形：（1）医院出具的医学引产证明（针对产前筛查、产前诊断发现异常胎儿情况）；（2）户籍所在地居委会或工作单位出具的引产证明（正常胎儿情况、"两非"的要求）、未婚引产需提供民政部门出具的未婚证明。

评审标准	评审要点	信息采集点	材料与核查	访谈要点
3.9.5.3 知情同意符合伦理要求。	【C】 1. 对孕妇实施诊断与干预治疗前，应充分履行告知义务，并符合伦理要求； 2. 当畸形胎儿被检出后，医师应对孕妇进行科学的指导，尊重孕妇的选择。	产科	资料查阅： 1. 产前诊断知情同意书、引产相关证明； 2. 产前诊断病历、异常胎儿处理知情同意书。	如有畸形胎儿被检出后，如何进行科学指导？实施诊断与干预相关的知情同意书，是否规范签订？
	【B】符合"C"，并 相关职能部门对制度执行情况有监管，对存在的问题及时反馈。	保健部	资料查阅： 职能部门的督导检查记录，包括存在的问题、整改通知、改进措施，受检科室反馈的改进情况清单。	职能部门有无对上述制度执行情况定期开展督导检查？存在的问题能否得到改进？
3.9.5.4 规范书写产前诊断的病历。	【C】 1. 产前诊断病历应符合《病历书写基本规范》； 2. 有相关制度和程序规范产前诊断病历书写。	产科	资料查阅： 1. 抽查产前诊断病历5~10份，评估是否规范； 2. 病历书写基本规范、病历质量评价制度及评价标准。	是否进行过病历书写基本规范的培训？有无病历书写质量评价制度？
	【B】符合"C"，并 相关职能部门对产前诊断病历书写有检查，有反馈点评。	保健部	资料查阅： 职能部门针对产前诊断病历书写质量的检查及点评记录。	有无定期对产前诊断病历书写质量开展抽查及点评？检查结果是否反馈给临床科室了？
3.9.5.5 有专人定期进行产前诊断术后、产后随访。	【C】 1. 有专人定期进行产前诊断术后、产后随访； 2. 如实填写随访登记表，确保回访质量。	产科	资料查阅： 1. 产前诊断术后、产后随访工作制度及流程； 2. 产前诊断术后、产后访视登记表。	产前诊断术后、产后需要随访几次？
	【B】符合"C"，并 1. 专人定期术后、产后随访率≥90%； 2. 对特殊病例和疑难病例应进行定期的临床随访，记录相关的检查和随访结果； 3. 针对回访结果，科室应进行分析研究，对结果不符的病例进行讨论，并提出改进措施。	产科	资料查阅： 1. 产前诊断术后、产后随访率统计表； 2. 特殊病例和疑难病例随访记录； 3. 科室对回访结果的分析及讨论记录。	有无专人负责术后、产后随访工作？经统计的随访率目前是多少？对结果不符的病例有无组织讨论，并提出改进措施？
	【A】符合"B"，并 1. 专人定期术后、产后随访率达到100%； 2. 相关职能部门对随访工作有监管。	产科、保健部	资料查阅： 1. 同B1； 2. 职能部门对随访工作的督导检查记录，包括存在的问题、整改通知、改进措施，受检科室反馈的改进情况清单。	职能部门有无定期对随访工作开展督导检查？存在的问题能否得到改进？

评审标准	评审要点	信息采集点	材料与核查	访谈要点
3.9.5.6 对产前诊断的资料和标本有专人保管。	【C】 1. 对产前诊断的资料和标本有专人保管，有相关制度流程； 2. 相关职能部门对保管制度执行有监管，按照病历管理规定执行，并落实保管年限； 3. 血清标本于-70℃，保存期为产后 1 年，对于需长期病情动态观察的病人标本一律于-70℃长期保存。用于诊断性实验的玻片保存 3 年，异常核型玻片保存 20 年； 4. 实验室在获取足够的能够完成分析所需的中期分裂相细胞之前，要保存有部分原始标本、细胞培养物或细胞沉淀物。每个产前诊断病例至少有 2 个细胞的核型图像照相记录并永久保存电子版本或者相片； 5. 对单基因遗传病或多基因遗传病基因产前诊断 DNA 或 RNA 标本置于-70℃以下保存。检查标本保存 3 年，异常标本保存 20 年。	产科 1，医务科 2，检验科 1、3、4、5	资料查阅： 1. 产前诊断资料和标本管理制度及借阅、复印、使用审批流程； 2. 病历（含资料）借阅、复印审批单，标本使用审批单； 现场查看： 3~5. 产前诊断标本的保存环境及保存期限；原始标本的留存与细胞的核型图像照资料。	不同类型的产前诊断标本的保管期限是多久？对复印、借阅产前诊断的资料有何具体规定？对于已经处于留存期间的标本在使用方面有何规定？
	【B】符合"C"，并 1. 应用信息系统对产前诊断的资料和标本进行管理，储存的标本有完整的档案； 2. 细胞培养及染色体标本制备的实验室记录按实验室工作日志保存档案，保存期限为 5 年以上。	产科 1 检验科	资料查阅： 1. 产前诊断资料的信息化文本、储存的标本文档； 2. 标本接收登记本、实验室记录。	产前诊断资料有无转化成信息化的文档被长期留存？有无信息化手段对标本进行查询和管理？实验室记录的保存期限是多久？
	【A】符合"B"，并 遗传代谢病酶学产前诊断蛋白质标本置于-70℃以下保存。检查标本保存 3 年，异常标本保存 20 年。	检验科	现场查看： 遗传代谢病酶学产前诊断蛋白质标本保存环境和保存年限。	蛋白质标本的保存期限是多久？异常标本的保存期限是多久？

评审标准	评审要点	信息采集点	材料与核查	访谈要点

3.9.6 加强产前筛查与产前诊断质量全程监控管理，科室质量与安全管理小组能用质量与安全管理制度、岗位职责、诊疗规范与质量安全指标，定期评价质量，促进持续改进。

评审标准	评审要点	信息采集点	材料与核查	访谈要点
3.9.6.1 有科室质量管理小组，有开展工作的记录，有质量与安全管理制度、岗位职责、诊疗规范与质量安全指标。	【C】 1. 由科主任、护士长与质量控制小组负责质量和安全管理，有工作记录。 2. 有保证服务质量的相关文件； (1) 科室工作人员行为准则及职责； (2) 实施产前筛查与产前诊断技术的伦理原则、保护性医疗制度和保护病人隐私制度、知情同意制度； (3) 标本采集与管理制度、消毒清洁制度、仪器设备管理制度、药品试剂管理制度； (4) 疑难病例会诊制度及转诊制度； (5) 跟踪回访制度、统计汇总及上报制度； (6) 质量控制管理规定、科研业务学习制度。 3. 有诊疗规范。 4. 有产前筛查与产前诊断质量与安全指标，有产前诊断技术资质的机构适用以下指标(可选)： (1) 取材手术的质量与安全指标：羊膜腔穿刺术一次穿刺成功率99%以上，术后1周胎儿丢失率小于0.5%；绒毛取材术一次穿刺成功率98%以上，术后1周胎儿丢失率小于1.5%；经皮脐血管穿刺术一次穿刺成功率90%以上，术后1周胎儿丢失率小于2%； (2) 实验室工作的质量与安全指标：至少建立两个独立的培养系统分别置于不同的培养箱中，诊断失败率小于2%； (3) 染色体核型分析报告，应由2名经认证审批的专业技术人员签发，审核人员必须具有副高以上专业技术职称； (4) 产前诊断病例的追踪与随访：产前诊断术后随访率>95%；核型异常的病例应进行随访。 5. 相关人员知晓本部门、本岗位的履职要求。	产科	**资料查阅：** 1. 科室质量控制记录本、安全管理记录本； 2. 相关制度(C2)见条款； 3. 本专科诊疗规范与操作规程； 4. 产前筛查与产前诊断质量与安全监测指标(见条款C4要求)及监测记录； 5. 对工作人员进行访谈，了解其有关的履职要求。	产前筛查与产前诊断技术的伦理要求有哪些？如何有效地保护病人隐私？哪些情形需要取得病人的知情同意？
	【B】符合"C"，并 对上岗的医师与护士有培训与教育的记录。	产科	**资料查阅：** 医护人员业务学习培训记录。	进行过质量保障相关制度的培训吗？有无记录？
	【A】符合"B"，并 1. 有单基因或多基因遗传病的基因产前诊断规范。(可选) 2. 有遗传代谢病的酶学产前诊断规范。(可选)	产科	**资料查阅：** 1. 基因产前诊断规范； 2. 遗传代谢病的酶学产前诊断规范。	有无基因产前诊断规范？有无遗传代谢病的酶学产前诊断规范？

评审标准	评审要点	信息采集点	材料与核查	访谈要点
3.9.6.2 诊疗质量全程监控管理；定期评价诊疗质量，有落实持续改进措施的记录。	【C】 1. 科室能开展定期评价活动，解读评价结果，有记录； (1) 自我检查； (2) 专(兼)职人员质控活动； (3) 有差错事故的防范措施，发生后有报告、检查、处理的流程和规定与记录。 2. 相关人员知晓本部门的质量与安全指标要求。	产科	**资料查阅：** 1. 科室开展定期质控自查、质量评价的记录、差错事故防范与处置预案； 2. 访谈工作人员对本部门的质量与安全指标的知晓情况。	科室质量与安全监测指标有哪些？是否定期进行质量自查？如何防范差错事故的发生？有无相应的处置预案？
	【B】符合"C"，并 1. 科室能定期统计与分析质量及安全指标，评价有记录(问题与缺陷)； 2. 本科/室/组能够开展全面质量管理活动。	产科	**资料查阅：** 1~2. 科室质量控制记录本、安全管理记录本中，相关统计、分析、评价记录。	是否定期召开科内质控分析会？有无会议记录？科内工作人员是否全部参加？
	【A】符合"B"，并 对评价、监管结果(问题与缺陷)有持续改进的事实。	产科	**资料查阅：** 针对科室质量及安全问题的PDCA持续改进案例。	针对质量与安全方面的问题，有无改进措施和改进案例？

3.10　高危孕产妇管理

评审标准	评审要点	信息采集点	材料与核查	访谈要点
3.10.1	根据相关工作要求和技术规范，建立高危孕产妇管理制度和工作流程，明确人员职责。			
3.10.1.1 依据各级卫生计生行政部门发布的有关工作和技术规范，制订高危孕产妇管理相关制度、人员职责、工作流程和重点部门质量管理措施。	【C】 1. 落实各级卫生计生行政部门发布的有关孕产期保健、高危孕产妇管理工作要求和技术规范，有高危孕产妇管理制度、人员职责和工作流程； 2. 高危孕产妇管理关键环节(如筛查、接诊与转诊、救治、随访、宣教等)有工作指标及工作流程； 3. 对高危孕产妇提供连续服务，孕期保健门诊、高危孕产妇门诊、急诊室、产房、产科病房、手术室、重症监护病房、新生儿病房、产后门诊等相关部门衔接流畅； 4. 对各相关科室医护人员进行管理制度、技术规范、工作流程等培训，相关医护人员掌握并遵循。	产科	资料查阅： 1. 孕产期保健、高危孕产妇管理制度、岗位职责、高危孕产妇管理技术规范、工作流程(同2)； 2. 高危孕产妇筛查、接诊与转诊、救治、随访、宣教工作流程及管理工作指标(高危孕产妇的检出率、转诊率、危重孕产妇抢救占高危孕产妇的比例、高危孕产妇的随访率等)； 3. 危重孕产妇紧急救治绿色通道管理办法； 4. 上述制度、技术规范、流程的培训记录。	什么是高危孕产妇？高危孕产妇管理的关键环节有哪些？高危孕产妇管理工作指标有哪些？如何保障相关部门衔接流畅？
	【B】符合"C"，并 1. 孕产保健部至少每月有一次常规质量安全检查，并根据检查结果持续改进质量安全管理； 2. 管理制度、技术规范、工作流程知晓率≥90%。	孕产保健部	资料查阅： 1. 科室每月开展质量安全检查的记录(含问题、改进措施)； 2. 对工作人员进行访谈，了解其对相关制度、技术规范、流程的知晓情况。	是否每月开展常规质量安全检查？存在的问题是否有改进措施？问题是否得到改进？急诊收到危重孕产妇后，如无家属陪同，应如何处置？
	【A】符合"B"，并 相关职能部门履行监管职责，有分析、反馈，有改进措施。	保健部	资料查阅： 职能部门督导检查记录(含问题和分析总结)、整改通知、改进措施、受检科室反馈的改进情况清单。	职能部门是否定期对高危孕产妇管理制度、职责、工作流程落实情况开展督导检查？问题是否能得到改进？

注释：提供连续服务是指高危孕产妇在院内孕期保健门诊、高危孕产妇门诊、急诊科、产房、产科病房、手术室、重症监护病房、新生儿病房、产后门诊等部门服务畅通、信息共享、不重复检查等。

评审标准	评审要点	信息采集点	材料与核查	访谈要点
3.10.2 开设高危孕产妇门诊，制定主要病种诊疗常规，对高危孕产妇实行专案管理。				
3.10.2.1 开设高危孕产妇门诊，有主要病种诊疗常规，对高危孕产妇实行专案管理。（★）	【C】 1. 有高危孕产妇门诊，具备主治以上职称的专职人员负责，工作职责明确； 2. 有高危孕产妇筛查制度和服务流程（从孕产保健→分娩期→产褥期保健的连贯服务流程）； 3. 对"高危孕产妇"有明确的定义，有主要病种诊疗常规，包括妊娠期高血压疾病、妊娠期贫血、前置胎盘、胎盘早剥、胎膜早破、妊娠期糖尿病、早产、胎儿宫内窘迫、羊水过少、常见的妊娠期合并内外科疾病以及产后抑郁症等； 4. 实行高危妊娠首诊负责制，组建由主管院长、医务处（科）、产科、妇科、新生儿科、产前诊断、麻醉、医技等有关科室业务骨干组成的危重孕产妇抢救小组，接受高危孕妇的转诊； 5. 为高危孕产妇建立专案，有高危孕产妇随访工作记录。	产科	**现场查看＋资料查阅：** 1. 高危孕产妇门诊的设置、排班表及人员资质、岗位职责； 2. 高危孕产妇筛查制度及服务流程； 3. 主要病种诊疗常规、门诊工作日志； 4. 高危妊娠首诊负责制、危重孕产妇抢救小组名单、转诊登记； 5. 高危孕产妇档案及随访登记。	什么是"高危孕产妇"？包括哪些疾病？有无成立危重孕产妇抢救小组？组成人员包括哪些？高危妊娠首诊负责制有何具体要求？纳入高危孕产妇专案管理的要素是什么？（要素主要包括建立高危孕产妇专案，由专人管理，进行过随访管理，有妊娠结局等。） 高危孕产妇专案管理的内容有哪些？（内容包括高危孕产妇管理登记、母子健康手册、门诊登记。）
	【B】符合"C"，并 1. 定期对工作进行总结分析，发现问题，提出改进措施； 2. 高危孕产妇管理率≥98%。	产科	**资料查阅：** 1. 高危孕产妇管理、救治工作总结分析（含存在的问题和改进措施）； 2. 高危孕产妇管理率统计表。	科内有无定期对高危孕产妇管理和救治情况开展自查？问题是否得到改进？目前高危孕产妇管理率是多少？
	【A】符合"B"，并 相关职能部门定期检查考核，对存在的问题与缺陷有改进措施。	保健部	**资料查阅：** 职能部门的定期检查、考核记录（含存在的问题、整改通知、改进措施，受检科室反馈的改进情况清单）。	职能部门是否定期对高危孕产妇的诊疗、服务、管理情况开展检查？情况是否能得到改进？

注释：对高危孕产妇进行定义时要与院内及辖区高危孕产妇管理有机结合，针对本院以往接诊的情况，确定本院自己的高危孕产妇定义，在孕产保健、分娩期保健、产褥期保健等各个环节，有高危孕产妇筛查制度、服务流程且应连贯提供服务。高危孕产妇管理率计算公式中分子为本院纳入高危孕产妇专案管理的人数，分母为同期在本院建档孕妇中检出的高危孕产妇人数，数据来源于本院的高危孕产妇管理登记、母子健康手册、门诊登记。

评审标准	评审要点	信息采集点	材料与核查	访谈要点
3.10.3 有高危孕产妇识别与救治技术的培训方案和计划，定期开展孕产妇危重症评审。				
3.10.3.1 有高危孕产妇识别与救治技术的培训计划和方案，不断提高医务人员的高危孕产妇识别与救治能力。	【C】 1. 有高危孕产妇识别与救治技术培训年度计划和方案，并落实； 2. 有培训教案、大纲和教材；有指定部门或专职人员负责实施； 3. 有危重孕产妇紧急救治的绿色通道和孕产妇抢救工作流程、危重孕产妇急救应急预案并实施演练。	产科	资料查阅： 1. 高危孕产妇识别与救治技术培训计划和培训记录； 2. 高危孕产妇识别与救治技术培训资料、培训部门、培训专人； 3. 危重孕产妇紧急救治绿色通道管理办法、抢救流程、危重孕产妇急救预案、演练记录。	有无组织开展高危孕产妇识别与救治技术培训？有无危重孕产妇紧急救治绿色通道流程？有无急救预案、演练记录？
	【B】符合"C"，并 专业技术人员培训覆盖率100%。	产科	资料查阅： 核查人员培训签到表、专技人员花名单人数，计算培训覆盖率。	专技人员的培训覆盖率有多少？
	【A】符合"B"，并 参训人员考核合格率100%。	产科	资料查阅： 核查考核（理论与操作）成绩合格人数、人员培训签到人数、计算考核合格率。	专技人员的考核合格率有多少？
3.10.3.2 定期开展孕产妇危重症评审，总结经验与教训，提高综合救治能力。	【C】 1. 有孕产妇危重症评审工作制度、评审方案。重点是获得本院连贯的医疗保健服务的情况，除诊疗质量外，还至少有： (1)高危孕产妇服务从孕产保健→分娩期→产褥期保健的连贯性； (2)高危孕产妇保健与医疗信息传递的及时正确性。 2. 有孕产妇危重症评审专家组。 3. 孕产妇危重症评审每季度不少于一次。	产科	资料查阅： 1. 孕产妇危重症评审工作制度、评审方案； 2. 孕产妇危重症评审专家组名单； 3. 孕产妇危重症评审记录。	是否有孕产妇危重症评审工作制度和评审方案？评审专家组的成员有哪些？多久评审一次？
	【B】符合"C"，并 对评审提出的问题及缺陷进行改进，不断提高救治能力。	产科	资料查阅： 孕产妇危重症评审结论（含评审情况与存在的问题）、受检科室制定的改进措施与反馈的改进情况清单。	是否有书面的评审结论提供给受检科室？针对存在的问题有无解决措施？情况是否得到改善？
	【A】符合"B"，并 相关职能部门对评审意见的整改情况进行监管。	保健部	资料查阅： 职能部门针对科室反馈的改进情况清单再次核查的记录。	有无再次追踪核实改进效果？

3.11　分娩管理

评审标准	评审要点	信息采集点	材料与核查	访谈要点

3.11.1　机构和相关人员按照《中华人民共和国母婴保健法》及其实施办法以及卫生计生行政部门有关规定取得相应资质。

评审标准	评审要点	信息采集点	材料与核查	访谈要点
3.11.1.1 机构和相关人员按照《中华人民共和国母婴保健法》及其实施办法以及卫生计生行政部门有关规定取得相应资质。	【C】 1. 机构具备卫生计生行政部门核准的相关资格； 2. 助产技术人员取得"母婴保健技术考核合格证书"； 3. 分娩室"24小时×7天"服务，每例接产时必须由2名以上助产技术人员在场，高危妊娠分娩时必须有产科医师和新生儿医师在场； 4. 相关助产人员知晓本岗位的履职要求。	产科	资料查阅： 1. "医疗机构执业许可证"和"母婴保健技术服务执业许可证"； 2. 助产技术人员的"母婴保健技术考核合格证书"（复印件）； 3. 分娩室人员排班表； 4. 对助产人员进行访谈，了解其对本岗位职责的知晓情况。	分娩室是否执行"24小时×7天"值班？高危妊娠分娩时有哪些人员到场？
	【B】符合"C"，并 1. 每年对已经取得"母婴保健技术考核合格证书"助产人员，进行能力与安全评价，有记录； 2. 助产人员有继续教育培训计划和执行记录。	产科	资料查阅： 1. 助产人员年度能力与安全评价记录； 2. 助产人员继续教育培训计划及培训记录。	助产人员年度能力与安全评价内容包括哪些？是否有继续教育培训计划？是否参加并完成继续教育培训？
	【A】符合"B"，并 有相应的管理组织及主管职能部门监管。	产科、保健部	资料查阅： 助产人员年度能力与安全评价结论统计表、年度继续教育情况统分表。	职能部门是否有监管记录？

注释：能力与安全评价是指对已经取得母婴保健技术考核合格证的助产人员，对其服务数量、质量、业务能力、不良事件、投诉等进行评估，并对相关理论知识、操作进行考核。

3.11.2　有分娩质量管理相关制度，明确人员职责。建立分娩风险管理和预警的制度与流程。

评审标准	评审要点	信息采集点	材料与核查	访谈要点
3.11.2.1 有助产管理和分娩质量管理相关制度和人员职责，制定分娩管理质量和持续改进方案并落实。	【C】 1. 有各项助产管理和分娩质量管理的相关工作制度及执行记录，有专人负责； 2. 相关助产人员知晓本岗位的管理制度要求； 3. 根据相关法律法规、规章制度和相关标准，结合本院实际，制定分娩质量和持续改进方案。	产科	资料查阅： 1. 助产管理和分娩质量管理制度、分娩登记记录； 2. 对助产人员进行访谈，了解其对岗位职责、管理制度知晓情况； 3. 分娩质量的监测指标和持续改进方案。	分娩质量的监测指标有哪些？
	【B】符合"C"，并 1. 由中级职称以上医师负责产房质量管理； 2. 科室至少每季度对方案执行和制度落实进行考核评价，有记录； 3. 对考核结果进行分析，并提出改进措施。	产科	资料查阅： 1. 产房质量管理人员的职称证书（复印件）； 2~3. 科室质量控制记录本。	针对产房的质量管理多久考核评价一次？针对存在的问题，有无改进措施？
	【A】符合"B"，并 科室有定期检查的结果，有持续改进的事实。	产科	资料查阅： 同B2，且有分娩质量监测指标，体现改进前后监测数据变化的案例。	问题是否得到改善？是否有具体案例来体现改进效果？

评审标准	评审要点	信息采集点	材料与核查	访谈要点
3.11.2.2 建立分娩风险管理和预警的制度与流程，确保助产技术项目安全、有效、适宜。	【C】 1. 建立分娩风险管理和预警的制度与流程； 2. 有分娩风险防范的相关制度与程序文件； (1) 有产房的质量与安全管理制度； (2) 有分娩相关的各种诊疗常规； (3) 有明确的岗位职责，各级医护人员知晓自己的岗位职责； (4) 有明确的质量安全指标； (5) 定期召开医疗安全会议，并有相应记录； 3. 有分娩风险防范的具体措施； (1) 产房人员熟悉产房各项安全管理制度，并严格执行； (2) 有定期各项安全指标的院内抽查及科内自查，并有相应记录； (3) 及时发现安全隐患，记录在案并制订防范措施； 4. 有新生儿复苏、心肺复苏、肩难产、产后出血、子痫、羊水栓塞处理流程与措施； 5. 助产人员熟悉本岗位的风险防范与预警要求。	产科	资料查阅： 1. 分娩风险管理和预警制度、预警流程； 2. 分娩风险防范的相关制度(见C2条款)； 3. 分娩风险防范的措施、科内自查与防范记录； 4. 新生儿复苏、心肺复苏、肩难产、产后出血、子痫、羊水栓塞抢救预案、演练记录； 5. 对助产人员进行访谈，了解其对风险评估与预警流程的知晓情况。	如何进行分娩风险的评估和防范？针对新生儿复苏、心肺复苏、肩难产、产后出血、子痫、羊水栓塞等有无抢救预案和演练记录？经评估一旦发现高风险孕产妇应如何预警并需要采取哪些措施？
	【B】符合"C"，并 1. 有记录证实相关管理职能部门执行监管的责任； 2. 有定期举行产科急救预警演练的记录。	保健部1、产科2	资料查阅： 1. 职能部门督导检查记录(含问题)、整改通知、改进措施，受检科室反馈的改进情况清单； 2. 产科急救预警与急救预案的演练记录。	职能部门是否定期对分娩风险管理情况开展督导检查？问题能否得到改进？有无定期开展预警与急救预案的演练？
	【A】符合"B"，并 有相关职能部门定期检查的结果，有持续改进的事实。	保健部	资料查阅： 同B1，且有安全指标监测数据，用数据变化来体现改进成效的案例。	有无改进分娩安全管理的PDCA案例？

评审标准	评审要点	信息采集点	材料与核查	访谈要点
	3.11.3　分娩室设置应布局合理，符合管理规范要求。			
3.11.3.1 分娩室设置符合《医院感染管理办法》和《医院隔离技术规范》要求，布局合理，有分娩室的管理制度，有检查监督部门执行记录。	【C】 1. 有分娩室的管理制度； 2. 产房相对独立，周围清洁无污染源； 3. 分娩区总面积应在100m² 以上，应集中设在病区一端，远离污染源，应有污染区、缓冲区、清洁区、隔离产房与污物专用通道； 4. 产房应有调温、控湿设备，温度保持在 24～26℃，湿度以 50%~60%为宜，新生儿抢救台温度在 30～32℃。各房间应设足够的电源接口； 5. 洗手区域水龙头采用非手触式（脚踏式、肘式、感应式），室内配备动态空气消毒装置； 6. 隔离待产室和分娩室所有器械应单独使用，用后的产房、产床应彻底消毒； 7. 艾滋病病毒感染孕产妇住院分娩的院感防控符合相关要求。	产科	资料查阅： 1. 分娩室管理制度、日常及终末消毒记录； 现场查看： 2. 产房位置及布局； 3. 分娩区的面积、"三区两通道"分布、隔离区域的设置； 4. 产房的相关设备设施、温湿度控制情况； 5. 手卫生设施（非手触式）、空气消毒机等； 6. 患有感染性疾病的产妇在待产室、分娩室的隔离区设置情况、器械使用情况、终末消毒记录； 7. 艾滋病感染的孕产妇分娩院感管理流程。	隔离待产室和分娩室所有器械是否单独使用？患有感染性疾病的孕产妇用后的产房、产床是如何进行消毒的？有无消毒记录？对于艾滋病病毒感染的孕产妇如何做好上述区域院感防控？
	【B】符合"C"，并 1. 有记录证实相关管理职能部门执行监管的责任； 2. 缓冲区：面积不小于 20m²； 3. 分娩间单人单间，每间面积不小于 25m²，内设有独立的洗手间；若设置为两张产床的分娩室，每张产床使用面积不少于 20m²； 4. 有单独可陪产的独立分娩室； 5. 产房设有独立的产科手术室，或产房有到达手术室的快速通道。	院感科1、产科 2、3、4、5	资料查阅： 1. 职能部门的督导检查记录； 现场查看： 2~4. 缓冲区、分娩间的面积与布局、设置； 5. 产科手术室的布局、设置。	针对分娩室设置与布局是否合理？面积是否达标？相关设备、设施配置是否齐全？
	【A】符合"B"，并 相关职能部门与医院感染管理部门定期监督检查，有定期检查的结果（问题与缺陷），有持续改进的事实。	院感科	资料查阅： 职能部门督导检查记录（含问题）、整改通知、改进措施、受检科室反馈的改进情况清单；且有体现改进成效的案例。	职能部门是否定期对分娩室设置与院感管理开展督导检查？问题是否得到改进？

评审标准	评审要点	信息采集点	材料与核查	访谈要点
3.11.3.2 有产程中所需物品、药品、抢救包、抢救流程图和急救设备，固定位置，定期检查维护，及时补充和更换。	【C】 1. 有产程中所需物品、药品、抢救流程图和急救设备的管理制度； 2. 配备专门抢救包(如产后出血包括宫纱、气囊填塞器具等、子痫抢救包、羊水栓塞抢救包等)、长效宫缩剂、新生儿复苏器材等； 3. 分娩室设备、急救药品齐全，满足分娩操作的需要，固定位置，定期检查维护，及时补充和更换，有定期检查维护记录； 4. 相关人员熟悉本部门管理要求，熟悉药品及急救设备位置及性能。	产科	资料查阅： 1. 备用药品管理制度、备用药品、物品、耗材清单；急救药品管理制度、设备仪器维护保养制度、抢救和生命支持类设备紧急调配预案、各类分娩风险抢救流程图； 2. 抢救车和各类急救设备设施、各类抢救包、长效宫缩剂、新生儿复苏器材； 3. 设备维护保养记录、急救药品检查与交接记录、急救物品、器械清点与交接记录； 现场查看： 4. 抢救车定位与标识，备用药品定位与标识，耗材与抢救包定位与标识，设备、器械定位与标识情况。	急救药品及急救设备定位在哪里？
	【B】符合"C"，并 1. 配备专门的仪器维修人员、维护手册； 2. 科室有每月定期检查产程中所需物品、药品和急救设备的记录，对问题与缺陷有改进措施。	产科	资料查阅： 1. 设备维修人员名单、维护手册； 2. 物品、器械、药品检查记录，设备仪器状态标识与维保情况的自查记录(含问题和改进措施)。	分娩室、抢救室内各项仪器、设备维修保养的责任人是谁？
	【A】符合"B"，并 相关职能部门(医务科、护理部、药学部、设备科等)对问题与缺陷改进效果有评价、有记录。	医务科、护理部、药学部、设备科	资料查阅： 相关职能部门的督导检查记录(含问题)、整改通知、改进措施，受检科室反馈的改进情况清单及再次追踪核实改进效果的评价记录。	职能部门是否定期对药品、设备、器械、急救物品管理情况开展督导检查？问题是否能得到改进？

3.11.4 加强产程管理。分娩前应进行母婴再评估/诊断。产程中依照规范进行各项诊疗及操作并完整记录。减少孕产妇及新生儿并发症。遇有特殊治疗及处理，应及时与本人或委托人充分沟通，并获得同意，相关内容有记录。

评审标准	评审要点	信息采集点	材料与核查	访谈要点
3.11.4.1 按照诊疗规范进行各项诊疗及操作，减少孕产妇及新生儿并发症。	【C】 1. 熟练掌握产前检查及正常分娩的处理技术； (1) 高危妊娠的筛查、诊断、处理； (2) 妊娠高血压疾病的诊断及处理； (3) 产科急危重症的早期识别； (4) 各种催、引产术的技术、方法和并发症的处理； (5) 正确绘制产程图； (6) 难产的识别、紧急处理； (7) 产程中母婴监测技术：阴道检查、生命体征的检查、胎心监护、羊水异常的识别等； (8) 软产道损伤的处理技术； (9) 产科出血的预防、诊断、鉴别诊断、正确测量及估计出血量的方法、处理； (10) 心肺复苏技术； (11) 消毒和隔离技术； (12) 健康教育和咨询指导技术； (13) 母乳喂养适宜技术； (14) 新生儿危险因素识别、紧急处理，新生儿复苏技术(包括气管插管)； (15) 预防艾滋病、乙肝和梅毒母婴传播技术； 2. 分娩前由具有法定资质的医师和助产人员按照制度、程序进行母婴再评估/诊断，其结果应记录在病历上； 3. 用产科诊疗规范、指南及临床路径规范诊疗工作，从临床诊疗流程与病历记录的诊疗方案中证实执行力； 4. 相关人员知晓本岗位的履职要求。	产科	资料查阅： 1. 产前检查及正常分娩处理技术规范，并选择性抽查高危妊娠、妊娠高血压、急危重症孕产妇住院病历，核实相关诊疗行为是否规范； 现场抽考： 2. 心肺复苏技术、气管插管术、新生儿复苏技术、母婴监测技术、消毒和隔离技术、健康教育和咨询指导技术等； 3. 产科医师资格证、医师执业注册证，医师与助产人员的母婴保健技术考核合格证书(复印件)；病历中母婴再评估/诊断记录； 4. 产科诊疗指南、诊疗规范、临床路径管理规范、相关的病历记录； 人员访谈： 5. 对医师和助产人员进行访谈，了解其履职要求。	催、引产术引发的并发症有哪些？如何处理？如何识别、紧急处理难产？如何处理软产道损伤？如何预防、诊断、鉴别产科出血？如何测量及估计产妇出血量？新生儿危险因素如何识别？如何预防艾滋病、乙肝和梅毒的母婴传播？
	【B】符合"C"，并 1. 医务人员掌握各种难产诊疗技术； 2. 有各种孕产妇急危重症、高危妊娠和高危新生儿的诊疗规范，有急危重症的抢救流程； 3. 产房医护人员经培训考核合格，并有记录(包括新上岗人员培训和再培训)； 4. 有高危评分、头盆评分及宫颈评分记录； 5. 科室有月度质量监督评估的结果(问题与缺陷)及整改意见。	产科	资料查阅： 1. 对产科医师进行访谈，了解其对难产的识别与处理的掌握情况； 2. 孕产妇急危重症、高危妊娠和高危新生儿诊疗规范； 3. 产房医护人员培训考核记录； 4. 病历中的高危评分、头盆评分及宫颈评分记录； 5. 科室月度病历质控记录(含问题和改进措施)。	如何识别难产？有无孕产妇急危重症的抢救流程？对于上述内容，有进行过培训和考核吗？科内有无开展月度病历质控？针对问题有无改进措施？
	【A】符合"B"，并 1. 有分娩镇痛技术的应用规范与产程影响的处理流程； 2. 每年有至少2次关于分娩的处理技术的再培训，并有书面记录； 3. 相关职能部门对质量监督评估的结果(问题与缺陷)及整改效果有评价。	产科 1、2，保健部 3	资料查阅： 1. 分娩镇痛技术应用规范与产程影响处理流程； 2. 分娩处理技术再培训记录； 3. 职能部门督导检查记录(含问题)、整改通知、改进措施，受检科室反馈的改进情况清单及再次追踪核实改进效果的记录。	有无开展分娩镇痛技术？职能部门是否定期针对产科诊疗规范的执行和各类分娩处理技术开展督导检查？情况是否得到改进？有无再次追踪核实改进效果？

评审标准	评审要点	信息采集点	材料与核查	访谈要点
3.11.4.2 无医学指征禁止干预产程进展。产程干预时须有明确的医学指征,有干预效果评价制度及记录。	【C】 1. 有明确的产程干预医学指征、流程与操作规程,有促进自然分娩措施; 2. 产科医生应掌握产程干预的医学指征,并应进行每年至少1次培训,有书面的培训记录; 3. 控制无指征人工破膜率在10%以下、会阴侧切率在30%以下; 4. 有缩宫素的使用规范和阴道助产技术的操作规程,如产钳助产、吸引器助产、臀牵引等; 5. 中级以上职称的产科医生应熟练掌握产程干预指征;住院医师应基本掌握产程干预指征; 6. 开展陪伴分娩和分娩镇痛技术并有记录。	产科	资料查阅+人员访谈: 1. 产程干预医学指征、流程与操作规程; 2. 产程干预的培训记录。 3. 月无指征人工破膜例数、月会阴侧切例数统计与占比; 4. 缩宫素的使用规范、阴道助产技术操作规程; 5. 对产科医生进行访谈,了解产程干预的指征; 6. 病历中有关分娩镇痛技术实施的记录。	产程干预的指征有哪些?干预方式有哪些?科内组织过培训吗?无指征人工破膜率、会阴侧切率分别是多少?缩宫素使用的注意事项有哪些?实行家属陪伴分娩了吗?是否实施过分娩镇痛技术?
	【B】符合"C",并 1. 产科医生每年至少2次培训,有书面的培训记录。 2. 有对孕产妇进行相关宣教的制度。产妇基本了解自己接受了哪些产程干预及原因。 3. 科室能开展定期评价活动,解读评价结果,有记录: (1)操作者自我检查; (2)专(兼)职人员质控活动; (3)有差错事故防范措施,发生后有报告、检查、处理的流程和规定,并有记录; 4. 科室每月组织召开质量评估会议,分析评估上月的围产儿死亡、出生缺陷、新生儿窒息、产后出血、剖宫产率、抗菌药物使用、伤口愈合不良、病案质量、急危重症抢救等事宜,并提出整改措施; 5. 科室建立质量安全考评制度,并计入个人绩效考核。	产科	资料查阅: 1. 同C2; 2. 孕产妇宣教制度及宣教记录; 3~4. 科室月度质量控制记录、科室月度质控分析会记录(含指标监测、基准值的对比、存在的问题、改进措施); 5. 科室质控考核办法、考评结果。	对孕产妇宣教产程干预的原因是什么?科内有无定期开展质量评价活动?有无组织召开科内月度质控分析会?针对问题有无改进措施?有无科室质控考核办法?考核结果与个人绩效挂钩吗?
	【A】符合"B",并 有月度产程干预评估结果(问题与缺陷),有持续改进的记录。	产科	资料查阅: 月度产程干预质控评估记录(含问题与缺陷)、改进措施;改进后产程干预率持续降低的案例。	有无改进后产程干预率持续降低的PDCA案例?

评审标准	评审要点	信息采集点	材料与核查	访谈要点
3.11.5　选择合理分娩方式。有阴道助产及剖宫产手术前评估和审批制度，规范管理急诊剖宫产手术，降低非医学需要剖宫产率。				
3.11.5.1 有明确的阴道助产医学指征，阴道助产须经有资质的助产人员评估并实施。	【C】 1. 有明确的阴道助产医学指征及技术操作规程； 2. 阴道助产须经有资质的主治医师以上人员进行评估及实施； 3. 相关人员知晓本岗位的履职要求。	产科	**资料查阅+人员访谈：** 1. 阴道助产医学指征及技术操作规程； 2. 阴道助产评估医师的资质(医师资格证、医师执业注册证、职称证书)复印件； 3. 对助产的医师进行访谈，了解其对履职要求的掌握情况。	阴道助产医学指征有哪些？实施前需要做哪些评估？
	【B】符合"C"，并 1. 有事实与记录证实相关管理职能部门履行监管的责任； 2. 科室有月度检查的结果(问题与缺陷)及持续改进的事实。	医务科 1 产科 2	**资料查阅：** 1. 职能部门针对阴道助产医学指征的评估及实施情况的督导检查记录，含问题、整改通知、改进措施，受检科室反馈的改进情况清单； 2. 科室月度对阴道助产技术评估与实施情况的自查记录(含问题与缺陷)、改进措施；且有体现改进成效的具体案例。	科室有无开展月度自查？存在的问题是否有改进措施？
	【A】符合"B"，并 相关职能部门对质量监督评估的结果(问题与缺陷)及整改效果有评价。	医务科	**资料查阅：** 职能部门定期对阴道助产技术评估与实施情况的督导检查记录(含问题)、整改通知、改进措施、受检科室反馈的改进情况清单及再次追踪核实改进效果的记录。	职能部门是否针对阴道助产医学指征的评估及实施情况开展督导检查？情况是否得到改善？

评审标准	评审要点	信息采集点	材料与核查	访谈要点
3.11.5.2 阴道分娩转行剖宫产有明确的医学指征。有明确的转行剖宫产手术术前评估和审批制度，有明确的剖宫产知情告知制度。	【C】 1. 有人工破膜及缩宫素引产和缩宫产的管理流程，并严格执行，对阴道分娩转剖宫产的医学指征有明确的书面规定，实施至少1年以上： (1) 有阴道分娩转行剖宫产手术前评估管理规定，并须经有资质的主治医师以上人员评估审批； (2) 产房中阴道分娩中转剖宫产由中级职称以上医师判定及处理； (3) 阴道分娩中转剖宫产率控制在10%以内； (4) 阴道助产率控制在5%以下，会阴侧切率应低于30%； (5) 新生儿窒息率应在10%以下； (6) 抽查病历医学指征合格率应达到90%以上； 2. 有阴道分娩转剖宫产知情告知制度，遵照执行； 3. 对相关人员每年至少进行1次再培训，并有书面的培训记录； 4. 相关人员熟知本岗位的履职要求。	产科	**资料查阅+人员访谈：** 1. 人工破膜及缩宫素引产管理流程、阴道分娩转剖宫产医学指征、阴道分娩转剖宫产术前评估管理规定、术前评估医师的资质、阴道分娩中转剖宫产率统计表、阴道助产率统计表、会阴侧切率统计表、新生儿窒息率统计表、医学指征合格率统计表； 2. 阴道分娩转剖宫产知情告知制度、知情告知同意书； 3. 阴道分娩中转剖宫产医学指征培训记录； 4. 对产科医师进行访谈，了解其对岗位履职要求的掌握情况。	阴道分娩转剖宫产的医学指征有哪些？有无组织过科内培训？阴道分娩转剖宫产的发生率是多少？阴道助产率是多少？会阴侧切率是多少？新生儿窒息率是多少？阴道分娩中转剖宫产的产妇中，符合医学指征的占比是多少？
	【B】符合"C"，并 1. 定期对中转剖宫产病例的手术指征与近期并发症进行分析和总结，有记录： (1) 抽查病历医学指征合格率达到100%； (2) 阴道分娩中转剖宫产率控制在8%以下； (3) 会阴侧切率应低于15%； (4) 新生儿窒息率在5%以下。 2. 对相关人员每年至少进行2次再培训，并有书面的培训记录； 3. 科室有月度检查的结果(问题与缺陷)及持续改进的事实。	产科	**资料查阅：** 1. 不符合医学指征的阴道分娩中转剖宫产率统计表、并发症统计表及分析和总结资料； (1) 符合医学指征的阴道分娩中转剖宫产率统计表； (2) 阴道分娩中转剖宫产率统计表； (3) 会阴侧切率统计表； (4) 新生儿窒息率统计表。 2. 同C3； 3. 科室月度对阴道分娩中转剖宫产指标控制情况及条款中其他相关指标控制情况的自查记录(含问题与缺陷)、改进措施；且有指标变化体现改进成效的案例。	对于不符合医学指征的阴道分娩中转剖宫产率、并发症发生率，科室有无定期统计和分析原因？有无改进措施？问题是否得到改进？会阴侧切率、新生儿窒息率有无控制下降的空间？有无改进后上述指标持续降低的PDCA案例？
	【A】符合"B"，并 1. 有事实与记录证实相关职能部门履行监管的责任； 2. 相关职能部门有定期检查的结果(问题与缺陷)，有持续改进的事实。	医务科	**资料查阅：** 1~2. 职能部门定期对阴道分娩中转剖宫产指标控制情况及条款中其他相关指标控制情况的督导检查记录(含问题)、整改通知、改进措施、受检科室反馈的改进情况清单；且有指标变化体现改进效果的案例。	职能部门是否定期对上述指标的控制情况开展督导检查？问题是否能得到解决？有无改进后上述指标持续降低的PDCA案例？

评审标准	评审要点	信息采集点	材料与核查	访谈要点
3.11.5.3 用制度和流程规范管理急诊剖宫产手术，有明确的急诊剖宫产手术管理规范和流程，有急诊剖宫产的管理制度和审批流程。	【C】 1. 有实行急诊剖宫产分级管理制度及审批流程，并由主治以上医师决定； 2. 有急诊剖宫产绿色通道，确诊后30分钟内到达手术室； 3. 新生儿急救人员随叫随到； 4. 配备超声诊断仪器及技术人员； 5. 相关人员知晓本岗位的履职要求。	产科1、2、5，新生儿科3、5，超声科4、5	资料查阅+现场查看： 1. 急诊剖宫产分级管理制度及审批流程； 2. 急诊剖宫产绿色通道管理办法； 3. 现场查看新生儿急救人员随叫随到情况； 4. 超声科人员和设备辅助到位情况； 5. 对产科及上述人员进行访谈，了解其对岗位履职要求的掌握情况。	有无急诊剖宫产绿色通道？哪一级医师具有决定权？确诊后多长时间内可以实施手术？新生儿急救人员、超声科人员是否能及时到位？
	【B】符合"C"，并 1. 对急诊剖宫产根据危重程度进行分级，记录在病历中； 2. 在手术室有施行阴道助产的条件。	产科1，手术室2	资料查阅： 1. 病历中危重程度分级的记录； 现场查看： 2. 手术室里阴道助产相关设备、设施、器械、药品的配置。	急诊剖宫产根据危重程度如何定级？
	【A】符合"B"，并 1. 至少有一名新生儿医师在分娩现场； 2. 相关职能部门有定期检查的结果（问题与缺陷），有持续改进的事实。	新生儿科1，医务科2	现场查看： 1. 新生儿医师在场情况； 资料查阅： 2. 职能部门定期对急诊剖宫产手术管理制度与流程执行情况的督导检查记录（含问题）、整改通知、改进措施、受检科室反馈的改进情况清单；且有体现改进成效的案例。	职能部门有无定期对急诊剖宫产手术管理制度与流程执行情况开展督导检查？针对存在的问题有无改进措施？有无体现改进成效的案例？
3.11.5.4 实施剖宫产过程质量控制（指标详见本细则第六章第四节）。（★）	【C】 1. 将剖宫产过程质量指标作为规范诊疗行为重要措施； 2. 有控制剖宫产的相关保障制度与工作流程，相关医师知晓并遵循； 3. 非医学需要剖宫产率控制在10%以下； 4. 有术前、术中、术后护理保障措施，提供健康教育服务。	产科	资料查阅： 1. 剖宫产过程质量监测指标、剖宫产诊疗规范； 2. 控制剖宫产的相关制度与工作流程； 3. 非医学需要剖宫产率统计表； 4. 剖宫产护理常规，健康教育记录。	剖宫产过程质量指标监测哪些内容？非医学需要剖宫产率目前是多少？
	【B】符合"C"，并 1. 至少每月一次对剖宫产过程质量指标执行力进行评价； 2. 对存在问题与缺陷有改进的措施； 3. 近三年非医学需要剖宫产率呈逐年下降。	产科	资料查阅： 1~2. 月剖宫产过程质量指标的监测与评价记录（含存在的问题、改进措施）； 3. 非医学需要剖宫产率统计表（近3年）。	是否每月评价分析剖宫产过程质量指标？对于存在的问题有无改进措施？近3年非医学需要剖宫产率趋势是上升还是下降？
	【A】符合"B"，并 1. 职能管理部门对问题与缺陷改进措施的成效有评价； 2. 用结构质量、过程质量、结果质量指标实施剖宫产质量控制。	医务科	资料查阅： 1. 职能部门对非医学需要剖宫产控制情况的督导检查记录（含问题）、整改通知、改进措施、受检科室反馈的改进情况清单及再次追踪核实改进效果的记录； 2. 职能部门对剖宫产的结构质量、过程质量、结果质量指标的监测与评价记录。	是否针对非医学需要剖宫产控制情况开展过督导检查？有无改进措施？问题是否得到解决？对于剖宫产的结构质量、过程质量、结果质量指标有无定期分析和评价以及提出改进措施？

注释：剖宫产过程质量指标主要包括剖宫产术前风险评估、手术指征、抗菌药物选择与应用时机、新生儿Apgar评分、产后出血量评估、手术并发症、健康宣教、切口感染、切口愈合、满意度等环节的监测指标。结果质量指标主要包括剖宫产率、非医学需要剖宫产率、阴道助产率、会阴侧切率、无指征人工破膜率、阴道分娩中转行剖宫产率、新生儿窒息率等。

续表

评审标准	评审要点	信息采集点	材料与核查	访谈要点
3.11.6 依照诊疗规范进行各项诊疗及操作。				
3.11.6.1 有符合医疗卫生管理法规的各项诊疗规范和技术操作常规，处理能力与本院功能、任务相一致。	【C】 1. 有各项诊疗规范和技术操作常规； 2. 具有识别严重产科并发症与合并症的能力； 3. 将"加强高危妊娠和剖宫产手术管理，提高产科工作质量，确保母婴安全"纳入院内医疗保健质量管理工作之中，健全产科服务管理体系。	产科1、2，医务科3	资料查阅： 1. 产科诊疗规范和技术操作规程； 2. 产科并发症、合并症处理规范及培训记录； 3. 医疗保健质量管理方案中关于高危妊娠、剖宫产管理的有关规定。	产科并发症与合并症有哪些？如何识别和处置？高危妊娠、剖宫产管理是否纳入院内医疗保健质量管理方案？
	【B】符合"C"，并 定期开展产科质量自我评估与分析，对危重孕产妇紧急救治的绿色通道和孕产妇抢救工作流程、危重孕产妇急救应急预案的实施效果进行分析评估。	医务科	资料查阅： 产科质量控制记录本，包括对危重孕产妇紧急救治的绿色通道，孕产妇抢救工作流程，急救应急预案实施情况的分析评价记录。	是否定期开展产科质量自我分析评价？针对问题有无改进措施？
3.11.6.2 有产科危重病种管理相关的工作制度和诊疗流程，有相关人员的职责。	【C】 1. 有产科危重病种管理的工作制度、诊疗流程； 2. 相关人员知晓相关岗位职责。	产科	资料查阅： 1. 产科危重病种管理制度、诊疗规范、抢救流程； 2. 产科工作人员岗位职责。	产科危重病种有哪些？有无诊疗规范、抢救流程？科内是否组织过培训？
	【B】符合"C"，并 科室有月度检查的结果（问题与缺陷）及持续改进的事实。	产科	资料查阅： 危重病种管理情况的自查记录（含问题）、改进措施、且有体现改进成效的案例。	科室有无针对危重病种管理情况开展过月度自查？对于存在的问题有无改进措施？有无体现改进成效的案例？
	【A】符合"B"，并 相关职能部门对质量监督评估的结果（问题与缺陷）及整改效果有评价。	医务科	资料查阅： 职能部门对危重病种管理情况的督导检查记录（含问题）、整改通知、改进措施、受检科室反馈的改进情况清单及再次追踪核实改进效果的记录。	职能部门有无定期对危重病种管理情况开展督导检查？针对问题有无解决措施？有无再次追踪核实改进效果？

评审标准	评审要点	信息采集点	材料与核查	访谈要点

3.11.7　分娩时有具备新生儿复苏能力的医护人员在场，有危重情况时新生儿抢救的制度和流程。

评审标准	评审要点	信息采集点	材料与核查	访谈要点
3.11.7.1 有分娩时具备新生儿复苏能力的医护人员在场的制度，有新生儿抢救制度和规范的新生儿复苏流程。	【C】 1. 有分娩时要求具备新生儿复苏能力的医护人员在场的制度； 2. 每次分娩，产房或手术室至少有1位熟练掌握新生儿插管技术的医护人员在场； 3. 有新生儿抢救制度和规范的新生儿复苏流程； 4. 对新上岗人员进行新生儿复苏的培训，考核合格后方可上岗，并有相应的记录。	产科	**资料查阅+现场查看：** 1. 分娩时新生儿科医师在场的规定； 2. 查看熟练掌握新生儿插管技术的医护人员在场情况； 3. 有新生儿抢救制度和新生儿复苏流程； 4. 新上岗人员有关新生儿复苏培训、考核记录。	分娩时，是否有具备新生儿复苏能力的新生儿科医师在场？产房或手术室是否有熟练掌握新生儿插管技术的医护人员在场？新上岗医护人员是否均参加过新生儿复苏培训及考核？
	【B】符合"C"，并 1. 有新生儿科主治医师以上医生进入产房协助处理高危妊娠分娩和实施新生儿复苏的程序； 2. 科室对全体助产人员每年1次的新生儿复苏标准进行再培训与考核合格，并有相应的记录； 3. 科室有月度定期检查新生儿复苏记录，对问题与缺陷有改进措施。	产科	**资料查阅：** 1. 新生儿科主治医师参与高危妊娠分娩和新生儿复苏规定； 2. 新生儿复苏技术再培训与考核的记录； 3. 科内针对新生儿复苏情况的月度自查记录（含问题与改进措施）。	高危妊娠分娩需要新生儿科什么级别以上的医生协助处理？科内是否针对新生儿复苏情况开展过月度自查？对于存在的问题是否有改进措施？
	【A】符合"B"，并 有事实与记录证实主管职能部门对问题与缺陷改进效果有评价。	医务科	**资料查阅：** 职能部门对新生儿复苏情况的督导检查记录（含问题）、整改通知、改进措施、受检科室反馈的改进情况清单及再次追踪核实改进效果的记录。	职能部门是否定期对新生儿复苏情况开展督导检查？针对问题有无改进措施？有无再次追踪核实改进效果？

评审标准	评审要点	信息采集点	材料与核查	访谈要点
3.11.8 具备对危重孕产妇及时救治的人员、设备、药品、设施和场所，有相应的技术规范和操作规程。				
3.11.8.1 抢救床位满足抢救需求，设备、药品处于完好备用状态，医护人员能够熟练、正确使用各种抢救设备。	**【C】** 1. 有危重症救治室，至少有一张抢救床位； 2. 危重症救治室配置的设备、药品能满足对危重孕产妇的救治需要。至少配备以下设备，但不限于：监护仪、呼吸机、输液泵和微量注射泵/床、心电图机、除颤仪、心肺复苏抢救车（车上备有喉镜、气管导管、各种管道接头、急救药品以及其他抢救用具等）等； 3. 储备的药品、一次性医用耗材的管理和使用有规范与流程、有记录； 4. 对医护人员使用各种抢救设备有培训和考核； 5. 设备处于备用状态，有维护监测记录，并有明确标识。	产科或MICU	**现场查看+资料查阅：** 1. 查看危重症抢救室及抢救床； 2. 查看抢救室设备、药品器械、耗材、物品的配置； 3. 急救药品管理制度、设备仪器维护保养制度、抢救和生命支持类设备紧急调配预案、设备维护保养记录、急救药品检查与交接记录、急救物品清点与交接记录； 4. 抢救设备培训和考核记录； 5. 抢救设备状态标识及维护保养记录。	危重症抢救室是否有设备、药品、器械、耗材、物品管理清单及相应管理制度？有无日常检查与交接的记录？医护人员是否参加过各种抢救设备使用的培训和考核？有无设备维护保养记录？
	【B】符合"C"，并 医护人员能够熟练并正确使用各种抢救设备。	产科、MICU	**现场查看：** 抽查医护人员，了解其对抢救设备的掌握情况。	如何检测除颤仪是否处于备用状态？
	【A】符合"B"，并 1. 通过信息系统及时获得医学影像的检查结果； 2. 相关职能部门对制度执行有监管，并持续改进。	产科1、医务科2、护理部2	**现场查看：** 1. 医师工作站PACS系统； **资料查阅：** 2. 职能部门对危重症抢救室设备、药品、器械、耗材、物品管理及医护人员设备操作技能的督导检查记录（含问题）、整改通知、改进措施、受检科室反馈的改进情况清单，以及体现持续改进成效的案例。	是否PACS系统支持医学影像检查结果的发送？职能部门是否定期对危重症抢救室各类管理制度落实情况开展督导检查？针对问题有无改进措施？

评审标准	评审要点	信息采集点	材料与核查	访谈要点
3.11.8.2 人员熟练掌握心肺复苏指南的操作技能，定期评价对紧急事件处理的反应性。	【C】 1. 有定期全员心肺复苏技能考核与评价制度与程序； 2. 熟练掌握心肺复苏指南的操作技能； 3. 有心肺复苏技能考核与评价记录；	产科	资料查阅+现场查看： 1. 产科心肺复苏技能考评制度与程序； 2. 抽查医护人员演示心肺复苏过程； 3. 心肺复苏技能考核与评价记录。	是否参加过心肺复苏技能的培训与考核？
	【B】符合"C"，并 1. 定期评价对紧急事件处理的反应性； 2. 有记录证明相关职能部门已履行了监管责任； 3. 对存在的问题与缺陷有记录，有改进。	医务科	资料查阅： 1. 定期对紧急事件处理的反应性评价记录； 2~3. 职能部门对科室处理紧急事件能力的督导检查记录(含问题)、整改通知、改进措施、受检科室反馈的改进情况清单。	职能部门有无定期对科室处理紧急事件能力开展督导检查？针对问题有无改进措施？

注释：定期评价对紧急事件处理的反应性指对危重症孕产妇抢救、心肺复苏、新生儿复苏等紧急事件的响应时效、协作配合紧密度、处置合理性、操作规范性等进行的评价。

评审标准	评审要点	信息采集点	材料与核查	访谈要点
3.11.8.3 有危重症孕产妇救治的工作制度、岗位职责、技术规范和操作规程。	【C】 1. 有危重症救治的各项规章制度、岗位职责和相关技术规范、操作规程； 2. 对入住危重症救治室的患者实行疾病严重程度评估； 3. 有对上述制度、职责、规范及流程的培训。工作人员知晓各项抢救流程。	产科	资料查阅： 1. 危重症孕产妇救治工作制度、岗位职责、抢救流程和技术操作规程； 2. 患者疾病严重程度评估表； 3. 上述内容的培训记录。	入住危重症救治室的孕产妇是否实行了疾病严重程度评估？
	【B】符合"C"，并 疾病严重程度评估率达到100%。	产科	资料查阅： 入住危重症救治室的孕产妇，疾病严重程度评估率统计表。	入住危重症救治室的孕产妇疾病严重程度评估率是多少？
	【A】符合"B"，并 对产后大出血、羊水栓塞、深静脉栓塞等产后危重抢救流程定期有演练。	产科	资料查阅： 危重症抢救预案及演练记录。	产后危重症情形有哪些？有无相应的抢救预案？演练过吗？

3.11.9　有"出生医学证明"签发与资料存储的场所，有管理和签发流程、工作制度、填写规范并落实。

评审标准	评审要点	信息采集点	材料与核查	访谈要点
3.11.9.1 有"出生医学证明"存储的场所，有"出生医学证明"签发的场地，并配备必要的设备和设施。	【C】 1. 有专门储存"出生医学证明"的场所，有"出生医学证明"签发的场地； 2. 配备与业务相适应的设备、设施； 3. 严格履行申领告知义务和保管工作要求。	产科	现场查看+资料查阅： 1. 出生医学证明的储存、签发场地； 2. 办公设备、设施的配置； 3. "出生医学证明"管理和签发工作制度、申领告知和保管要求。	对于"出生医学证明"，有哪些签发和保管要求？

评审标准	评审要点	信息采集点	材料与核查	访谈要点
3.11.9.2 有"出生医学证明"管理和签发操作流程，工作制度并落实。管理、签发人员分工明确。	【C】 1. 有"出生医学证明"管理和签发的工作制度； (1) 对"出生医学证明"的管理类资料、签发类资料进行分类、整理、组卷、归档，编写案卷目录，妥善规范保管； (2) 利用计算机对"出生医学证明"进行管理，签发产生的电子文件能按国家相关要求进行保存，"出生医学证明"存根及其相关资料按首次签发、换发分类进行归档，永久保存； (3) "出生医学证明"签发机构及印章备案表、申领计划表、入库、出库登记本、首次签发、换发申请表、登记本、废证登记本、"出生医学证明"授权委托书等工作登记和工作文书，定期进行统计分析，上报统计报表； 2. 有"出生医学证明"管理负责人、签发人员的工作职责并落实； 3. 有"出生医学证明"管理和签发的操作流程，严格落实签发、证章分开、档案管理、废证管理、真伪鉴定、工作要求和责任追究制度。	产科	资料查阅： 1. "出生医学证明"管理和签发工作制度； (1) "出生医学证明"的资料管理和保管情况； (2) "出生医学证明"信息化录入、分类与保存； (3) "出生医学证明"签发机构及印章备案表、申领计划表、入库、出库登记本、首次签发、换发申请表、办理登记本、废证登记本、授权委托书、统计报表； 2. 管理人、签发人工作职责； 3. "出生医学证明"管理和签发流程、责任追究制度。	"出生医学证明"是否实行信息化录入、分类与保存？是否执行证章分开管理？有无责任追究制度？
	【B】符合"C"，并 定期开展"出生医学证明"管理制度、签发流程、登记质量、人员资质、印章管理等环节与流程质量督查并有记录。	产科	资料查阅： 产科对"出生医学证明"管理、签发流程、登记质量、人员资质、印章管理等环节自查记录(含问题和改进措施)。	针对"出生医学证明"管理环节有无定期开展科内自查？
	【A】符合"B"，并 有事实与记录证实相关职能部门对问题与缺陷改进效果有检查、有记录、有评价、有反馈。	保健部	资料查阅： 职能部门对"出生医学证明"签发和管理情况督导检查记录(含问题)、整改通知、改进措施、受检科室反馈的改进情况清单。	职能部门针对"出生医学证明"签发和管理情况有无定期开展督导检查？针对存在的问题有无改进措施？

3.12 促进自然分娩

评审标准	评审要点	信息采集点	材料与核查	访谈要点
3.12.1 有促进自然分娩、降低非医学需要剖宫产的相关制度和工作机制并落实，明确人员职责，开展定期评估，控制剖宫产率。				
3.12.1.1 有促进自然分娩、降低非医学需要剖宫产率的相关制度和工作机制，明确人员职责，开展定期评估，控制剖宫产率。	【C】 1. 有促进自然分娩、降低非医学需要剖宫产率的相关制度和工作机制，人员职责明确； 2. 有促进自然分娩的具体措施，有明确的质量管理目标，明确各相关部门质量管理职责，并落实； 3. 有质量管理考核标准，并实施考核。	质控办	资料查阅： 1. 促进自然分娩，降低非医学需要剖宫产率的规定、领导小组文件、人员职责； 2. 促进自然分娩的具体措施、质量管理目标、部门管理职责与分工； 3. 质量管理考核标准、月考核记录。	促进自然分娩的具体措施有哪些？有无质量管理的目标？各相关部门质量管理职责是否明确？有无管理考核标准？
	【B】符合"C"，并 科室每月检查，对问题与缺陷有分析、总结、反馈及改进措施。	产科	资料查阅： 科室促进自然分娩的月自查记录（含问题、分析、总结、改进措施），并反馈给科内医护人员。	针对促进自然分娩，科室有无每月进行自查？是否分析原因，并制订有效的改进措施？
3.12.2 按规定配备助产士，对助产人员进行定期培训，提高助产技术服务水平。				
3.12.2.1 按规定配备助产士，保障助产士队伍的稳定。对助产人员进行定期培训。	【C】 1. 按照国家相关规定配备助产士，有稳定助产士队伍的相关政策； 2. 有助产人员促进自然分娩的专题培训计划与考核制度。	产科	资料查阅+现场查看： 1. 助产士花名册及资质证书； 2. 科室促进自然分娩的专题培训计划与考核制度。	助产人员是否均有母婴保健技术考核合格证书？是否均参加过促进自然分娩的专题培训与考核？
	【B】符合"C"，并 1. 落实培训计划及考核制度，助产人员接受培训率100%； 2. 有与培训相适应的技能培训设施和设备。	产科	资料查阅： 1. 培训记录（含签到、课件、考核、培训小结）； 2. 技能培训设施和设备。	助产人员接受培训率是多少？
	【A】符合"B"，并 1. 有培训及考核结果的分析、总结，实施改进措施，有成效； 2. 助产人员考核合格率100%。	保健部	资料查阅： 1. 同B1，且有考核统分表、不合格率分析、改进措施； 2. 助产人员的考核试卷及统分表。	助产人员参加培训后，考核合格率是多少？

评审标准	评审要点	信息采集点	材料与核查	访谈要点

3.12.3　开展促进自然分娩知识技能培训与健康教育，将促进自然分娩纳入孕妇学校常规教学内容。

评审标准	评审要点	信息采集点	材料与核查	访谈要点
3.12.3.1 开展促进自然分娩知识技能培训与健康教育，为孕产妇提供自然分娩、母乳喂养及婴儿护理有关知识的教育与培训。将促进自然分娩纳入孕妇学校常规教学内容。	【C】 1. 有促进自然分娩宣教的师资及教材，对医务人员进行促进自然分娩知识技能培训； 2. 孕妇学校课程中有促进自然分娩、孕妇体重控制、孕妇营养、孕产妇心理保健等健康宣教内容； 3. 在本院接受产前检查的孕妇中100%接受过自然分娩知识的宣教； 4. 在本院接受产前检查的孕妇中促进自然分娩知识的知晓率60%以上。	产科	资料查阅： 1. 促进自然分娩的宣教师资、教材，开展知识与技能培训的相关记录； 2. 孕妇学校课程设置及宣教内容； 3~4. 接受产前检查的孕妇，自然分娩宣教率调查统计表、促进自然分娩知识的知晓率调查统计表。	接受产前检查的孕妇当中，促进自然分娩的宣教率是多少？孕妇对促进自然分娩知识的知晓率是多少？
	【B】符合"C"，并 1. 在本院接受产前检查的孕妇中促进自然分娩知识的知晓率在80%以上； 2. 对存在的问题与缺陷有改进措施。	产科	资料查阅： 1. 同C3； 2. 科室在宣教、知晓方面自查存在的问题与改进措施。	在宣教、知晓方面存在哪些问题？有无改进措施？
	【A】符合"B"，并 1. 在本院接受产前检查的孕妇中促进自然分娩知识的知晓率在90%以上； 2. 相关职能部门对存在的问题与缺陷改进措施的成效有评价。	产科1、保健部2	资料查阅： 1. 同B1； 2. 职能部门针对宣教的改进措施落实情况，跟踪并核实的记录。	存在的问题是否得到了有效改进？

3.13　促进母乳喂养

评审标准	评审要点	信息采集点	材料与核查	访谈要点
3.13.1　有促进母乳喂养的管理制度和质量评价体系并组织实施，有独立哺乳区。				
3.13.1.1 有促进母乳喂养管理的制度和质量评价体系，并组织实施。	【C】 1. 建立爱婴医院领导小组和技术指导小组，职责分工明确，负责爱婴医院及母乳喂养质量管理工作； 2. 有促进母乳喂养管理的规定和相关制度，应与WHO《促进母乳喂养成功十项措施》《国际母乳代用品销售守则》《母乳代用品销售管理办法》和《医疗机构新生儿安全管理制度》保持一致并组织落实； 3. 有评价母乳喂养工作的质量指标。定期评价，有记录； 4. 有明确的母乳喂养禁忌证。	保健部、产科、儿科、新生儿科	资料查阅： 1. 爱婴医院领导小组和技术指导小组文件、职责分工； 2. 促进母乳喂养管理规定、医疗机构新生儿安全管理制度； 3. 母乳喂养管理的质量监测指标，评价记录； 4. 母乳喂养禁忌证宣教材料。	对产科医务人员进行访谈，了解他们对于促进母乳喂养的意义、促进母乳喂养成功的十项措施、母乳喂养管理的质量监测指标、母乳喂养禁忌证等上述知识的掌握情况。
	【B】符合"C"，并 工作职责落实到位，分工明确，有多部门、多科室之间协调机制。	部门同C	资料查阅： 职能部门管理职责分工及日常督导检查记录。	在促进母乳喂养方面，各职能部门有无明确的职责和分工？
	【A】符合"B"，并 院内纯母乳喂养率≥80%。	部门同C	资料查阅： 医院日常调查数据汇总表。	目前院内纯母乳喂养率是多少？
3.13.1.2 应设独立哺乳区，满足就诊对象的哺乳需求。	【C】 1. 门诊就诊区设置一定数量的独立哺乳区，满足就诊对象的哺乳需求，标示醒目； 2. 哺乳区内配备基本设施及哺乳必要设备：如洗手池、座椅、打包台、遮挡帘等； 3. 哺乳区的设立应该符合消毒隔离要求； 4. 有哺乳区的管理制度，并有专人负责，并落实。	门诊部	资料查阅+现场查看： 1. 哺乳区或哺乳间的设置与标识； 2~3. 哺乳区内配备的基本设施； 4. 哺乳区管理制度及专人管理情况。	有无专人负责哺乳区管理？哺乳区是如何进行日常消毒的？
3.13.2　开展母乳喂养知识技能培训与健康教育，将促进母乳喂养纳入孕妇学校常规教学内容。				
3.13.2.1 定期对全员进行爱婴医院管理及母乳喂养知识与技能的培训与考核。	【C】 1. 开展岗前教育，所有新上岗人员进行不少于18小时的母乳喂养知识、技能培训； 2. 每年对妇科、产科、儿科、新生儿科医护人员及业务管理人员进行不少于3小时的母乳喂养知识与技能培训； 3. 每年对全院医护人员进行爱婴医院管理和母乳喂养知识与技能培训至少一次。 4. 每年对院内从事母乳喂养工作的医护人员进行母乳喂养规定、知识及技能的考核，且有记录可查； 5. 母乳喂养知识、技能考核合格率≥80%（80分为合格）。	保健部、临床医技各科室	资料查阅： 1. 新上岗人员参加母乳喂养知识培训记录； 2. 妇科、产科、儿科、新生儿科医护人员及业务管理人员参加母乳喂养知识培训记录； 3. 全院医护人员参加爱婴医院管理和母乳喂养知识与技能培训的记录； 4. 相关医护人员参加母乳喂养知识与技能考核成绩统分表。	对医务人员进行访谈：是否参加过母乳喂养知识和技能培训？培训了多长时间？具体培训了哪些内容？
	【B】符合"C"，并 母乳喂养培训覆盖率100%。	保健部、产科、儿科、新生儿科	资料查阅： 核查母乳喂养培训签到人数占全院医护人员总数的比例。	全院医护人员母乳喂养知识培训覆盖率是多少？
	【A】符合"B"，并 母乳喂养知识、技能考核合格率100%。	保健部	资料查阅： 相关医护人员母乳喂养知识技能考核成绩统计表。	相关医护人员母乳喂养知识与技能考核的合格率是多少？

评审标准	评审要点	信息采集点	材料与核查	访谈要点
3.13.2.2 将促进母乳喂养纳入孕妇学校常规教学内容，有形式多样的健康教育方法和手段向孕产妇及家庭宣传母乳喂养的知识与技能。	【C】 1. 将母乳喂养知识与技能内容纳入孕妇学校常规授课内容。 2. 开展院内及辖区内母乳喂养健康教育活动。 3. 利用宣传折页、展板、海报、视频、网站及微信平台等多种形式进行母乳喂养知识与技能的宣传。 4. 100%的住院孕产妇接受过母乳喂养的健康教育。 5. 80%以上住院孕产妇能够正确回答以下9个问题中的7个： （1）母乳喂养的好处； （2）纯母乳喂养的定义以及6个月内纯母乳喂养和继续母乳喂养到2岁或以上的重要性； （3）分娩后早接触、早开奶的重要性； （4）24小时母婴同室的重要性； （5）产妇喂奶的正确体位及婴儿含接的姿势； （6）按需哺乳的重要性； （7）如何保证产妇有充足的乳汁； （8）特殊情况如艾滋病、病毒性肝炎母亲的母乳喂养； （9）产妇上班后如何坚持母乳喂养。 6. 80%以上的住院产妇能够掌握母乳喂养的正确体位及含接姿势。	保健部、健康教育科3、产科、儿科、新生儿科	资料查阅+现场查看： 1. 孕妇学校的课程安排表； 2. 母乳喂养健康宣教资料、宣教活动记录； 3. 查看宣教载体上相关内容； 4. 孕产妇入院宣教记录； 5. 住院孕产妇接受健康宣教效果调查表； 6. 现场查看宣教效果。	对住院孕产妇进行访谈：是否知晓母乳喂养方面的知识？是否掌握母乳喂养的正确体位及含接姿势？
	【B】符合"C"，并 1. 分娩后早开奶、早接触的比例达90%；24小时母婴同室比例90%； 2. 近两年住院期间产妇纯母乳喂养率逐年提高。	产科、儿科、新生儿科	资料查阅： 1. 科室对分娩后早开奶早接触的比例调查统计表、24小时母婴同室比例调查统计表； 2. 近两年住院期间产妇纯母乳喂养率统计表。	对在院产妇进行访谈：什么时候开奶和让新生儿接触母乳？是否是纯母乳喂养？
	【A】符合"B"，并 相关职能部门定期对出现的问题及时分析，并做好质量持续改进。	保健部	资料查阅： 职能部门定期对母乳喂养宣教与产妇依从性情况开展的督导检查记录（含问题）、整改通知、改进措施、受检科室反馈的改进情况清单；体现改进成效的案例。	职能部门有无定期对母乳喂养宣教情况开展督导检查？存在的问题有无解决措施？有无体现改进效果的案例？

评审标准	评审要点	信息采集点	材料与核查	访谈要点
3.13.2.3 开展母乳喂养咨询服务，为特殊情况的母亲（如艾滋病、病毒性肝炎、结核感染等）及家庭提供母乳喂养咨询服务及健康教育。	【C】 1. 设立母乳喂养咨询室或咨询门诊，为孕产妇和家庭提供母乳喂养咨询服务； 2. 主动为特殊情况的母亲如艾滋病、病毒性肝炎、结核感染的母亲及家庭提供母乳喂养咨询，指导母亲采取合理的喂养方式，确保母婴健康； 3. 将出院产妇信息及时转到基层医疗卫生机构； 4. 设立母乳喂养咨询电话，并将热线号码告知所有孕产妇及家属。	产科	现场查看+资料查阅： 1~2. 母乳喂养咨询室或咨询门诊、母乳喂养宣教资料及主动提供母乳喂养咨询情况； 3. 出院产妇信息转出记录； 4. 母乳喂养咨询电话的公示。	对医护人员进行访谈：常见的母乳喂养问题有哪些？感染艾滋病的母亲的母乳喂养要点有哪些？
	【B】符合"C"，并 1. 咨询信息登记完善，有追踪记录； 2. 80%以上的产妇知道出院后获取母乳喂养后续支持服务的具体方法和途径。	产科	资料查阅+人员访谈： 1. 母乳喂养咨询登记本； 2. 对就诊产妇或家属进行访谈：是否知晓母乳喂养咨询电话号码及用途？	对就诊产妇或家属进行访谈：是否知晓母乳喂养咨询电话号码和母乳喂养咨询门诊的开设地点？
	【A】符合"B"，并 为特殊情况的母亲提供母乳喂养咨询服务达到95%。	产科	资料查阅： 有特殊情况的母亲征求母乳喂养咨询服务的记录。	为有特殊情况的母亲提供母乳喂养咨询服务率是多少？

3.13.3　有预防和处理婴儿呛奶、窒息的措施并落实。

评审标准	评审要点	信息采集点	材料与核查	访谈要点
3.13.3.1 有预防婴儿呛奶和窒息的措施并落实。	【C】 1. 对孕产妇及家庭进行婴儿喂养防呛奶、防窒息等安全问题的健康教育； 2. 将哺乳安全纳入科室风险管理； 3. 有预防和处理婴儿呛奶、窒息等措施并落实； 4. 对相关医务人员进行预防和处理婴儿呛奶、窒息的知识与技能的培训。	产科、儿科、新生儿科	现场查看+资料查阅： 1. 门诊区域及住院区，婴儿喂养防呛奶、防窒息等健康教育视频或资料； 2. 婴儿发生呛奶、窒息紧急处理预案、处置流程； 3. 预防和处理婴儿呛奶、窒息的措施； 4. 对相关医务人员进行预防和处理婴儿呛奶、窒息培训的记录。	有无婴儿发生呛奶、窒息紧急处理预案和处置流程？医务人员是否参加过预防和处理婴儿呛奶、窒息的知识与技能的培训？
	【B】符合"C"，并 相关科室医务人员掌握预防和处理婴儿呛奶、窒息的知识与技能。	产科、儿科、新生儿科	资料查阅： 医务人员知识与技能考核记录。	婴儿发生呛奶或窒息时应如何处置？
	【A】符合"B"，并 相关职能部门定期对安全措施的落实进行督导，出现问题及时分析，并做好质量持续改进。	保健部	资料查阅： 职能部门定期对安全措施落实情况的督导检查记录（含问题）、整改通知、改进措施、受检科室反馈的改进情况清单；体现改进效果的案例。	职能部门有无定期对安全措施的落实情况开展督导检查？问题是否得到改进？有无体现改进效果的案例？

评审标准	评审要点	信息采集点	材料与核查	访谈要点
3.13.4 设有配奶间，为无法实行母婴同室的新生儿获得母乳提供方便。				
3.13.4.1 母婴区、新生儿科病房设立配奶间，为特殊需求的婴儿统一配制婴儿用奶。	【C】 1. 在母婴区、新生儿科设立配奶间； 2. 配奶间的设立符合医院感染控制要求，室内空气流通，有空气消毒设备及空调，有洗手设备、冰箱等； 3. 有配奶间的管理制度，有操作规程与流程，由经过培训的专人负责； 4. 婴儿配方奶粉的采购和使用，符合卫生计生行政部门有关规定； 5. 需要添加配方奶喂养时，应该与婴儿监护人签订知情同意书，将添加配方奶原因及可能对母婴带来的危害进行告知。	产科、新生儿科	现场查看： 1~2. 配奶间设置及相关设施、设备配置情况； 资料查阅： 3. 配奶间管理制度、操作规程与流程、配奶间消毒隔离制度、专人管理的设置； 4. 婴儿配方奶粉采购流程； 5. 配方奶喂养知情同意书。	
	【B】符合"C"，并 专人全面负责婴儿用奶的质量监督，有记录。	产科、新生儿科	资料查阅： 配奶间工作人员岗位职责及监管记录。	对工作人员进行访谈：如何开展婴儿用奶质量监督？
	【A】符合"B"，并 1. 相关职能部门定期(至少每年两次)对配奶间管理情况进行评价，有记录； 2. 对存在的问题有改进措施及成效评价。	保健部	资料查阅： 1. 职能部门对配奶间履职与管理情况的督导检查记录； 2. 职能部门针对存在的问题的改进措施，并就改进措施的落实情况，跟踪并核实的记录。	职能部门有无定期对配奶间管理情况开展督导和评价？针对问题有无改进措施？问题是否得到改进？

3.14　新生儿病房和新生儿重症监护室管理

评审标准	评审要点	信息采集点	材料与核查	访谈要点
3.14.1　设置新生儿病房，其布局、设备设施、专业人员配置符合卫生计生行政部门相关要求。				
3.14.1.1 新生儿病房设置符合《新生儿病室建设与管理指南（试行）》的基本要求，病床数量符合本院功能任务和实际收治新生儿需要。	【C】 1. 新生儿病房应当设置在相对独立的区域，与普通儿科病房分隔，不得混合； 2. 无陪护病室每床净使用面积不少于 3m²，床间距不小于 1m。有陪护病室应当一患一房，净使用面积不低于 12m²。	新生儿科	现场查看： 1. 新生儿病房设置； 2. 无陪护病室的每床净使用面积、床间距；有陪护病室的净使用面积情况。	病区有无设置陪护病室？
	【B】符合"C"，并 设置隔离病室。	新生儿科	现场查看： 新生儿隔离病室的设置。	
3.14.1.2 根据新生儿病房规模配备医护人员，确保正常医疗护理工作进行。	【C】 1. 新生儿病房医师人数与实际开放床位数之比应当为 0.3∶1 以上，护士人数与实际开放床位数之比应当为 0.6∶1 以上； 2. 新生儿病房实施责任制护理，由新生儿专业人员担任，工作 2 年以上人员占 50% 以上； 3. 相关人员知晓本部门、本岗位的职责要求。	新生儿科	现场查看： 1. 核实医师人数、护士人数、实际开放床位数，计算医/床之比，护/床之比； 资料查阅： 2. 新生儿病房护士花名册（含专业、入职时间、工作年限），及资质类资料（毕业证、职称证、护士执业注册证、母婴保健技术考核合格证）复印件； 3. 对责任制护士进行访谈，了解其对岗位职责的掌握情况。	简述本岗位履职要求？
	【B】符合"C"，并 1. 新生儿病房负责人应当由具有 3 年以上新生儿专业工作经验并具备儿科中级职称 3 年以上的医师担任； 2. 新生儿病房护理组负责人应当由 3 年以上护师职称，且有 3 年以上新生儿护理工作经验的护士担任。	新生儿科	资料查阅： 1. 新生儿病房负责人的工作经历、职称； 2. 新生儿病房护理组负责人工作经历、职称。	新生儿病房负责人是否具有 3 年以上新生儿专业工作经验？新生儿病房护理组负责人是否具有 3 年以上新生儿护理工作经验？

评审标准	评审要点	信息采集点	材料与核查	访谈要点
3.14.2　设置新生儿重症监护室，符合机构功能任务和实际收治患者需要。（可选）				
3.14.2.1 新生儿重症监护室病床数量和人员符合本院功能任务和实际收治新生儿需要。	【C】 1. 新生儿重症监护室（NICU）病床数量符合本院功能任务和实际收治重症新生儿需要。护理人员与床位数比例应满足：护士与新生儿床位之比不低于1.5：1； 2. NICU医生应具备专科以上学历、2年以上的儿科工作经历，且经过专科技术培训并合格者； 3. 医生应掌握新生儿常见危重疾病的诊疗常规，熟练掌握新生儿复苏、气管插管、穿刺等常用技术； 4. 护士应熟练掌握暖箱、辐射抢救台、微量输液泵以及生命体征监护仪等设备的应用； 5. 相关人员知晓本部门、本岗位的职责要求。	NICU	现场查看： 1. 新生儿重症监护室（NICU）病床数量、护士人数与新生儿床位比； 资料查阅： 2. NICU医生资质、儿科工作经历，专科技术培训合格证； 3. NICU诊疗规范，抽考医生：新生儿复苏、气管插管、穿刺等技能； 4. 抽考护士：选择暖箱、辐射抢救台、微量泵、监护仪等设备应用； 5. 对工作人员进行访谈，了解其对本岗位履职要求的掌握情况。	对医生进行访谈：气管插管、穿刺操作的注意事项有哪些？ 对护士进行访谈：在操作暖箱、辐射抢救台时需要注意哪些事项？
	【B】符合"C"，并 每年度根据需求对NICU床位数进行评估，满足危重新生儿诊治需求。	护理部	资料查阅： NICU床位数评估及调整的记录。	
3.14.2.2 NICU的患者入住、出科符合指征。实行病情"危重程度评估"。	【C】 1. 有NICU入住、出科指征； 2. 实行患者病情"危重程度评估"，有方法有标准； 3. 患者病情"危重程度评估"结果记入病历，符合危重评分标准的危重患者＞50%。	NICU	资料查阅： 1. NICU入住标准、出科标准； 2. 病历中的危重程度评分表； 3. 符合危重评分标准的入住患者比例统计表。	有无NICU入住、出科标准？患儿是否均进行了危重程度评估？符合危重评分标准的入住患儿比例是多少？
	【B】符合"C"，并 1. 病情评估，符合危重的患者＞60%； 2. 严重并发症发生率低于10%； 3. 早产儿视网膜病在早产儿中发生率低于5%。	NICU	资料查阅： 1. 同C3； 2. 入住患者并发症登记本、严重并发症发生率统计表； 3. 早产儿视网膜病发生率统计表。	患儿出现并发症是否登记？严重并发症的发生率是多少？早产儿视网膜病的发生率是多少？
	【A】符合"B"，并 1. 科室至少每季评价收住新生儿的适宜性，并以患者病情"危重程度评估"结果，评价临床诊疗质量。评价改进措施的有效性； 2. 符合危重评分标准的危重患者＞80%。	NICU	资料查阅： 1. 新生儿收住的适宜性评价记录、科室医疗质量评价记录； 2. 同C3。	针对新生儿收住的适宜性有无定期评价？针对科内医疗质量有无定期评价？多久评价一次？

注释：危重程度评估可参考中华医学会儿科学分会急诊学组、新生儿学组制定的《新生儿危重病例评分法（草案）》（70~90分为危重，＜70分为极危重），或根据本院实际情况制定的危重程度评估标准。

评审标准	评审要点	信息采集点	材料与核查	访谈要点
3.14.3　由有资质的医师和护士按照制度和流程对新生儿进行病情评估。				
3.14.3.1 由有资质的医师和护士按照制度、流程对新生儿进行病情评估。	【C】 1. 有新生儿病情评估/诊断管理制度与流程： (1)新生儿病情评估重点范围； (2)评估人的资质； (3)评估标准与内容； (4)时限要求； (5)记录文件格式等； 2. 对临床科室医生与护士实施培训； 3. 相关人员知晓本部门、本岗位的履职要求。	新生儿科	资料查阅： 1. 新生儿病情评估管理制度与流程、病历书写基本规范、护理文书记录要求； 2. 医护人员就上述内容培训的记录； 3. 对医护人员进行访谈，了解其对本岗位履职的要求。	新生儿病情评估的重点范围有哪些？对评估时限有何要求？本岗位履职的要求有哪些？
	【B】符合"C"，并 有记录证实新生儿病情评估/诊断的结果，能为诊疗(手术)方案(计划)提供依据和支持。	新生儿科	资料查阅： 查看病历及相关检查报告。	三级医师查房的频次有何要求？
	【A】符合"B"，并 有记录证实相关管理职能部门执行监管的责任。	医务科	资料查阅： 职能部门对新生儿病情评估制度执行情况的督导检查记录(含问题)、整改通知、改进措施、受检科室反馈的改进情况清单。	有无针对新生儿病情评估制度执行情况开展督导检查？有无改进措施？问题是否得到改进？
3.14.4　设备、药品配置处于完好备用状态，医护人员能够熟练、正确使用各种抢救设备，熟练掌握新生儿心肺复苏的基本技能。				
3.14.4.1 设备、药品配置处于完好备用状态，医护人员能够熟练、正确使用各种抢救设备，熟练掌握新生儿心肺复苏的基本技能。	【C】 1. 新生儿病房应当配备吸痰和吸氧装置、喉镜、复苏设备、空气-氧气混合仪、暖箱、辐射抢救台、微量输液泵、蓝光治疗仪等基本设备； 2. 具备有加温湿功能的空气-氧气混合仪吸氧设备与CPAP呼吸机； 3. 医护人员熟练使用各种抢救设备，并经过新生儿复苏技术培训且考试合格； 4. 医护人员熟练掌握新生儿心肺复苏技术； 5. 急救设备、药品及物品配置齐全、标识清楚，有清单和基数。	新生儿科	现场查看+资料查阅： 1. 查看新生儿病房基本设备、设施配置情况； 2. 查看空氧混合吸氧设备与CPAP呼吸机； 3~4. 医护人员参加新生儿复苏技术培训的记录与考试成绩，抽查抢救设备的使用、新生儿心肺复苏技术； 5. 查看急救设备、药品及物品配置清单和基数、标识。	是否开展过各种抢救设备的使用培训？能否熟练操作并使用？医护人员是否参加过新生儿复苏技术培训和考试？培训效果如何？
	【B】符合"C"，并 NICU应当配备吸氧设备或CPAP辅助通气、多功能呼吸机、床边血气分析仪、床边X光机、超声仪以及各种穿刺包等急救仪器设备。	NICU	现场查看： NICU相关设备配置及各种穿刺包等急救用品配置情况。	抢救和生命支持类设备是否处于备用状态？
	【A】符合"B"，并 相关职能部门对医护人员定期培训考核有监管，有记录并持续改进。	医务科 护理部	资料查阅： 新生儿病房及NICU医护人员定期培训与考核的记录，并根据考核发现的不足，再培训并持续改进。	针对培训和考核存在的问题有无持续改进措施？有无体现改进效果的案例？

续表

评审标准	评审要点	信息采集点	材料与核查	访谈要点
3.14.5 医院感染监控管理对重点项目有预防与监控方案、有质量控制指标，并能得到切实执行。				
3.14.5.1 医院感染监控管理对重点项目有预防与监控方案、有质量控制指标，并能得到切实执行。	【C】 1. 新生儿病房的建筑布局应当符合医院感染预防与控制的有关规定，做到洁污区域分开，功能流程合理； 2. 环境条件满足诊疗需要，工作区域应包括医疗区、接待区、配奶区、洗浴区等符合医院感染管理要求； 3. 科内专/兼职医院感染管理人员由主治医师和主管护士组成，职责明确。	新生儿科	现场查看+资料查阅： 1. 查看新生儿病房的建筑布局是否符合院感要求（洁污分开、感染性与非感染性疾病患儿分开、人员通道与污物通道分开）； 2. 功能区域的布局； 3. 科内院感管理小组人员名单、职称、职责。	科室有无院感管理小组？小组人员是否均具备中级（含中级）以上职称？
	【B】符合"C"，并 1. 科室有专人负责医院感染管理小组，有院感管理制度和流程，包括各种院感爆发时的应急预案； 2. 科室能按照制度和流程要求，定期总结科室院内感染发生情况，并提出整改意见，有书面记录。	新生儿科	资料查阅： 1. 院感管理制度和流程、院感爆发应急预案； 2. 医院感染管理登记本（含院感指标检测、分析、改进措施、月小结）。	有无各种院感爆发时的应急预案？培训和演练过吗？有无院感风险的评估？有无定期监测院感相关指标？有无定期总结并及时发现问题？有无改进措施？
	【A】符合"B"，并 相关职能部门按照制度和流程，落实监督检查，有记录（问题和缺陷），有持续改进。	院感办	资料查阅： 职能部门对院感制度落实情况的督导检查记录（含问题）、整改通知、改进措施、受检科室反馈的改进情况清单、体现改进成效的具体案例。	职能部门有无定期对科室院感制度落实情况开展督导检查？针对问题有无改进措施？问题是否得到改进？

3.15　儿童保健管理

评审标准	评审要点	信息采集点	材料与核查	访谈要点
3.15.1　按照《全国儿童保健工作规范(试行)》及相关技术规范等要求开展儿童保健工作,有儿童保健管理制度、工作计划、人员职责。				
3.15.1.1 按《全国儿童保健工作规范(试行)》及相关技术规范等要求,制订儿童保健管理制度、工作计划、人员职责。	【C】 1. 有儿童保健管理制度、工作计划、人员职责,并落实; 2. 相关科室工作人员知晓儿童保健工作的制度、职责。	儿童保健科	资料查阅: 1. 儿童保健管理制度、工作计划、人岗位职责; 2. 访谈科室工作人员对制度、职责的知晓情况。	不同时期儿童保健工作的重点是什么?
	【B】符合"C",并 科室定期自我检查,有总结、分析、改进。	儿童保健科	资料查阅: 科室定期自查记录、总结分析(含改进措施)资料。	科室有无定期针对制度与工作计划落实情况开展自查?有无总结分析?
	【A】符合"B",并 相关职能部门履行监管职责,定期考核。	保健部	资料查阅: 职能部门定期检查与考核记录。	针对科室制度与工作计划落实情况有无定期检查?是否与绩效考核挂钩?
3.15.1.2 儿童保健服务场所相对独立分区,布局合理、设施、设备符合《全国儿童保健工作规范(试行)》要求。	【C】 1. 门诊区域范围≥500m²,儿童保健门诊与疾病门诊严格分区、流向合理,有分诊区和候诊区,符合儿童特点; 2. 科室标识规范,服务流程清楚,设施、设备符合《全国儿童保健工作规范(试行)》标准要求; 3. 专科门诊的设置应与《全国儿童保健工作规范(试行)》的要求一致,即设置儿童营养门诊、生长发育门诊、儿童心理卫生门诊、高危儿管理门诊等,有测量区和完善的体格评价工具。	儿童保健科	现场查看: 1. 儿童保健门诊的布局与设置; 2. 科室标识、设备、设施与服务流程; 3. 查看儿童营养门诊、生长发育门诊、儿童心理卫生门诊、高危儿管理门诊的开设情况及体格评价工具。	儿童保健服务区开设有哪些专科门诊?
	【B】符合"C",并 1. 候诊区设施符合儿童特点,有≥10m²哺乳区,有≥50m²婴幼儿活动区; 2. 有≥20m²科学育儿宣教室,有健康教育宣传栏、有视频、宣传折页及宣传栏等多种健康教育形式。	儿童保健科	现场查看: 1. 候诊区的设置,包括哺乳区、婴幼儿活动区及相关设施; 2. 科学育儿宣教室、健康宣教专栏、电子与纸质宣教形式等。	候诊区有无设置哺乳区和宣教室?健康宣教形式有哪些?

注释:儿童保健门诊与疾病门诊应严格分区、流向合理,分诊区首先将疾病人群与健康人群分开,互相不交叉。儿童保健科门诊主要有儿童生长发育门诊、儿童营养门诊、儿童心理卫生门诊、儿童康复门诊、眼保健门诊、听力保健门诊、口腔保健门诊、健康教育室等。

评审标准	评审要点	信息采集点	材料与核查	访谈要点

3.15.2　按本院执业范围和业务部门设置要求开展儿童保健服务。建立儿童保健服务规范及主要疾病的诊疗常规和操作规程。能解决儿童保健部分疑难问题，并给予规范的治疗和指导。

评审标准	评审要点	信息采集点	材料与核查	访谈要点
3.15.2.1 从事儿童保健工作的人员应取得相应的执业资格，并接受儿童保健专业技术培训。	【C】 1. 从业人员都必须具有医师资格证书和医师执业证书； 2. 有专业技术人员的培训计划，定期进行儿童保健专业知识与技能培训，并有执行记录； 3. 主治以上职称的医师有国家级继续教育培训经历。	儿童保健科	资料查阅： 1. 从业人员资质证书（医师资格证、医师执业注册证、母婴保健技术考核合格证）复印件； 2. 专技人员培训计划和培训记录； 3. 主治以上的医师参加国家级继续教育取得的学分证。	科内是否定期组织儿童保健专业知识与技能的培训？主治以上职称的医师是否均有参加国家级继续教育培训的经历？
3.15.2.2 建立儿童保健服务规范及主要疾病的诊疗常规和操作规程。	【C】 1. 开展儿童保健常规服务，有儿童保健服务常规； 2. 有儿童营养性疾病、生长发育、儿童心理、儿童眼、口腔、耳鼻喉主要疾病的诊疗常规和操作规程，并落实； 3. 专科设置符合国家相关工作规范和要求； 4. 科室专业人员掌握相关诊疗常规及操作规程。	儿童保健科	资料查阅+现场查看： 1. 儿童保健服务常规； 2. 儿童保健专科诊疗常规和操作规程； 3. 儿童保健门诊专科设置情况； 4. 专技人员参加专科诊疗常规、操作规程培训记录。	不同时期儿童生长发育的特点分别是什么？如何判断儿童生长发育中的异常情形？
	【B】符合"C"，并 1. 各专科门诊至少有一位中级以上职称医师； 2. 科室每月进行保健质量监督评估（问题与缺陷），持续改进工作质量。	儿童保健科	资料查阅： 1. 专科门诊医生排班表、职称证书复印件； 2. 科室保健质量控制记录本（含月指标监测、问题分析、改进措施）。	科室有无每月进行保健质量的自查与评价？针对问题有无改进措施？
	【A】符合"B"，并 相关职能部门对质量监督评估的结果（问题与缺陷）及整改效果有评价。	保健部	资料查阅： 职能部门对保健质量的督导检查记录，对存在的问题的改进措施，并就改进措施的落实情况跟踪并核实的记录。	职能部门有无定期开展保健质量的督导检查？对于存在的问题有无改进措施？问题是否得到改进？

评审标准	评审要点	信息采集点	材料与核查	访谈要点
3.15.2.3 能诊断并解决儿童保健部分疑难问题，并具备相应的认知、行为、语言评估方法，能够将疾病和发育的特点相结合，给予规范的治疗和指导。	【C】 1. 儿童保健医生应掌握本专业的疑难问题的诊断标准和评估方法，包括精神发育迟滞、广泛性发育障碍、行为障碍性疾病（注意缺陷-多动障碍）、生长偏异等，并按临床指南或诊疗常规开展筛查、诊疗和转诊工作； 2. 有儿童保健疑难问题会诊、转诊制度并有执行记录，高级职称医师负责诊疗高危与疑难问题； 3. 有相应的健康教育资料。	儿童保健科	资料查阅： 1. 疑难病例诊断标准和评估方法、临床指南、诊疗常规，科内对儿童保健疑难病例的筛查、讨论记录、多学科会诊记录、转诊记录； 2. 会诊制度、转诊制度及相关记录； 3. 儿童保健疑难问题相应的健康宣教资料。	有无疑难病例诊断标准和评估方法？针对疑难病例如何处置？有无组织过多学科会诊？有无转诊机制？
	【B】符合"C"，并 1. 具备相应的认知、行为、语言评估方法，能够将疾病和发育的特点相结合，给予规范的治疗和指导； 2. 有部分疾病的筛查方法，如婴幼儿孤独症筛查量表，注意缺陷多动障碍筛查量表，儿童行为量表等。	儿童保健科	资料查阅： 1. 认知、行为、语言评估量表，相关疾病诊疗常规及指导方案； 2. 疑难病例筛查方法，如婴幼儿孤独症筛查量表、注意缺陷多动障碍筛查量表、儿童行为量表。	是否接受认知、行为、语言评估的培训？针对疑难病例有无相应的筛查方法？有无相关疾病诊疗指南及指导方案？

3.15.3　按照卫生计生行政部门要求，做好儿童保健表、卡、册登记管理，并总结分析，提出对儿童保健工作的意见和建议。

评审标准	评审要点	信息采集点	材料与核查	访谈要点
3.15.3.1 按卫生计生行政部门要求，做好儿童保健表、卡、册登记管理，并总结分析，提出对儿童保健工作的意见和建议	【C】 1. 有儿童保健表、卡、册登记管理制度，由专人管理； 2. 儿童保健表、卡、册记录规范，有统计，有分析。	儿童保健科	资料查阅： 1. 儿童保健信息管理制度； 2. 儿童保健表、卡、册的记录与定期统计、分析资料。	儿童保健的信息是否实行表、卡、册等记录？
	【B】符合"C"，并 科室定期对工作登记进行汇总分析，并提出改进措施。	儿童保健科	资料查阅： 科室定期的汇总分析报告（含存在的问题、改进措施）。	科室有无定期汇总、统计与分析？针对问题有无改进措施？
	【A】符合"B"，并 有证据表明，向卫生计生行政部门提出意见和建议并被采用。	儿童保健科	资料查阅： 向卫生计生行政部门提出儿童保健工作建议的函，以及被采用的回函。	有无向卫健部门提出儿童保健工作的建议？建议是否被采用？

3.16 高危儿童管理

评审标准	评审要点	信息采集点	材料与核查	访谈要点
3.16.1　根据相关工作要求和技术规范，建立高危儿童管理相关工作制度，明确人员职责。				
3.16.1.1 有高危儿童管理相关制度和人员职责。	【C】 1. 有高危儿童管理工作常规、个案管理制度、疑难病例讨论制度、随访制度、会诊制度、转诊工作流程，有管理人员职责，并落实； 2. 有管理工作指标； 3. 有执行相关制度、履行职责的工作记录。	儿童保健科	资料查阅： 1. 高危儿童管理工作常规、个案管理制度、疑难病例讨论制度、随访制度、会诊制度、转诊流程、人员岗位职责； 2. 高危儿童管理工作指标； 3. 高危儿童管理相关的工作记录。	高危儿童的病种管理范围有哪些？日常如何管理？
	【B】符合"C"，并 相关职能部门履行监管职责，有分析、反馈和整改措施。	保健部	资料查阅： 职能部门对上述制度落实情况的督导检查记录（含问题与分析）、整改通知、改进措施、受检科室反馈的改进情况清单。	职能部门是否定期对高危儿童管理相关制度落实情况开展督导检查？针对问题有无改进措施？问题能否得到改进？
3.16.2　设立高危儿童专科门诊，开展高危儿童筛查、监测、干预及转诊服务工作，制定主要病种诊疗常规，具备相应的设备、设施，对高危儿童实行专案管理。				
3.16.2.1 设立高危儿童专科门诊，开展高危儿童筛查、监测、干预等服务工作，制定主要病种诊疗常规，有相应的设备、设施。	【C】 1. 有高危儿童专科门诊，有高危儿童筛查评估、早期发育监测、早期干预及早期发育促进咨询指导等工作常规、技术操作规程； 2. 有高危儿童主要病种诊疗常规，高危儿童专科门诊至少有一位高年资中级职称医师； 3. 场地、设施、设备能满足所开展的高危儿童保健随访服务项目要求； 4. 专业技术人员知晓相关工作常规、技术操作规程。	儿童保健科	资料查阅+现场查看： 1. 高危儿童专科门诊设置、筛查量表、早期监测与干预资料、工作常规、技术操作规程； 2. 病种诊疗常规、坐诊人员资质（至少中级）； 3. 查看高危儿童专科门诊场地、设施、设备； 人员访谈： 4. 对工作人员进行访谈，了解其对工作常规、技术操作规程的知晓情况。	高危儿童工作常规、技术操作规程有哪些？（高危儿童筛查评估、早期发育监测、早期干预\早期发育促进咨询指导等。）
	【B】符合"C"，并 科室定期对高危儿童专科业务技术进行培训及考核，并有记录。	儿童保健科	资料查阅： 高危儿童专科业务技术培训及考核记录。	科室有无定期开展业务技术培训及考核？
	【A】符合"B"，并 相关职能部门定期检查考核，对存在问题与缺陷有改进措施。	保健部	资料查阅： 职能部门对高危儿童筛查、监测、干预等工作的督导检查记录（含问题）、整改通知、改进措施、受检科室反馈的改进情况清单。	职能部门有无定期对高危儿童筛查、监测、干预等工作开展督导检查？针对问题有无改进措施？情况能否得到改进？

续表

评审标准	评审要点	信息采集点	材料与核查	访谈要点
	【C】 1. 对高危儿童有明确的定义，建立专案，有随访制度； 2. 指定部门或专职人员负责高危儿童随访专科档案管理。	儿童保健科	资料查阅： 1. 高危儿童管理档案，随访制度、随访记录； 2. 随访专科档案管理专职人员。	根据本院高危儿童的定义，有无建立专科档案、专人管理和随访？
3.16.2.2 对高危儿童建立专案，有专人负责，并进行追踪随访管理。（★）	【B】符合"C"，并 1. 定期收集高危儿童随访专科档案相关资料信息，汇总分析高危儿童早期发育的主要或重点问题，并提出改进措施，不断提高高危儿童随访服务质量； 2. 高危儿童管理率≥98%。	儿童保健科	资料查阅： 1. 专案定期汇总分析资料，含对高危儿童早期发育的主要问题分析，高危儿童健康影响因素分析、高危儿童管理服务等方面的问题分析及相应改进措施； 2. 高危儿童管理率统计表。	专案是否每月汇总分析？是否针对高危儿童健康影响因素、管理服务等方面的问题提出相应的改进措施？高危儿童管理率目前是多少？
	【A】符合"B"，并 相关职能部门定期检查考核，对存在的问题与缺陷有改进措施。	保健部	资料查阅： 职能部门针对高危儿童专案管理、随访、定期汇总分析所作的检查与考核记录，并针对存在的问题提出的改进措施。	职能部门有无针对管理情况定期进行检查考核？针对问题有无改进措施？

注释：在定义高危儿童时可结合国家卫健委下发的《儿童心理保健技术规范》中高危儿童管理的对象来制定，也可以根据本院实际来确定高危儿童的定义，建立专案，有专人来管理和随访。高危儿童管理率计算公式：分子为本院接受高危儿童专案管理的人数，分母为同期在本院接受常规体检的 0~6 岁儿童中高危儿童的总数，数据来源于本院的高危儿童登记、随访记录。

3.16.3　有高危儿童识别技术的培训方案和计划，并组织实施。

评审标准	评审要点	信息采集点	材料与核查	访谈要点
3.16.3.1 有高危儿童识别技术的培训计划和方案，不断提高医务人员的高危儿童识别与救治能力。	【C】 1. 有本院及各相关科室高危儿童识别技术培训年度计划和方案，并组织实施，有记录； 2. 有培训教案、大纲和教材。	儿童保健科	资料查阅： 1. 高危儿童识别技术培训计划和方案，培训记录； 2. 培训教案、大纲和教材。	有无高危儿童识别技术培训计划和方案？每年各相关科室培训了几次？
	【B】符合"C"，并 相关职能部门定期对培训效果进行抽查考核。	保健部	资料查阅： 针对培训效果抽查、考核的记录。	高危儿童识别技术的培训效果如何？有无定期抽查、考核？

3.17 妇女保健管理

评审标准	评审要点	信息采集点	材料与核查	访谈要点

3.17.1 按卫生计生行政部门相关规范等要求开展妇女保健工作,有妇女保健管理制度、工作规范、工作计划、人员职责。

评审标准	评审要点	信息采集点	材料与核查	访谈要点
3.17.1.1 按卫生计生行政部门相关规范等要求,制订妇女保健管理制度、工作规范、工作计划、人员职责。	【C】 1. 有妇女保健管理制度、工作规范,人员职责明确,有工作计划并落实; 2. 科室工作人员知晓妇女保健工作的制度、规范及工作职责。	妇女保健科	资料查阅+人员访谈: 1. 妇女保健管理制度、工作规范、工作计划、岗位职责; 2. 对工作人员进行访谈,了解其对保健工作制度、规范、职责的知晓情况。	不同时期妇女保健工作的重点内容有哪些?
	【B】符合"C",并 科室定期自我检查,有记录、有总结、分析、改进措施。	妇女保健科	资料查阅: 科室对制度、计划、职责落实情况的定期自查记录、总结分析(含改进措施)资料。	科室有无定期针对制度与工作计划落实情况开展自查?
	【A】符合"B",并 相关职能部门履行监管职责,有记录。	保健部	资料查阅: 职能部门对上述内容定期检查与考核记录。	职能部门有无定期检查?是否与考核挂钩?

3.17.2 按本院执业范围和业务部门设置要求开展妇女保健服务。建立妇女保健服务常规及常见病、多发病的诊疗常规和操作规程。能解决妇女保健部分疑难问题,并给予规范的治疗和指导。

评审标准	评审要点	信息采集点	材料与核查	访谈要点
3.17.2.1 从事妇女保健工作的人员应取得相应的执业资格,并接受妇女保健专业技术培训。	【C】 1. 从业人员都必须具有医师资格证书和医师执业证书; 2. 有专业技术人员的培训计划,定期接受妇女保健的专业知识与技能培训,有执行记录; 3. 提供咨询服务者应有本专业两年以上工作经验,主治以上职称医生有国家级继续教育培训经历。	妇女保健科	资料查阅: 1. 从业人员资质证书(医师资格证、医师执业注册证、母婴保健技术考核合格证)复印件; 2. 从业人员培训计划、培训记录; 3. 咨询服务者(主治以上的医师)参加国家级继续教育取得的学分证。	从业人员有无定期参加妇女保健专业知识与技能的培训?咨询服务者是否具有本专业两年以上工作经验?
3.17.2.2 有妇女保健服务常规和常见病、多发病的诊疗常规和操作规程。	【C】 1. 开展妇女保健常规服务,有妇女保健服务技术操作规程和临床诊疗指南; 2. 专科设置符合国家妇女保健相关工作规范、技术规范; 3. 科室专业人员掌握本专业岗位相关诊疗常规及操作规程并在医疗保健服务工作中严格遵循。	妇女保健科	资料查阅+现场查看: 1. 妇女保健服务常规、技术规范和临床诊疗指南; 2. 查看妇女保健门诊专科设置情况; 3. 妇保专业人员参加相关培训的记录。	目前开展的妇女保健项目有哪些?是否接受过诊疗常规和操作规程培训?
	【B】符合"C",并 1. 各专科门诊至少有一位中级以上职称医师; 2. 科室每月进行保健质量监督评估(问题与缺陷),持续改进工作质量。	妇女保健科	资料查阅: 1. 专科门诊医生排班表、职称证书复印件; 2. 科室保健质量控制记录本(含月指标监测、问题分析、改进措施)	科室有无每月进行保健质量的自查与评价?针对问题有无改进措施?
	【A】符合"B",并 相关职能部门对质量监督评估的结果(问题与缺陷)及整改效果有评价。	保健部	资料查阅: 职能部门对保健质量的督导检查记录,含存在的问题、改进措施,并就改进措施的落实情况跟踪并核实的记录。	职能部门有无定期开展保健质量的督导检查?对存在的问题有无改进措施?问题是否得到改进?

评审标准	评审要点	信息采集点	材料与核查	访谈要点
3.17.2.3 能解决本专业的妇女保健部分疑难问题，给予规范的治疗和指导。	【C】 妇女保健医生应掌握本专业的疑难病种的诊断标准和评估方法，包括盆底功能障碍性疾病、不孕症、妇科内分泌疾病等，并按临床指南或诊疗常规开展筛查和诊疗工作，制定干预措施及治疗方案。	妇女保健科	资料查阅： 妇女保健疑难病种临床诊疗指南或诊疗常规、就诊患者专科信息登记。	目前开展过哪些疑难病种的干预和治疗？
	【B】符合"C"，并 1. 有妇女保健疑难问题会诊、转诊制度并有执行记录； 2. 由高级职称医师负责诊疗疑难病例。	妇女保健科	资料查阅： 1. 会诊制度、转诊制度、会诊单、转诊登记； 2. 疑难病例接诊医师职称证（高级职称）。	对于接诊疑难病例的医师的职称有何规定？
	【A】符合"B"，并 开展相关科研，指导相关工作。	妇女保健科	资料查阅： 科研相关资料（立项、成果等）及指导下级医师的佐证。	是否开展过科研和指导下级医师的工作？

3.17.3　按照卫生计生行政部门要求，有妇女保健各种工作登记，定期总结分析，提出对妇女保健服务工作的意见和建议。

评审标准	评审要点	信息采集点	材料与核查	访谈要点
3.17.3.1 按照卫生计生行政部门要求，对妇女保健科各部门各种工作做好规范条理的登记，进行分类建档，定期总结分析。	【C】 1. 青春期保健、更年期保健、乳腺保健、妇女病普查普治等门诊有分类建档的专科基本信息及病历资料； 2. 对需要随访者应根据登记的相关联系方式进行随访，并对治疗效果及病情预后做好随访登记； 3. 对来访咨询或电话网络咨询者进行基本信息录入，并登记咨询内容及解决方案。	妇女保健科	资料查阅： 1. 保健专科门诊分类建档资料； 2. 随访登记本； 3. 咨询登记本。	妇女保健的专科基本信息及病历资料是否分类建档？
	【B】符合"C"，并 对妇女保健各种工作记录定期进行分析统计，根据分析结果及时发现问题，并提出改善妇女保健服务工作的意见建议，有改进措施。	妇女保健科	资料查阅： 妇女保健工作记录的定期统计与分析评价报告（含问题与改进措施）。	科室对各种工作记录有无定期汇总、统计与分析？针对问题有无改进措施？
	【A】符合"B"，并 有证据表明，向卫生计生行政部门提出意见和建议并被采用。	妇女保健科	资料查阅： 向卫健部门提出妇女保健工作建议的函以及被采用的回函。	是否向卫健部门提出妇女保健工作的建议？建议是否被采纳？

3.18 计划生育技术服务管理

评审标准	评审要点	信息采集点	材料与核查	访谈要点

3.18.1 执行卫生计生行政部门有关计划生育技术服务规范。有计划生育技术服务质量与安全管理制度并落实。

评审标准	评审要点	信息采集点	材料与核查	访谈要点
3.18.1.1 机构有计划生育技术服务执业许可，相关医务人员具备相应岗位的任职资格与能力，有计划生育服务管理相关工作制度、岗位与人员职责，质量管理由指定人员负责。	【C】 1. 开展计划生育技术服务项目、服务的类别和范围需经卫生计生行政部门批准。从事计划生育技术服务工作的医务人员须取得卫生计生行政部门要求的相应资质； 2. 有计划生育服务管理相关工作制度、岗位与人员职责，相关医务人员知晓本岗位的职责。质量管理由指定人员负责。	计划生育技术服务科（或产科门诊）	资料查阅： 1. 母婴保健技术服务许可证、服务项目备案表、从业人员的资质资料； 2. 计划生育服务管理制度、岗位职责、质控专人。	对医务人员进行访谈：是否知晓本岗位职责与计划生育服务相关的制度？
	【B】符合"C"，并 1. 每年对已经取得资格认定的医务人员，有能力与安全再评价的记录； 2. 相关医务人员有继续教育培训计划和执行记录。	计划生育技术服务科（或产科门诊）	资料查阅： 1. 年度能力与安全再评价记录； 2. 继续教育培训计划和培训记录。	对专技人员有无继续教育培训计划？学时、学分完成了吗？
	【A】符合"B"，并 相关职能部门定期监督检查，有定期检查的结果（问题与缺陷），有持续改进的事实。	保健部	资料查阅： 职能部门对从业资质制度、职责、继续教育培训计划落实情况的督导检查记录（含问题与改进措施）、受检部门反馈的改进情况清单。	职能部门有无定期针对从业资质制度、职责、继续教育计划落实情况开展督导检查？针对问题有无改进措施？
3.18.1.2 业务用房与设备设施管理	【C】 1. 业务用房符合卫生计生行政部门的相关规定： (1) 有开展终止早期妊娠手术、放、取宫内节育器等手术室： ①手术室相对独立，周围清洁无污染； ②手术室总面积应在 30m² 以上，应有缓冲区、清洁区、污染区与污物专用通道； ③手术室应有调温、控湿设备，温度保持在 22～25℃，湿度以35%～60%为宜，各房间应设足够的电源接口； ④刷手区域水龙头采用非手触式（脚踏式、肘式、感应式），室内配备动态空气消毒装置。 (2) 有观察康复区域： ①至少有一间观察康复室，1~3 个床位，最好与手术室和抢救室相邻； ②光线充足、通风良好，色调淡雅、柔和、温馨； ③每床占使用面积 7m² 以上。 2. 有对相关设施和设备的管理制度，设有专人管理。	计划生育技术服务科（或产科门诊）	现场查看+资料查阅： 1. 查看计划生育科房屋布局（手术室、留观室），设备、设施配置及流程； 2. 设备和设施管理制度、设备和设施维护保养记录。	手术室面积是多少？"三区"布局是否合理？有无观察康复室？

评审标准	评审要点	信息采集点	材料与核查	访谈要点
3.18.2　禁止非医学需要的胎儿性别鉴定和选择性别的人工终止妊娠。				
3.18.2.1 有禁止非医学需要的胎儿性别鉴定和选择性别的人工终止妊娠的相关措施。（★）	【C】 1. 有禁止非医学需要的胎儿性别鉴定和选择性别的人工终止妊娠制度，有指定负责人监督落实； 2. 在重点区域（产科、超声检查室、门诊候诊区）等场所设置禁止非医学需要的胎儿性别鉴定和选择性别的人工终止妊娠的醒目标识； 3. 实施医学需要的胎儿性别鉴定，由三人以上的专家组集体审核经诊断，确需终止妊娠的，为其出具医学诊断结果，并通报县级卫生计生行政部门（有产前诊断资质的机构适用）； 4. 承担施行终止妊娠手术的医务人员，应在手术前查验、登记受术者身份证、医学诊断结果或相应的证明； 5. 定期汇总中期以上终止妊娠手术情况，并按属地管理要求报所在地卫生计生行政部门或指定的机构。	计划生育技术服务科（或产科门诊）	资料查阅： 1. 禁止非医学需要的胎儿性别鉴定和选择性别的人工终止妊娠制度（以下简称"两非"）； 2. 产科、超声检查室、门诊候诊区的"两非"禁止标识； 3~4. 实施医学需要胎儿性别鉴定流程、孕中期引产流程；受术者身份证、医学诊断结果或相应的证明、实施登记本； 5. 孕中期引产报表。	对医务人员进行访谈：实施医学需要胎儿性别鉴定的流程是什么？
	【B】符合"C"，并 相关职能部门定期监督检查，有定期检查的结果（问题与缺陷），有持续改进的事实。	保健部	资料查阅： 职能部门定期对"两非"禁止情况的督导检查记录（含问题）、整改通知、改进措施、受检科室反馈的改进情况清单；体现改进成效的案例。	职能部门有无定期对"两非"禁止情况开展督导检查？问题是否得到改进？有无体现改进效果的案例？
3.18.2.2 对人工终止妊娠药物的使用需遵循相关规定。	【C】 1. 终止妊娠药品必须在取得"母婴保健技术服务许可证"或"计划生育技术服务机构执业许可证"的医疗保健机构内，并在持有"母婴保健技术考核合格证书"的执业（助理）医师指导下，监护使用； 2. 使用科室备用的终止妊娠药品专区存放，有明晰警示标识，账物相符。	计划生育技术服务科（或产科门诊）	资料查阅： 1. 使用终止妊娠药品的机构资质及人员资质（证书）； 现场查看： 2. 科室备用药品清单、交接登记、使用登记及存放专区、警示标识。	针对终止妊娠药品，科室有无备用药品清单？有无定期基数核对？是否实行具体使用登记？
	【B】符合"C"，并 药学部门定期检查，对存在的问题和缺陷有分析、反馈、改进措施。	药学部	资料查阅： 药学部门定期检查记录（含问题、分析、整改措施）。	药学部门是否定期对终止妊娠药品使用和管理情况开展督导检查？有无改进措施？
	【A】符合"B"，并 相关职能部门定期监督检查，持续改进有成效。	保健部	资料查阅： 职能部门定期对终止妊娠药品的使用和管理情况的督导检查记录（含问题）、整改通知、改进措施、受检科室反馈的改进情况清单；体现改进成效的PDCA案例。	职能部门是否定期对终止妊娠药品的使用和管理情况开展督导检查？问题是否得到改进？有无体现改进效果的案例？

评审标准	评审要点	信息采集点	材料与核查	访谈要点
3.18.3　有计划生育技术服务诊疗常规和操作规程，有计划生育并发症处理常规，定期对医务人员进行培训。				

评审标准	评审要点	信息采集点	材料与核查	访谈要点
3.18.3.1 有计划生育技术服务诊疗常规和操作规程，有计划生育并发症处理常规，开展计划生育手术应签署知情同意书，定期对医务人员进行培训。	【C】 1. 有计划生育技术服务诊疗常规和操作规程； 2. 熟练掌握各种计划生育手术； (1)放、取宫内节育环； (2)人工流产术(负压吸宫、钳刮术)的技术、方法和并发症的处理； (3)药物流产的适应证和并发症的处理； (4)中期妊娠引产技术、方法和并发症的处理； (5)输卵管结扎术、输卵管复通术的方法和并发症的处理。 3. 开展计划生育手术均签署知情同意书。 4. 相关人员知晓本岗位的履职要求。	计划生育技术服务科（或产科门诊）	**资料查阅+人员访谈：** 1. 科室诊疗常规和操作规程； 2. 计划生育手术服务项目及服务人次统计表； 3. 抽查计划生育手术知情同意书； 4. 对工作人员进行访谈，了解其对本岗位履职要求的掌握情况。	对医务人员进行访谈：部门开展过哪些计划生育手术？本岗位有哪些履职要求？
	【B】符合"C"，并 1. 有计划生育并发症的处理常规； 2. 定期对医护人员进行培训和考核，有记录(包括新上岗人员培训和再培训)； 3. 科室定期自查，对存在的问题和缺陷有改进措施。	计划生育技术服务科（或产科门诊）	**资料查阅：** 1. 并发症处理常规； 2. 科室诊疗常规和操作规程、并发症处理常规的培训和考核记录； 3. 科室定期自查记录(含问题与改进措施)。	是否定期开展科室诊疗常规和操作规程、并发症处理常规的培训？科室有无开展定期自查？有无改进措施？
	【A】符合"B"，并 相关职能部门对科室的改进结果有跟踪，实施改进措施有成效。	保健部	**资料查阅：** 职能部门对改进措施的落实情况跟踪并核实的记录。	改进措施有无落实？改进效果如何？

评审标准	评审要点	信息采集点	材料与核查	访谈要点
3.18.3.2 为育龄女性（包括流产后女性和产后妇女）提供避孕节育知识的教育与指导。	【C】 1. 有育龄女性（包括流产后女性和产后妇女）计划生育咨询服务制度与流程； 2. 可提供基本的宣教资料（如纸质宣传单页或手册、模型、避孕药具、宣传板等）放置在候诊区、诊室、流产术后观察室等场所，便于观看或取阅； 3. 门诊及病房提供多种形式的避孕节育知识健康教育、咨询和就诊指导，并成为日常工作内容。有健康教育场地和一对一咨询场所； 4. 由经过培训的计划生育技术服务人员提供标准化的健康教育内容，包括人工流产危害、流产后立即避孕的必要性和科学避孕方法选择等内容。	计划生育技术服务科（或产科门诊）	资料查阅： 1. 计划生育咨询服务制度与流程； 现场查看： 2. 宣教资料、模型、宣教板、避孕药具自助领取机等； 3~4. 计划生育咨询登记、病区健康教育登记本、一对一咨询场所。	可提供的计划生育咨询服务内容有哪些？有无一对一的咨询场所？
	【B】达到"C"，并 有相对固定的咨询服务人员，并定期接受培训。	计划生育技术服务科（或产科门诊）	资料查阅： 咨询服务人员的定期培训记录。	有无固定的咨询服务人员？有无定期参加培训？
	【A】符合"B"，并 相关职能部门履行监管的职责，有定期检查。	保健部	资料查阅： 职能部门针对咨询服务情况（咨询形式、内容、人员）开展的督导检查记录（含问题），整改通知，改进措施，受检科室反馈的改进情况清单。	职能部门是否定期对科室提供的咨询服务情况开展督导检查？问题是否得到改进？

3.18.4　有计划生育技术服务相关信息登记、统计和上报工作制度，并由专人负责。

评审标准	评审要点	信息采集点	材料与核查	访谈要点
3.18.4.1 有与计划生育服务相关的信息登记、统计和上报制度，设有专人负责并定期向主管的卫生计生行政部门报告。	【C】 1. 有与计划生育服务相关的信息登记、统计和上报制度； 2. 由专人负责统计并定期向主管的卫生计生行政部门报告。	计划生育技术服务科（或产科门诊）	资料查阅： 1. 计划生育服务信息登记、统计和上报制度； 2. 计划生育服务相关报表。	是否有专人负责统计和上报计划生育服务信息？
	【B】符合"C"，并 1. 科室定期自查，对存在的问题与缺陷有改进措施； 2. 有事实与记录证实相关职能部门履行监管的责任。	计划生育技术服务科（或产科门诊）1 保健部 2	资料查阅： 1. 科室定期自查记录（含问题与改进措施）； 2. 职能部门的审核记录。	有无上报前信息审核流程？报送的信息是否经过审核？
	【A】符合"B"，并 有证据表明，向卫生计生行政部门提出意见和建议并被采用。	保健部	资料查阅： 向卫健部门提出计划生育服务工作建议的函，以及被采用的回函。	有无向卫健部门提出计划生育服务工作的建议？建议是否被采用？

3.19　妇女儿童营养保健管理

评审标准	评审要点	信息采集点	材料与核查	访谈要点
3.19.1　按照有关工作规范、技术规范开展妇女儿童营养保健工作。建立妇女儿童营养保健服务的转介机制和流程。				
3.19.1.1 按照有关工作规范、技术规范开展妇女儿童营养保健工作。有具备相应资质的专业人员，有相关制度、职责并落实。	【C】 1. 开展妇女儿童营养保健服务，开设孕产妇、儿童营养专科门诊。有相应资质的专业人员，人员职责明确，有与工作开展相适应的设备、设施； 2. 有与妇女儿童营养保健相关的工作制度和工作常规(如孕期营养、妊娠期糖尿病、儿童喂养与营养指导、营养测评及干预、饮食行为评估及干预、营养性疾病诊治等)、技术操作规程，并落实； 3. 科室专业人员知晓相关工作职责，掌握技术规范、诊疗常规等。	妇女保健科、儿童保健科	现场查看： 1. 孕产妇、儿童营养专科门诊开设情况，人员资质，岗位职责，设备、设施设置； 资料查阅+人员访谈： 2. 妇女儿童营养保健相关的工作制度和工作常规、技术操作规程； 3. 对专业人员进行访谈，了解其对相关岗位职责、诊疗常规、技术规范的知晓情况。	对坐诊人员进行访谈：是否开展了营养测评及干预？目前开展了哪些营养性疾病诊治？有无营养处方？
	【B】符合"C"，并 1. 专科门诊至少有一位中级以上职称医师； 2. 科室定期自查，对存在的问题与缺陷有改进措施。	妇女保健科、儿童保健科	资料查阅： 1. 坐诊医生职称证书； 2. 科室定期自查记录(含问题与改进措施)。	科室是否开展定期自查？有无改进措施？
	【A】符合"B"，并 相关职能部门对科室的改进结果有跟踪，实施改进措施有成效。	保健部	资料查阅： 职能部门对改进措施的落实情况跟踪并核实的记录。	改进措施是否已被落实？改进效果如何？
3.19.1.2 有妇女儿童营养保健服务的转介机制和流程。	【C】 1. 院内有妇女儿童营养保健服务的转介服务工作要求、制度和转介流程； 2. 各业务科室有转介服务工作登记、接受登记。	妇女保健科、儿童保健科	资料查阅： 1. 转介服务制度、转介服务流程； 2. 转介服务登记、接受登记。	科室有无转介服务工作登记？
	【B】符合"C"，并 科室每季度有转介服务工作量、内容等情况的统计和分析。	妇女保健科、儿童保健科	资料查阅： 季度转介服务工作统计和分析。	是否定期对转介服务工作情况进行统计和分析？
	【A】符合"B"，并 相关职能部门对转介服务有监督检查，不断完善转介服务流程。	保健部	资料查阅： 职能部门针对营养保健转介服务流程进行督导检查的记录(含问题)、整改通知、改进措施、受检科室反馈的改进情况清单。	职能部门是否定期对科室营养保健转介服务流程开展督导检查？问题是否得到解决？

评审标准	评审要点	信息采集点	材料与核查	访谈要点
3.19.2　提供营养评价、膳食营养咨询指导服务。				
3.19.2.1 提供营养评价、膳食营养咨询指导服务。	【C】 1. 开设专科营养门诊； 2. 提供营养咨询服务。	妇女保健科、儿童保健科	现场查看： 1~2. 营养门诊开设及提供营养咨询服务情况。	有无开设专科营养门诊？
	【B】符合"C"，并 1. 提供各类营养不良/营养失衡妇女儿童的营养支持方案； 2. 对妇女儿童实施营养评估，接受特殊、疑难及危重患儿的营养会诊。	妇女保健科、儿童保健科	资料查阅： 1. 各类营养处方、营养指导方案； 2. 营养评估记录、营养会诊记录。	有无开展营养评估、营养会诊？
3.19.3　对妊娠期糖尿病孕妇、早产儿、低出生体重儿、营养不良和单纯性肥胖儿童等孕产妇和儿童营养性疾病的重点人群建立专案，进行诊断、干预评估和追踪随访，并提供个性化的营养健康教育。				
3.19.3.1 对妇女儿童营养性疾病的重点人群建立专案，进行诊断、干预评估和追踪随访。	【C】 对妊娠期糖尿病孕妇、早产儿、低出生体重儿、营养不良和单纯性肥胖儿童等妇女儿童营养性疾病的重点人群建立专案并提供营养指导。	妇女保健科、儿童保健科	资料查阅： 重点人群营养性疾病管理专案。	哪些重点人群需要建立营养性疾病管理专案？
	【B】符合"C"，并 1. 定期自查，对存在的问题与缺陷有改进措施； 2. 对重点人群进行诊断、干预评估和追踪随访，有记录。	妇女保健科、儿童保健科	资料查阅： 1. 科室定期自查记录（含问题与改进措施）； 2. 重点人群诊断、评估、干预、随访的记录。	科室有无开展定期自查？有无改进措施？
	【A】符合"B"，并 相关职能部门对改进结果有跟踪，实施改进措施有成效。	保健部	资料查阅： 职能部门对改进措施的落实情况跟踪并核实的记录。	改进措施有无落实？改进效果如何？
3.19.3.2 对重点人群提供个性化的营养健康教育服务。	【C】 由经过培训的人员提供标准化的宣教内容，并纳入孕妇学校、家长学校、育儿学校的教学内容。	妇女保健科、儿童保健科	资料查阅： 营养宣教纳入孕妇学校、家长学校、育儿学校的教学计划。	营养宣教内容有无纳入孕妇学校、家长学校、育儿学校的教学计划？
	【B】符合"C"，并 1. 有多种形式的疾病营养指导、营养健康教育资料； 2. 对重点人群提供个性化的营养与健康宣传教育服务； 3. 对重点人群中的住院对象在出院时提供个性化膳食营养指导。	妇女保健科、儿童保健科	资料查阅： 1. 营养指导、营养健康教育资料； 2. 重点人群个性化的营养处方、营养指导方案； 3. 重点人群出院时提供的个性化膳食指导建议。	重点人群出院时能否提供个性化膳食指导建议？

3.20　妇女儿童心理保健管理

评审标准	评审要点	信息采集点	材料与核查	访谈要点
3.20.1　按照有关工作规范、技术规范开展妇女儿童心理保健工作。建立妇女儿童心理保健服务的转介机制和流程。				
3.20.1.1 按照国家相关工作规范、技术规范等要求开展妇女儿童心理、监测、干预及转诊工作。有妇女儿童心理保健管理相关工作制度、岗位职责。	【C】 1. 开展妇女儿童心理保健服务； 2. 按照《孕产期保健工作规范》《儿童心理保健技术规范》等国家相关工作规范、技术规程要求，有妇女儿童心理保健相关的工作制度、岗位职责和诊疗常规、技术操作规程及心理性疾病转诊流程并落实； 3. 科室专业人员知晓相关工作职责，掌握诊疗常规、技术规范与流程等。	妇女儿童心理保健门诊	现场查看： 1. 妇女儿童心理保健专科门诊开设情况； 资料查阅： 2. 妇女儿童心理保健工作制度、岗位职责、诊疗常规和技术操作规程、妇女儿童心理性疾病转诊制度、转诊流程及转诊记录； 3. 对专业人员进行访谈，了解他们对岗位职责、诊疗常规、技术规范与流程的知晓情况。	有无开设妇女儿童心理保健专科门诊？目前能提供哪些心理保健服务？
	【B】符合"C"，并 1. 开设妇女儿童心理专科门诊； 2. 科室定期自查，对存在的问题和缺陷有改进措施。	妇女儿童心理保健门诊	现场查看： 1. 同C1； 资料查阅： 2. 科室定期自查记录（含问题与改进措施）。	科室有无开展定期自查？有无改进措施？
	【A】符合"B"，并 相关职能部门对科室的改进结果有跟踪评价。	保健部	资料查阅： 职能部门对改进措施的落实情况跟踪并核实的记录。	改进措施有无落实？改进效果如何？
3.20.1.2 有妇女儿童心理保健服务的转介机制和流程。	【C】 1. 院内有妇女儿童心理保健服务的转介服务工作要求、制度和转介流程； 2. 各业务科室有转介服务工作登记、接受登记。	妇女儿童心理保健门诊	资料查阅： 1. 转介服务制度、转介服务流程； 2. 转介服务登记、接受登记。	科室有无转介服务工作登记？
	【B】符合"C"，并 科室每季度有转介服务工作量、内容等情况统计和分析。	妇女儿童心理保健门诊	资料查阅： 季度转介服务工作统计和分析。	有无定期对转介服务工作情况进行统计和分析？
	【A】符合"B"，并 相关职能部门对转介服务情况进行检查，不断完善转介服务流程。	保健部	资料查阅： 职能部门针对妇女儿童心理保健转介服务流程进行督导检查的记录（含问题）、整改通知、改进措施、受检科室反馈的改进情况清单。	职能部门有无定期对科室妇女儿童心理保健转介服务流程开展督导检查？问题是否得到改进？

续表

评审标准	评审要点	信息采集点	材料与核查	访谈要点
	3.20.2　提供儿童心理行为发育异常筛查和妇女儿童心理疾病的识别、心理咨询、心理行为异常康复指导和基本干预训练、心理健康促进等服务。			
3.20.2.1 有妇女、儿童心理卫生的服务场所、专业人员、设备、设施。	【C】 1. 有布局和流程合理的相对独立分区，满足工作需要，设心理测量与评估室、心理咨询与治疗室； 2. 从事妇女儿童心理保健门诊的专业技术人员应取得相应的任职资格，知晓本岗位职责。具备妇女儿童心理保健的知识与技能，掌握心理评估、康复训练、心理放松训练等基本技能； 3. 有与工作开展相适应的设备设施，包括心理测量量表、工具、软件等。	妇女儿童心理保健门诊	现场查看+资料查阅： 1. 心理评估室、心理咨询与治疗室的布局与设置； 2. 专业技术人员资质（心理咨询师、心理治疗师等相应资格证），岗位职责； 3. 相关设施、设备，心理测量量表，工具，软件等。	是否取得心理卫生服务的相应资质？目前开展了哪些心理卫生服务项目？
	【B】符合"C"，并能开展团体治疗。	妇女儿童心理保健门诊	现场查看+资料查阅： 开展团体治疗的场所与设施、开展团体治疗的相关记录。	能否开展团体治疗？
	【A】符合"B"，并具有沙盘、生物反馈治疗等设备。	妇女儿童心理保健门诊	现场查看： 沙盘、生物反馈治疗设备。	有哪些辅助治疗设备、设施？

注释：从事妇女儿童心理保健门诊的专业技术人员相应的任职资格是指心理咨询师、心理治疗师、心理测验技术人员等，应取得心理咨询师资格证书，或在心理卫生专业机构进修、学习、培训，并取得合格证书。

评审标准	评审要点	信息采集点	材料与核查	访谈要点
	3.20.3　对更年期综合征、产后抑郁、儿童智力发育障碍、运动发育障碍、儿童孤独症患者等重点人群建立专案，进行管理和追踪随访，并提供个性化的心理健康教育。			
3.20.3.1 对妇女儿童心理疾病的重点人群建立专案，进行诊断、干预评估和追踪随访。	【C】 1. 有重点人群专案管理工作制度，有专人负责； 2. 医务人员应负责对就诊资料予以保密。	妇女儿童心理保健门诊	资料查阅+现场查看： 1~2. 重点人群专案管理工作制度、专职管理人员、患者隐私保护。	工作制度是否健全？具体有哪些？
	【B】符合"C"，并 1. 对更年期综合征、产后抑郁、儿童智力发育障碍、运动发育障碍、儿童孤独症患者等重点人群建立专案，有相对固定的人员负责提供诊断、干预评估、转诊和追踪随访，有记录； 2. 科室定期自查，对存在的问题与缺陷有改进措施。	妇女儿童心理保健门诊	资料查阅： 1. 重点人群诊断、评估、干预、随访的记录； 2. 科室定期自查记录（含问题与改进措施）。	哪些重点人群需建立管理专案？如何进行追踪随访？科室有无开展定期自查？有无改进措施？
	【A】符合"B"，并 相关职能部门对科室的改进结果有跟踪评价。	保健部	资料查阅： 职能部门对改进措施的落实情况跟踪并核实的记录。	改进措施是否得到落实？改进效果如何？

评审标准	评审要点	信息采集点	材料与核查	访谈要点
3.20.3.2 多渠道、多形式开展对妇女、儿童心理保健的健康教育活动，提供个性化的心理健康教育。	【C】 1. 有相关的健康教育资料(如纸质宣传单页或手册、宣传板等)放置在候诊区、诊室等场所，便于观看或取阅；开展多渠道、多形式的健康教育活动； 2. 由经过培训的人员提供标准化的健康教育内容，包括孕产期心理保健、更年期心理保健、儿童心理卫生等内容，纳入孕妇学校、育儿学校的教学。	妇女儿童心理保健门诊	**资料查阅：** 1. 健康教育资料、宣传板等； 2. 妇女儿童心理保健宣教纳入孕妇学校、育儿学校的教学计划。	心理保健宣教内容是否已纳入孕妇学校、育儿学校的教学计划？
	【B】符合"C"，并 1. 对重点人群提供个性化的心理健康教育服务； 2. 科室定期自查，对存在的问题与缺陷有改进措施。	妇女儿童心理保健门诊	**资料查阅：** 1. 重点人群个性化的心理健康教育内容； 2. 科室定期自查记录(含问题与改进措施)。	能否为重点人群提供个性化的心理健康教育服务？科室有无开展定期自查？有无改进措施？
	【A】符合"B"，并 相关职能部门对科室的改进结果有跟踪评价。	保健部	**资料查阅：** 职能部门对改进措施的落实情况跟踪并核实的记录。	改进措施有无落实？改进效果如何？

3.21 妇女儿童康复治疗管理

评审标准	评审要点	信息采集点	材料与核查	访谈要点

3.21.1 按照有关工作规范、技术规范开展妇女儿童康复治疗工作。建立妇女儿童康复治疗服务的转介机制和流程。

评审标准	评审要点	信息采集点	材料与核查	访谈要点
3.21.1.1 按照卫生计生行政部门有关工作规范、技术规范等要求开展妇女儿童康复治疗,有妇女儿童康复保健管理相关工作制度、岗位与人员职责。	【C】 1. 按照卫生计生行政部门有关工作规范、技术规范等要求开展妇女儿童康复治疗; 2. 有相关的工作制度、诊疗常规、技术操作规程,人员职责明确; 3. 科室专业人员知晓相关工作制度与职责,掌握技术规范、诊疗常规与流程等。	康复科	资料查阅+人员访谈: 1. 妇女儿童康复治疗项目列表; 2. 康复工作制度、诊疗常规、技术操作规程,岗位职责; 3. 对专业技术人员进行访谈,了解其对工作制度、岗位职责、技术规范、诊疗常规、流程等知晓情况。	目前能够开展的妇女儿童康复治疗项目有哪些?是否对康复相关诊疗常规、技术操作规程进行过培训?
	【B】符合"C",并 科室定期自查,对存在的问题与缺陷有改进措施。	康复科	资料查阅: 科室定期自查记录(含问题与改进措施)。	科室有无开展定期自查?有无改进措施?
	【A】符合"B",并 相关职能部门对科室的改进结果有评价。	医务科	资料查阅: 职能部门对改进措施的落实情况跟踪并核实的记录。	改进措施有无落实?改进效果如何?
3.21.1.2 有妇女儿童康复治疗服务的转介机制和流程。	【C】 1. 院内有妇女儿童康复的转介服务的工作制度和转介流程; 2. 各业务科室有转介服务工作登记、接受登记。	康复科	资料查阅: 1. 转介服务制度、转介服务流程; 2. 转介服务登记、接受登记。	科室有无转介服务工作登记?
	【B】符合"C",并 科室每季度有转介服务工作量、内容等情况统计和分析。	康复科	资料查阅: 季度转介服务工作统计和分析。	是否定期对转介服务工作情况进行统计和分析?
	【A】符合"B",并 相关职能部门对转介服务有监督检查,不断完善转介服务流程。	医务科	资料查阅: 职能部门针对妇女儿童康复转介服务流程进行督导检查的记录(含问题)、整改通知、改进措施、受检科室反馈的改进情况清单。	职能部门是否定期对科室妇女儿童康复转介服务流程开展督导检查?问题是否得到改进?

评审标准	评审要点	信息采集点	材料与核查	访谈要点
3.21.2 对妇女产后、盆底功能障碍和发育异常儿童等提供康复治疗前评估、康复治疗方案、康复治疗和指导、治疗效果评估。				
3.21.2.1 康复医师对每位需要进行康复治疗的患者有明确的诊断与治疗前评估，制定康复治疗方案，给予康复治疗和指导。	【C】 1. 康复医师对每位需要进行康复治疗的患者有明确的诊断与治疗前评估，并制定康复治疗方案； 2. 康复治疗方案由康复医师、治疗师、护士、病人及家属共同落实，要给予患者康复治疗和指导。	康复科	资料查阅： 1. 诊断和治疗前评估记录、康复治疗计划； 2. 患者康复治疗登记。	对医务人员进行访谈：如何进行诊断和治疗前评估？ 对患者或家属进行访谈：是否收到个性化的康复治疗方案？
	【B】符合"C"，并 科室定期自查，对存在的问题与缺陷有改进措施。	康复科	资料查阅： 科室定期自查记录（含问题与改进措施）。	科室有无开展定期自查？有无改进措施？
	【A】符合"B"，并 相关职能部门对科室的改进结果有跟踪评价。	医务科	资料查阅： 职能部门对改进措施的落实情况跟踪并核实的记录。	改进措施有无落实？改进效果如何？
3.21.2.2 有妇女儿童康复治疗效果评定标准与程序。定期对康复治疗与训练效果进行评估。	【C】 1. 有妇女儿童康复治疗效果评定的标准与程序。定期对每一个患者康复治疗与训练效果进行系统的效果评估； 2. 相关人员知晓效果评定的标准与程序并落实。	康复科	资料查阅+人员访谈： 1. 妇女儿童康复治疗效果评定标准与程序康复评定表； 2. 对康复医师和治疗师进行访谈，了解他们对康复治疗效果评定标准与程序的知晓情况。	有无康复治疗效果评定表？目前使用了哪些评估量表？
	【B】符合"C"，并 科室有自查记录，对存在的问题与缺陷进行评估、分析、反馈和整改。	康复科	资料查阅： 科室定期自查记录（含问题、分析与改进措施）。	科室有无开展定期自查？是否有改进措施？
	【A】符合"B"，并 相关职能部门定期监督检查，有定期检查的结果（问题与缺陷），有持续改进的事实。	医务科	资料查阅： 职能部门定期对康复治疗效果评定落实情况的督导检查记录（含问题）、整改通知、改进措施、受检科室反馈的改进情况清单；体现改进成效的案例。	职能部门有无定期对康复治疗效果评定的落实情况进行督导检查？问题是否得到改进？有无体现改进效果的案例？

评审标准	评审要点	信息采集点	材料与核查	访谈要点
3.21.3　对妇女产后、盆底功能障碍和儿童脑瘫等重点人群建立专案，进行管理和追踪随访，并提供个性化的康复治疗健康教育。				
3.21.3.1 对妇女产后、盆底功能障碍和儿童脑瘫等重点人群建立专案，进行诊断、干预评估和追踪随访，有记录。	【C】 1. 有对重点人群建立专案管理制度，专人负责； 2. 对妇女产后、盆底功能障碍和儿童脑瘫等重点人群建立专案，有相对固定的人员负责，提供诊断、干预评估、转诊和追踪随访，有记录。	妇女保健科、儿童保健科	资料查阅： 1. 重点人群专案管理工作制度与专职管理人员； 2. 重点人群诊断、干预评估、转诊和追踪随访记录。	目前为哪些重点人群建立了管理专案？
	【B】符合"C"，并 科室有自查记录，对存在的问题与缺陷有改进措施。	妇女保健科、儿童保健科	资料查阅： 科室定期自查记录(含问题与改进措施)。	科室有无开展定期自查？有无改进措施？
	【A】符合"B"，并 相关职能部门定期监督检查，有定期检查的结果(问题与缺陷)，有持续改进的事实。	保健部	资料查阅： 职能部门定期对重点人群专案管理情况的督导检查记录(含问题)、整改通知、改进措施、受检科室反馈的改进情况清单；体现改进成效的案例。	职能部门有无定期对重点人群专案管理情况开展督导检查？问题是否得到改进？有无能体现改进效果的案例？
3.21.3.2 提供个性化的康复治疗健康教育。	【C】 1. 为康复治疗的妇女及儿童家长提供个性化的康复治疗健康教育服务； 2. 将康复治疗纳入孕妇学校、家长学校等的教学内容； 3. 开展家庭康复指导。	康复科	资料查阅： 1. 康复治疗健康教育资料及个性化的教育内容； 2. 康复治疗健康教育纳入孕妇学校、育儿学校的教学计划； 3. 特定患者随访记录。	是否已开展个性化的康复治疗健康教育服务？是如何开展家庭康复指导的？
	【B】符合"C"，并 科室有自查记录，对存在的问题与缺陷有改进措施。	康复科	资料查阅： 科室定期自查记录(含问题与改进措施)。	科室有无开展定期自查？针对存在的问题有无改进措施？
	【A】符合"B"，并 相关职能部门定期监督检查，有定期检查的结果(问题与缺陷)，有持续改进的事实。	医务科	资料查阅： 职能部门定期对康复治疗健康教育情况的督导检查记录(含问题)、整改通知、改进措施、受检科室反馈的改进情况清单；体现改进成效的案例。	职能部门有无定期对康复治疗健康教育情况开展督导检查？问题是否得到改进？有无能体现改进效果的案例？

3.22　妇女儿童中医服务管理

评审标准	评审要点	信息采集点	材料与核查	访谈要点
3.22.1　按照有关工作规范、技术规范，开展妇女儿童中医医疗保健服务。				
3.22.1.1 按照有关工作规范、技术规范，开展妇女儿童中医医疗保健服务。	【C】 1. 按照有关工作规范、技术规范，根据本院专业特色，开设中医专业不少于 2 个，孕产保健、儿童保健、妇女保健均要提供不少于 2 种中医诊疗技术服务； 2. 根据本院规模、条件和工作需要，配备中医诊疗设备； 3. 中医师具备中医类别任职资格。	中医科、产科、儿童保健科、妇女保健科	现场查看+资料查阅： 1. 中医专业开设情况与中医诊疗技术服务项目列表； 2. 诊疗设备、设施的配置清单； 3. 中医类别医师的相关资质。	目前开展了哪些妇女儿童中医诊疗技术服务项目？相应的设备、设施配置是否齐全？
	【B】符合"C"，并 能够提供中成药、针灸、推拿等中医服务。	中医科	现场查看： 是否能提供中成药、针灸、推拿等服务。	能否提供针灸、推拿服务？
3.22.2　有中医诊疗规范，将中医药服务的理念和方法融入到妇女儿童医疗保健服务中。				
3.22.2.1 有中医诊疗规范，开展辨证施治。	【C】 1. 有中医特色的诊疗规范，开展辨证施治； 2. 应用及推广中医适宜技术； 3. 根据中医或中西医结合特色，开展培训与教育活动。	中医科	资料查阅： 1. 中医诊疗规范、技术操作规程； 2. 应用及推广中医适宜技术的相关资料； 3. 科内的业务学习培训资料。	
	【B】符合"C"，并 定期自查、评估、分析、整改。	中医科	资料查阅： 科室定期自查记录（含问题、分析与改进措施）。	科室有无开展定期自查？针对存在的问题有无改进措施？
	【A】符合"B"，并 相关职能部门履行监管职责，定期评价、分析和反馈。	医务科	资料查阅： 职能部门针对中医诊疗规范，适宜技术推广，科内培训情况的督导检查记录（含问题、评价），整改通知，改进措施，受检科室反馈的改进情况清单。	职能部门有无定期对中医诊疗规范、适宜技术推广、科内培训情况开展督导检查？问题是否得到改进？
3.22.2.2 将中医药服务的理念和方法融入到妇女儿童医疗保健服务中，建立妇女儿童中西医医疗保健服务的双向转介机制和流程。	【C】 有中医与西医医疗保健服务的双向转介服务流程，为妇女儿童提供多方位的医疗保健服务，有转介服务记录。	医务科、临床各科室	资料查阅： 中西与西医医疗保健服务的双向转介服务流程、转介服务记录。	中医与西医间有无开展医疗、保健服务的双向转介？
	【B】符合"C"，并 中医与西医医疗保健服务的双向转介率逐年提高。	医务科、临床各科室	资料查阅： 近 3 年中医与西医医疗保健服务的双向转介率统计表。	中西医之间，医疗保健服务的双向转介人次是否逐年增加？

3.23 手术治疗管理

评审标准	评审要点	信息采集点	材料与核查	访谈要点

3.23.1 实行手术医师资格准入制度和手术分级授权管理制度,建立定期手术医师资格和能力评价与再授权的机制,建立医师技术操作及手术档案,为定期手术医师资格和能力评价与再授权提供依据。

评审标准	评审要点	信息采集点	材料与核查	访谈要点
3.23.1.1 有手术医师资格分级授权管理制度与规范性文件。	【C】 1. 手术分级授权管理,实施能力评价,落实到每一位手术医师,公示名单; 2. 手术医师的手术权限与其资格、能力相符; 3. 手术医师均知晓,执行率100%; 4. 计划生育手术医师还须取得"母婴保健技术考核合格证书"资格。	手术科室	资料查阅+人员访谈: 1. 手术分级授权管理文件及公示; 2. 手术医师能力评价资料; 3. 访谈手术医所授权限情况的和执行情况; 4. 计划生育手术医师的"母婴保健技术考核合格证书"。	院内手术分为几级?不同能力的医师是否进行了不同级别的手术权限授权?
	【B】符合"C",并 科室建立医师技术操作及手术档案,记录每位医师的手术名称、职位、例数、并发症、预防性抗菌药使用、输血量及非计划再次手术发生情况等信息,为定期手术医师资格和能力评价与再授权提供依据。	手术科室	资料查阅: 医师技术操作及手术档案。	是否建立了医师技术操作及手术档案?
	【A】符合"B",并 相关职能部门履行监管职责,根据监管情况,对授权情况实施动态管理。	医务科	资料查阅: 职能部门针对手术分级授权及执行情况开展督导检查的记录(含问题)、整改通知、改进措施、受检科室反馈的改进情况清单、实施动态授权管理的资料。	职能部门有无定期对手术分级授权及执行情况开展督导检查?问题是否得到改进?有无实施动态授权管理?

注释:手术分级是根据风险性和难易程度不同,将手术分为四级,一级手术是指风险较低、过程简单、技术难度低的手术,二级手术是指有一定风险、过程复杂程度一般、有一定技术难度的手术,三级手术是指风险较高、过程较复杂、难度较大的手术,四级手术是指风险高、过程复杂、难度大的手术。择期手术患者,需要全身麻醉(含基础麻醉)或者需要输血时,其手术级别相应地提升一级。各保健院可根据本院的实际情况进行调整。

评审标准	评审要点	信息采集点	材料与核查	访谈要点
3.23.2 有患者病情评估与术前讨论制度，遵循诊疗规范制定诊疗和手术方案，依据患者病情变化和再评估结果调整诊疗方案，均应记录在病历中。				
3.23.2.1 有患者病情评估与术前讨论制度。	【C】 1. 有患者病情评估制度，在术前完成病史、体格检查、影像与实验室资料等综合评估。 2. 有术前讨论制度。根据手术分级和患者病情，确定参加讨论人员及内容，内容包括： （1）患者术前病情评估的重点范围； （2）手术风险评估； （3）术前准备； （4）临床诊断、拟施行的手术方式、手术风险与利弊； （5）明确是否需要分次完成手术等。 3. 对相关岗位人员进行培训。	手术科室	资料查阅： 1. 患者病情评估制度及病情评估资料； 2. 术前讨论制度； 3. 手术科室对医师就上述制度培训的记录。	术前讨论的内容有哪些？是否组织过患者病情评估制度、术前讨论制度的培训？
	【B】符合"C"，并 对术前讨论有明确的时限要求并记录在病历中。	手术科室	资料查阅： 术前讨论制度中有关讨论时限的要求、病历中术前讨论记录；体现改进成效的案例。	术前讨论有何时限要求？
	【A】符合"B"，并 相关职能部门对制度落实情况定期检查，并有分析、反馈和整改措施，改进有成效。	医务科	资料查阅： 职能部门定期对患者病情评估制度、术前讨论制度落实情况的督导检查记录（含问题）、整改通知、改进措施、受检科室反馈的改进情况清单。	职能部门有无定期对患者病情评估制度、术前讨论制度的落实情况开展督导检查？问题是否得到改进？
3.23.2.2 根据临床诊断、病情评估的结果与术前讨论，制订手术治疗计划或方案。（★）	【C】 1. 为每位手术患者制订手术治疗计划或方案。 2. 手术治疗计划记录于术前病程记录中，至少包括，但不限于： （1）术前诊断； （2）拟施行的手术名称； （3）可能出现的问题与对策； （4）确定术者、一助； （5）由上级医师签名确认； （6）本院设定的其他内容等。 3. 根据手术治疗计划或方案进行手术前的各项准备。	手术科室	资料查阅+现场查看： 1. 病程记录中的手术治疗计划或方案； 2. 术前各项准备情况。	手术治疗计划包括哪些内容？术前准备包括哪些？
	【B】符合"C"，并 对高难度高风险手术有明确定义，其手术治疗计划或方案由副高级以上医师或科主任签名确认。	手术科室	资料查阅： 高难度、高风险手术的手术治疗计划或方案、上级医师签名。	什么是高难度、高风险手术？
	【A】符合"B"，并 相关职能部门履行监管职责，并有分析、反馈和整改措施，改进有成效。	医务科	资料查阅： 职能部门对手术治疗计划制订与审核的督导检查记录（含问题）、整改通知、改进措施、受检科室反馈的改进情况清单，体现改进成效的案例。	职能部门有无定期对手术治疗计划的制订与审核情况开展督导检查？问题是否得到解决？

评审标准	评审要点	信息采集点	材料与核查	访谈要点
3.23.3　患者手术前的知情同意包括术前诊断、手术目的和风险、手术方式、是否输血、抗菌药物的使用、高值耗材的使用与选择，以及其他可选择的诊疗方法等。				
3.23.3.1 在患者手术前履行知情同意。	【C】 1. 手术医师知晓落实患者知情同意管理的相关制度与程序。 （1）手术前谈话由手术医师进行，知情同意结果记录于病历之中； （2）手术前应向患者或其近亲属、授权委托人充分说明手术指征、手术风险与利弊、手术方式、是否输血、抗生素的使用、高值耗材的使用与选择、可能的并发症及其他可供选择的诊疗方法等，并签署知情同意书； （3）肿瘤手术应以病理诊断作为决定手术方式的依据。根据术中冰冻病理诊断结果需要调整手术方式的，在手术前要向患者或其近亲属、授权委托人充分说明，征得患方同意并签署知情同意书； （4）手术前应向患者或其近亲属、授权委托人充分说明使用血与血制品的必要性，使用的风险和利弊及其他可选择办法等。 2. 对术前履行知情同意有明确的时限要求，并记录。 3. 知情同意书应由手术医师先签署，然后由患者或近亲属、授权委托人签署。 4. 对临床科室手术医师进行相关教育与培训。	手术科室	资料查阅： 1. 手术知情同意管理制度； 2. 手术知情同意书； 3. 查看手术知情同意书的签名顺序； 4. 对手术医师进行手术知情同意管理制度的培训记录。	手术医师是否参加过手术知情同意管理制度的培训？对知情同意书中手术医师、患者或近亲属的签名顺序有何规定？
	【B】符合"C"，并 相关职能部门履行监管职责，并有分析、反馈和整改措施。	医务科	资料查阅： 职能部门针对手术知情同意管理制度落实情况的督导检查记录（含问题与分析）、整改通知、改进措施、受检科室反馈的改进情况清单。	职能部门有无定期对科室手术知情同意落实情况开展督导检查？问题是否得到改进？
	【A】符合"B"，并 知情同意书签署规范，内容完整，合格率100%。	手术科室	资料查阅： 月手术知情同意书填写、签署合格率抽检统计表。	目前手术知情同意书填写、签署的合格率是多少？

评审标准	评审要点	信息采集点	材料与核查	访谈要点
3.23.4 建立重大手术报告审批制度，有急诊手术管理措施，保障急诊手术及时与安全。				
3.23.4.1 有重大手术报告审批制度。	【C】 1. 手术医师知晓重大手术(包括急诊情况下)报告审批管理的制度与流程； 2. 有明确需要报告审批的手术目录； 3. 对临床科室手术医师进行相关教育与培训。	手术科室	资料查阅： 1. 重大手术报告审批管理制度与流程； 2. 重大手术报告审批的目录； 3. 重大手术报告审批管理制度与流程、目录培训的记录。	请描述重大手术报告审批管理的流程。做哪些手术需要报告审批？
3.23.4.2 有急诊手术管理措施，保障急诊手术及时与安全。	【C】 1. 手术医师知晓急诊手术管理的相关制度与流程； 2. 有急诊手术绿色通道的保障措施和协调机制。	手术科室	资料查阅： 1. 急诊手术管理制度与流程； 2. 急诊绿色通道管理办法。	请简述急诊手术的流程。对于急诊绿色通道的停留时间，有无制度规定？
	【B】符合"C"，并 相关职能部门履行监管职责，并有分析、反馈和整改措施，改进有成效。	医务科	资料查阅： 职能部门针对重大手术报批、急诊手术管理情况的督导检查记录(含问题与分析)、整改通知、改进措施、受检科室反馈的改进情况清单；改进案例。	职能部门有无定期对重大手术报告、急诊手术管理情况进行督导检查？问题是否得到改进？

注释：重大手术是指对患者生命或重要器官有直接威胁或损伤危险且可能预后不良的手术，以及手术者或者被手术者情况特殊的手术。

3.23.5 手术的全过程情况和术后注意事项及时、准确地记录在病历中；手术的离体组织必须做病理学检查，明确术后诊断。

评审标准	评审要点	信息采集点	材料与核查	访谈要点
3.23.5.1 按照《病历书写基本规范》完成手术记录与术后首次病程记录。	【C】 1. 手术主刀医师在术后24小时内完成手术记录(特殊情况下，由一助书写，主刀签名)。 2. 参加手术的医师在术后及时完成术后首次病程记录。 3. 手术记录内容，至少包括，但不限于： (1)一般项目(患者姓名、性别、科别、病房、床位号、住院病历号或病案号)； (2)手术日期、术前诊断、术中诊断、手术名称、手术者及助手姓名、麻醉方法； (3)手术经过、术中出现的情况及处理； (4)手术标本去向、出血与输血量； (5)手术方式变更由上级医师签名确认； (6)本院设定的其他内容等。	手术科室	资料查阅： 1. 手术记录； 2. 术后首次病程记录； 3. 病历中手术记录的相关内容。	手术记录一般由谁书写？术后多长时间内完成？术后首次病程记录何时完成？手术记录的内容有哪些？
	【B】符合"C"，并 相关职能部门履行监管职责，并有分析、反馈和整改措施。	医务科	资料查阅： 职能部门针对手术记录、术后首次病程记录的督导检查记录(含问题与分析)、整改通知、改进措施、受检科室反馈的改进情况清单。	职能部门有无定期对手术记录、术后首次病程记录进行督导检查？问题是否得到改进？
	【A】符合"B"，并 手术记录和病程记录及时、完整，合格率100%。	手术科室	资料查阅： 手术记录和病程记录及时率、合格率的抽检统计表。	目前手术记录和病程记录及时率、合格率分别是多少？

评审标准	评审要点	信息采集点	材料与核查	访谈要点
3.23.5.2 手术离体组织（肿瘤）必须做病理学检查，明确术后诊断，并记录。	【C】 1. 手术医师知晓对手术后标本的病理学检查有明确的规定与流程，肿瘤手术切除组织送检率100%； 2. 手术护士知晓手术室具体措施保障规定与执行程序。	手术科室1、手术室2	资料查阅+人员访谈： 1. 手术离体组织病理学检查规定与流程、肿瘤手术切除组织送检率统计表； 2. 对手术室护士进行访谈，了解其对手术标本送检的规定与流程的知晓情况。	对医师和护士进行访谈：手术标本的病理学检查规定与流程具体是什么？
	【B】符合"C"，并 对病理报告与术中快速冰冻切片检查及术后诊断不一致时，有追踪与讨论的规定与程序，其结果记入病程记录。	手术科室	资料查阅： 病理报告与术中快速冰冻切片检查报告不一致、病理报告与术后诊断不一致时的追踪与讨论规定、流程； 个案追踪： 选择病理报告与术中快速冰冻切片检查及术后诊断不一致的案例，查看相关病例讨论记录、病程记录。	病理报告与术中快速冰冻切片检查及术后诊断不一致时，如何组织病例讨论？哪些人需要参加？

注释：手术离体组织送检率计算公式，分子为实际送检的手术组织或器官数，分母为所有手术取下来的组织或器官等标本数。

3.23.6　做好患者手术后治疗、观察与护理工作，并记录在相应的医疗文书中。

评审标准	评审要点	信息采集点	材料与核查	访谈要点
3.23.6.1 制订患者术后医疗、护理和其他服务计划。	【C】 相关人员知晓有术后患者管理相关制度与流程。 (1)手术后医嘱必须由手术医师或由手术者授权委托的医师开具； (2)每位患者手术后的生命指标监测结果记录在病历中； (3)对特殊治疗、抗菌药物和麻醉镇痛药品按国家有关规定执行； (4)在术后适当时间，依照患者术后病情再评估结果，拟定术后康复、或再手术等方案。	手术科室	资料查阅： 术后患者管理相关制度与流程、病程记录。	术后患者管理制度有哪些？患者术后多长时间内，需要对病情再次评估？
	【B】符合"C"，并 科主任与质量管理小组履行监管职责，并有定期分析、反馈和整改措施。	手术科室	资料查阅： 科室定期自查记录（含问题、分析、反馈与改进措施）。	科室有无定期开展自查？针对存在的问题有无改进措施？
	【A】符合"B"，并 相关职能部门履行监管职责，并有分析、反馈和整改措施，改进有成效。	医务科	资料查阅： 职能部门针对术后管理制度落实情况的督导检查记录（含问题）、整改通知、改进措施、受检科室反馈的改进情况清单，改进案例。	职能部门有无定期对术后管理制度的落实情况进行督导检查？问题是否得到改进？

评审标准	评审要点	信息采集点	材料与核查	访谈要点
3.23.6.2 手术后并发症的风险评估和预防措施到位。	【C】 1. 医务人员熟悉手术后常见并发症； 2. 对大型手术、高危手术患者有风险评估； 3. 手术后并发症的预防措施落实到位。	手术科室	**资料查阅+现场查看：** 1. 术后常见并发症预防措施和处理规范的培训记录； 2. 大型手术、高危手术术前讨论记录、手术风险评估表； 3. 查看术后并发症预防措施落实情况。	术后常见并发症有哪些？如何预防？
	【B】符合"C"，并 术前、术后有风险评估、有预防"深静脉栓塞"、"肺栓塞"等并发症的常规与措施，并得到遵循。	手术科室	**资料查阅：** 术前、术后风险评估表，术后常见并发症预防措施和处理规范，相关执行情况记录。	术前、术后是否执行风险评估？术后如何预防深静脉栓塞、肺栓塞？
	【A】符合"B"，并 相关职能部门履行监管职责，并有分析、反馈和整改措施，改进有成效。	医务科	**资料查阅：** 职能部门针对术后常见并发症的防范措施落实情况的督导检查记录（含问题）、整改通知、改进措施、受检科室反馈的改进情况清单，体现改进成效的案例。	职能部门是否定期对术后常见并发症的防范措施落实情况进行督导检查？问题是否得到改进？

3.23.7　有"非计划再次手术"的监测、原因分析、反馈、整改和控制体系。

评审标准	评审要点	信息采集点	材料与核查	访谈要点
3.23.7.1 有"非计划再次手术"的监测、原因分析、反馈、整改和控制体系。（★）	【C】 手术医师知晓"非计划再次手术"是对手术科室质量评价的重要指标及其相关管理制度。	手术科室	**资料查阅：** 非计划再次手术管理制度。	什么是"非计划再次手术"？如何管理"非计划再次手术"？
	【B】符合"C"，并 把"非计划再次手术"指标作为对手术医师资格评价、再授权的重要依据。	手术科室	**资料查阅：** 非计划再次手术登记本、月非计划再次手术发生率统计表，手术医师动态授权文件。	常见的非计划再次手术原因有哪些？（术后出血、伤口感染、愈合不良、各种瘘、未达手术预期效果和异物存留等）
	【A】符合"B"，并 职能部门与科主任应将"非计划再次手术"作质量"危急值"管理，即时现场处理与评价，提出改进措施，改进有成效。	医务科	**资料查阅：** 职能部门针对非计划再次手术情况的即时到场检查与评价记录（含问题、分析）、整改通知、改进措施、受检科室反馈的改进情况清单，体现改进成效的案例。	针对非计划再次手术，职能部门有无即时到场检查与评价？有无改进措施？问题是否得到改进？

注释：非计划再次手术是指在同一次住院期间，因各种原因导致患者需进行再次计划外的手术。分为医源性因素，即手术操作或特殊诊治操作造成严重并发症，必须施行再次手术；非医源性因素，即由于患者病情发展或出现严重术后并发症而需要进行再次手术。常见的非计划再次手术原因有术后出血、伤口感染、愈合不良、各种瘘、未达手术预期效果和异物存留等。

3.24　麻醉管理

评审标准	评审要点	信息采集点	材料与核查	访谈要点
3.24.1　实行麻醉医师资格分级授权管理制度与规范，有定期能力评价与再授权的机制。				
3.24.1.1 实行麻醉医师资格分级授权管理，并有明确的制度。	【C】 1. 麻醉医师知晓麻醉医师资格分级授权管理相关制度与程序； 2. 麻醉分级授权管理落实到每一位麻醉医师，权限设置与其资格、能力相符。	手术麻醉科	资料查阅： 1. 麻醉医师资格分级授权管理制度、授权流程； 2. 麻醉医师执业能力评价表、麻醉医师授权文件与再授权文件。	请描述麻醉医师资格分级授权标准。第一级（ASA-1），患者心、肺、肝、肾、脑、内分泌等重要器官无器质性病变；第二级（ASA-2），有轻度系统性疾病，但处于功能代偿阶段；第三级（ASA-3），有明显系统性疾病，功能处于早期失代偿阶段；第四级（ASA-4），有严重系统性疾病，功能处于失代偿阶段；第五级（ASA-5），无论手术与否，均难以挽救患者的生命。
	【B】符合"C"，并 独立实施麻醉的医师须具备中级以上职称。	手术麻醉科	个案追踪： 随机查看麻醉记录单，记录独立实施麻醉的医师姓名，追踪核实其职称是否满足中级以上职称要求。	独立实施麻醉的医师须具备什么职称？
	【A】符合"B"，并 主管部门对授权情况实施动态管理。有监督检查、反馈、处理。	医务科	资料查阅： 职能部门针对越级实施麻醉情况的督导检查记录（含问题、反馈、处理意见）。	职能部门有无定期对越级实施麻醉情况开展督导检查？出现越级的情形如何处理？
3.24.1.2 对麻醉医师有定期执业能力评价和再授权制度。	【C】 1. 有定期对麻醉医师执业能力评价与再授权的制度，并落实； 2. 麻醉医师均能知晓上述制度。	手术麻醉科	资料查阅+人员访谈： 1. 麻醉医师执业能力评价与再授权制度、麻醉医师执业能力评价表、再授权的文件； 2. 对麻醉医师进行访谈，了解其对上述制度的知晓情况。	如何评价一位麻醉医师的执业能力？
	【B】符合"C"，并 有麻醉医师定期执业能力评价与再授权的档案资料。	手术麻醉科	资料查阅： 同 C1。	有无麻醉医师执业能力评价表？
	【A】符合"B"，并 公开麻醉医师权限，及时更新相关信息。	医务科	资料查阅： 麻醉医师授权情况公示与及时更新的信息。	麻醉医师授权有无公示？在授权后，是否及时更新公示？

评审标准	评审要点	信息采集点	材料与核查	访谈要点
3.24.1.3 麻醉医师经过严格的专业理论和技能培训，完成继续教育。	【C】 1. 麻醉医师经过严格的专业理论和技能培训，考核合格； 2. 每位麻醉医师均经心肺复苏高级教程培训，并能熟练掌握。跟踪最新指南，及时更新心肺复苏流程。	手术麻醉科	资料查阅： 1. 麻醉医师专业理论和技能培训、考核记录； 2. 心肺复苏高级教程培训、考核记录；最新的麻醉指南、心肺复苏流程。	有无年度的专业理论、技能培训计划？是否参加过心肺复苏高级教程培训和考核？
	【B】符合"C"，并 麻醉医师定期（至少每年）接受继续教育知识更新。	手术麻醉科	资料查阅： 麻醉医师年度参加继续教育的记录。	是否参加和完成年度个人继续教育项目？是否达标？
	【A】符合"B"，并 麻醉医师继续教育达标率≥95%。	手术麻醉科	资料查阅： 麻醉医师参加继续教育达标情况统计表。	年度科室麻醉医师继续教育达标率是多少？
3.24.1.4 手术麻醉人员配置合理。	【C】 1. 人员配置合理，基本满足临床需要。手术室护理人员人数与手术台比例不低于2.5∶1； 2. 有明确的岗位职责，相关人员知晓本岗位的履职要求。	手术麻醉科	资料查阅： 1. 手术室护理人员名单，护理人数与手术台配置比例； 2. 麻醉医师、护士岗位职责。	目前手术室护理人数与手术台比例是多少？
	【B】符合"C"，并 1. 麻醉科主任具有高级职称任职资格； 2. 护士长应当具有中级以上职称。	手术麻醉科	资料查阅： 1~2. 手术麻醉科主任、护士长资质、职称类资料。	手术麻醉科主任、护士长有何职称方面的要求？
	【A】符合"B"，并 1. 麻醉医师人数与手术台比例不低于2∶1； 2. 每张手术台配备一名麻醉住院医师及一名主治以上的麻醉医师。	手术麻醉科	资料查阅： 1. 麻醉医师名单、麻醉医师人数与手术台配置比例； 个案追踪： 2. 根据麻醉医师职称，核对手术间值班表、麻醉记录单签名等，核实是否每台手术均配备有麻醉住院医师和主治医师。	目前麻醉医师人数与手术台的比例是多少？

评审标准	评审要点	信息采集点	材料与核查	访谈要点
3.24.2 实行患者麻醉前病情评估制度，制订治疗计划/方案，风险评估结果记录在病历中。				
3.24.2.1 有患者麻醉前病情评估和麻醉前讨论制度。	【C】 1. 有患者麻醉前病情评估制度，至少包括，但不限于 (1)明确患者麻醉前病情评估的重点范围； (2)手术风险评估； (3)术前麻醉准备； (4)对临床诊断、拟施行的手术、麻醉方式与麻醉的风险、利弊进行综合评估； (5)本院设定的其他内容等。 2. 对高风险择期手术、新开展手术或麻醉方法，进行麻醉前讨论。	手术麻醉科	资料查阅： 1. 麻醉前病情评估制度； 2. 针对高风险择期手术、新手术或新麻醉方法的麻醉前讨论记录。	麻醉前病情评估内容有哪些？开展高风险择期手术、新手术前，是否组织过麻醉前讨论？
	【B】符合"C"，并 相关职能部门履行监管职责，有监管检查、反馈、改进措施，改进有成效。	医务科	资料查阅： 职能部门针对麻醉前病情评估、讨论情况的督导检查记录(含问题)、整改通知、改进措施、受检科室反馈的改进情况清单；PDCA改进案例。	职能部门是否定期对麻醉前病情评估、讨论情况进行督导检查？问题是否得到改进？

注释：麻醉前病情评估一般也称为麻醉术前访视，为最大限度降低围手术期并发症的发生率和病死率，保证手术患者的生命安全，择期手术在术前一天，急诊手术在麻醉前，麻醉医师要访视患者，重点评估患者循环功能(含血容量与血红蛋白)、呼吸功能(含呼吸道通畅与否)、凝血功能和肝肾功能。

3.24.2.2 由具有资质和授权的麻醉医师进行麻醉风险评估，制订麻醉计划。	【C】 1. 由具有资质和授权的麻醉医师为每位手术患者制订麻醉计划； 2. 麻醉计划记录于病历中，包括拟施行的麻醉名称、可能出现的问题与对策等； 3. 根据麻醉计划进行麻醉前的各项准备。	手术麻醉科	资料查阅+现场查看： 1. 麻醉计划制订医师的资质与授权文件； 2. 麻醉计划； 3. 麻醉前的各项准备与记录。	麻醉计划包括哪些内容？麻醉前准备包括哪些内容？
	【B】符合"C"，并 按照计划实施麻醉，变更麻醉方法要有明确的理由，并获得上级医师的指导和同意，家属知情，记录于病历/麻醉单中。	手术麻醉科	资料查阅： 变更麻醉方式管理规定、变更麻醉方式知情告知书。	变更麻醉方式前，是否获得上级医师的指导和同意？是否与患方签订变更麻醉方式知情同意告知书？
	【A】符合"B"，并 科主任与质控小组每月应对变更麻醉方案的病例进行定期回顾、分析。	手术麻醉科	资料查阅： 科室质控小组针对变更麻醉方式的病例，定期回顾、分析的记录。	科室质控小组是否针对变更麻醉方式的病例，定期进行回顾分析？

评审标准	评审要点	信息采集点	材料与核查	访谈要点
3.24.3 患者麻醉前的知情同意，包括麻醉方式的选择，麻醉中、麻醉后可能发生的意外和并发症以及其他可能的选择。				
3.24.3.1 履行麻醉知情同意。	【C】 1. 在麻醉前应由麻醉医师向患者、近亲属或授权委托人进行知情同意。 2. 向患者、近亲属或授权委托人说明，至少包括，但不限于： (1)麻醉前病情评估的结果； (2)所选的麻醉方案风险、益处； (3)术后镇痛风险、益处； (4)其他可供选择的方案； (5)本院设定的其他内容等。 3. 签署麻醉知情同意书并存放在病历中。	手术麻醉科	资料查阅： 1～3. 麻醉知情告知同意书及其告知的内容、相关签名。	麻醉前需向患者、近亲属或授权委托人告知哪些内容？
3.24.4 实施麻醉操作的全过程必须记录于病历/麻醉单中。				
3.24.4.1 执行手术安全核查，麻醉的全过程在病历/麻醉单上得到充分体现。	【C】 1. 按照规定，执行手术安全核查； 2. 按规定内容书写麻醉单； 3. 麻醉的全过程在病历/麻醉单上得到充分体现。	手术麻醉科	资料查阅： 1. 手术安全核查制度、手术安全核查表； 2～3. 麻醉记录单。	手术安全核查要求哪些人在场并核查？请描述手术安全核查的步骤。
	【B】符合"C"，并 1. 科室有专门质控人员负责定期检查、反馈； 2. 相关职能部门有检查、反馈、总结，有改进措施。	手术麻醉科1、医务科2	资料查阅： 1. 科室质控人员定期自查记录(含问题、反馈、改进措施)； 2. 职能部门定期对手术安全核查制度落实情况的督导检查记录(含问题、总结)，整改通知，改进措施，受检科室反馈的改进情况清单。	科室针对手术安全核查有无开展定期自查？对存在的问题有无改进措施？职能部门是否定期对手术安全核查情况开展督导检查？问题是否得到改进？
	【A】符合"B"，并 1. 麻醉师参加手术安全核查并签字达100%； 2. 麻醉单及相关记录真实、准确、完整，符合规范，合格率100%。	手术麻醉科	资料查阅： 1. 麻醉师参加手术安全核查的签名率抽查统计表； 2. 麻醉单合格率抽查统计表。	目前麻醉师参加手术安全核查的签名率达多少？

评审标准	评审要点	信息采集点	材料与核查	访谈要点
3.24.4.2 有麻醉过程中的意外与并发症处理规范。	【C】 1. 麻醉医师100%知晓麻醉过程中的意外与并发症处理规范与流程: (1)有及时报告的流程; (2)处理过程应该得到上级医师的指导; (3)处理过程记录于病历/麻醉单中; 2. 麻醉医师对规范和流程知晓率。 3. 各项麻醉意外与并发症的预防措施落实到位。	手术麻醉科	**资料查阅+现场查看:** 1. 麻醉意外与并发症处理规范、处理流程; 2. 对麻醉医师进行访谈,了解其对麻醉意外与并发症处理规范、流程的知晓情况; 3. 查看麻醉意外与并发症的防范措施落实情况。	如何预防麻醉意外与并发症的发生? 一旦发生后有无应急处理措施? 请描述如何处置?
	【B】符合"C",并 至少每半年一次"落实麻醉意外与并发症的预防和应急处理措施"的再培训。	手术麻醉科	**资料查阅:** 麻醉意外与并发症处理规范、处理流程的培训与再培训记录。	每年开展几次针对麻醉意外与并发症处理规范、处理流程的培训?
	【A】符合"B",并 医务科、科主任、质控小组对每一发生麻醉意外和并发症的病例皆行讨论、分析、整改,有记录,改进有成效。	医务科、手术麻醉科	**资料查阅:** 职能部门、科室质控小组针对发生的每一例麻醉意外和并发症案例的讨论记录(含原因分析、改进措施),及PDCA改进案例。	针对每一例麻醉意外和并发症案例,是否均有医务科、科主任、质控小组参与讨论分析? 有无改进措施? 改进效果如何?
3.24.4.3 有麻醉效果评定。	【C】 有麻醉效果评定的标准与流程,对每例麻醉有效果评定的记录。	手术麻醉科	**资料查阅:** 麻醉效果评定标准与流程、麻醉效果评定记录。	麻醉效果评定的内容包括哪些?
	【B】符合"C",并 科主任与质控小组每季度对麻醉效果资料进行分析、评价、总结,有改进措施。	手术麻醉科	**资料查阅:** 每季度科室麻醉效果的统计、分析、评价(含改进措施)、总结记录。	是否每季度都对麻醉效果进行了统计、分析和评价? 有无改进措施?
	【A】符合"B",并 科主任和质控小组运用质量管理工具展示麻醉效果的变化趋势,改进有成效。	手术麻醉科	**资料查阅:** 同B,且有质量管理工具运用,体现改进成效的案例。	改进效果如何? 有无体现改进效果的PDCA案例?

注释:麻醉效果评定内容应包括:阻滞完善情况,肌松情况,麻醉有创操作有无明显损伤,麻醉深度适宜情况,苏醒期有无呛咳或呼吸欠佳,是否存在呼吸抑制等。

评审标准	评审要点	信息采集点	材料与核查	访谈要点
3.24.5 有全身麻醉后复苏管理，管理措施到位，实施规范的全程监测，记录麻醉后患者的恢复状态，防范麻醉并发症的措施到位。				
3.24.5.1 有全身麻醉后复苏管理措施，配置合理设备，管理措施到位。	【C】 1. 有全身麻醉后的复苏管理措施，实施规范的全程监测； 2. 复苏需配备吸氧设备，包括无创血压和血氧饱和度在内的监护设备，并配备呼吸机等必需设备及抢救用药，满足需求。	手术麻醉科	资料查阅： 1. 全身麻醉后复苏管理制度； 2. 复苏室抢救设备、设施、抢救车等配置情况。	全身麻醉后需复苏的患者，需监测哪些内容？
3.24.5.2 全身麻醉患者复苏的监护结果和处理均有记录。	【C】 1. 全身麻醉患者复苏的监护结果和处理均有记录； 2. 全身麻醉患者 Steward 评分结果记录在病历中。	手术麻醉科	资料查阅： 1. 全身麻醉后复苏的全程监护和处理记录； 2. 全身麻醉患者 Steward 评分记录。	针对复苏过程的监测与处理是否均有记录？全身麻醉患者 Steward 评分在多少分以上可离开复苏室？
3.24.6 建立分娩镇痛和术后患者的镇痛治疗管理规范与程序，能有效执行。				
3.24.6.1 建立分娩镇痛和术后患者的镇痛治疗管理规范与流程，能有效地执行。	【C】 1. 麻醉医师掌握分娩镇痛与术后镇痛管理与治疗规范，至少还应做到： ①麻醉医师保障母婴安全，参与分娩过程； ②签署分娩镇痛知情同意书； ③有明确分娩镇痛禁忌证； ④有明确分娩镇痛中监测内容。 2. 对参与术后疼痛治疗的相关医护人员进行定期培训与考核。	手术麻醉科、产科2	资料查阅： 1. 分娩镇痛、术后镇痛管理与治疗规范、分娩镇痛知情同意书、禁忌证分娩镇痛监测记录； 2. 对产科、计划生育技术服务科医护人员就术后疼痛治疗开展培训与考核的记录。	有无分娩镇痛与术后镇痛管理与治疗规范？对产科、计划生育技术服务科医护人员开展过术后疼痛治疗的培训和考核吗？
	【B】符合"C"，并 评价术后镇痛治疗效果有记录。	手术麻醉科	资料查阅： 病历中，术后镇痛治疗效果评价记录。	针对术后镇痛治疗效果有无评价记录？

评审标准	评审要点	信息采集点	材料与核查	访谈要点
3.24.7　建立麻醉科与输血科/血库(或输血管理组织)的有效沟通,严格掌握术中输血适应证,合理、安全输血。				
3.24.7.1 建立麻醉科与输血科/血库(或输血管理组织)的有效沟通,严格掌握术中输血适应证,合理、安全输血。	【C】 1. 有手术中用血的相关制度与流程,手术用血有严格的指征; 2. 有麻醉科与输血科/血库(或输血管理组织)沟通的流程; 3. 有手术用血前评估和用血疗效评估; 4. 相关人员知晓术中用血的制度与流程,并严格执行。	输血科、手术麻醉科 2、4、手术科室 3、4	资料查阅: 1. 输血管理制度与流程、输血的指征; 2. 麻醉科与输血科沟通流程; 3. 用血前评估和用血后疗效评价的记录; 随机访谈: 4. 对医生进行随机访谈,了解他们对输血管理制度与流程的知晓情况。	请描述输血的指征?简述术中紧急用血的流程。用血后是否对输血后效果进行评价?是否记录到病历里?
	【B】符合"C",并 1. 麻醉科与手术科室和输血科/血库(或输血管理组织)等人员能有效沟通,保障术中输血及时、合理、安全; 2. 科室定期对术中用血进行总结、分析、整改; 3. 相关职能部门进行检查、反馈,对存在的问题,及时整改。	输血科 1、2,手术麻醉科、手术科室 1,医务科 3	资料查阅: 1. 通过访谈,了解手术科室、麻醉科人员与输血科间沟通是否畅通、及时、合理; 2. 术中用血的定期总结、分析(含问题、整改措施)记录; 3. 职能部门对临床科室是否合理用血的督导检查记录(含问题)、整改通知、受检科室反馈的改进情况清单。	输血科有无定期对临床科室术中用血情况进行总结、分析?有无提出改进措施?职能部门有无定期对临床科室是否合理用血进行督导检查?对存在的问题是否反馈?是否得到改进?
	【A】符合"B",并 术中合理用血率≥95%。	手术科室、输血科	资料查阅: 术中合理用血率。	目前的术中合理用血率是多少?

注释:术中合理用血率的计算公式为手术中合理用血的次数占总术中用血次数的比例。

评审标准	评审要点	信息采集点	材料与核查	访谈要点
3.24.8 科室质量与安全管理小组能用麻醉工作质量和安全管理规章、岗位职责、各类麻醉技术操作规程、质量与安全指标来确保患者麻醉安全，定期评价服务质量，促进持续改进，确保患者麻醉安全。				
3.24.8.1 由科主任、护士长与具备资质的人员组成质量与安全管理小组，开展质量与安全管理。	【C】 1. 由科主任、护士长与具备资质的人员组成质量与安全管理小组，负责科室质量与安全管理； 2. 有完善的规章制度、岗位职责、诊疗规范、操作规程； 3. 有质量与安全管理小组工作职责、工作计划和工作记录。	手术麻醉科	资料查阅： 1. 科室质量与安全管理小组名单、医疗质量控制记录本、医疗安全管理记录本； 2. 科室规章制度、岗位职责、诊疗规范、技术操作规程； 3. 科室质量与安全管理小组工作职责、工作计划、工作记录。	科室质量与安全管理小组有无工作计划和实施记录？
	【B】符合"C"，并 质量与安全管理小组履行职责，定期对制度进行自查、评估、分析，有整改措施： (1) 术后随访制度； (2) 麻醉不良事件无责上报制度； (3) 手术安全核查与手术风险评估制度； (4) 麻醉药品管理制度； (5) 麻醉质量监测指标数据可靠性评估。	手术麻醉科	资料查阅： 科室定期对各项制度落实情况与麻醉质量监测指标的自查记录（含监测结果、存在的问题分析、改进措施）。	科室是否定期开展自查？针对质量与安全存在的问题有无改进措施？
	【A】符合"B"，并 相关职能部门对措施落实情况进行追踪评价，改进有成效。	医务科	资料查阅： 职能部门对改进措施的落实情况跟踪并核实的记录，体现改进成效的 PDCA 案例。	改进措施有无落实？改进效果如何？
3.24.8.2 开展质量与安全管理培训。	【C】 1. 依据院质量与安全管理计划，制订本科室质量与安全培训计划并实施； 2. 相关人员知晓培训内容，掌握并执行核心制度、岗位职责、诊疗常规、技术操作规程并严格遵循。	手术麻醉科	资料查阅+人员访谈： 1. 科室质量与安全培训计划、培训记录； 2. 相关人员对核心制度、岗位职责、诊疗常规、技术操作规程的知晓与执行情况。	有无制订科室质量与安全培训计划？
	【B】符合"C"，并 1. 对质量与安全管理制度、诊疗常规、操作规程等进行检查落实； 2. 对质量与安全管理的培训重点内容进行考核。	手术麻醉科	资料查阅： 1. 科室定期对质量与安全管理制度、诊疗常规、操作规程落实情况的自查记录（含问题与改进措施）； 2. 结合 C1 选择培训重点进行培训与考核的记录。	科室是否针对质量与安全管理制度、诊疗常规、操作规程的落实情况定期开展自查？对存在的问题有无改进措施？有无针对培训的重点内容进行考核？
	【A】符合"B"，并 培训覆盖率高，培训效果明显。	手术麻醉科	资料查阅： 培训签到率统计表、考核合格率统计表。	科内培训覆盖率是多少？合格率是多少？

评审标准	评审要点	信息采集点	材料与核查	访谈要点
3.24.8.3 定期收集、分析麻醉质量数据，开展麻醉质量评价。	【C】 1. 定期收集麻醉质量与安全相关的数据； （1）麻醉工作量：各种麻醉例数。心肺复苏例数、麻醉复苏室例数等； （2）严重麻醉并发症：麻醉意外死亡、误咽、误吸引发梗阻、出麻醉复苏室全身麻醉患者Steward评分≥4分的例数等； （3）各类术后患者自控镇痛（PCA）例数； 2. 运用适宜的评价方式与工具，定期开展麻醉质量评价。 3. 将麻醉并发症的预防措施与控制指标作为科室质量与安全管理与评价的重点内容。 4. 定期评价"手术安全核查与手术风险评估制度"的执行情况。	手术麻醉科	资料查阅： 1. 麻醉质量与安全监测指标与监测值； 2. 麻醉质量评价记录； 3. 针对麻醉并发症的监测数据与防范措施的评价记录； 4. 针对手术安全核查与手术风险评估制度落实情况的监测与评价记录。	麻醉质量与安全数据包括哪些？
	【B】符合"C"，并 1. 科质控小组对收集的本科室数据，运用质量管理工具展示管理成效的变化趋势，有季度通报、半年小结、年度总结报告； 2. 根据评价结果，进行分析、总结，针对存在的问题采取改进措施。	手术麻醉科	资料查阅： 1. 同C1，且有质量管理工具运用，监测数据变化的趋势；科内质控季度通报、半年小结、年度总结资料； 2. 月麻醉质量与安全评价记录（含分析、小结、存在的问题与改进措施）。	麻醉质量评价内容包括哪些？ （评价麻醉成功率、术前访视和术后随访率、会诊率、麻醉并发症发生率、麻醉差错发生率、麻醉意外及事故发生率、麻醉记录书写合格率、抢救危重患者数及成功率）
	【A】符合"B"，并 相关职能部门有监管，持续改进有成效，质量有提高。	医务科、手术麻醉科	资料查阅： 职能部门定期对麻醉质量与安全管理情况的督导检查记录（含问题）、整改通知、改进措施、受检科室反馈的改进情况清单；体现改进效果的PDCA案例。	职能部门有无定期对麻醉质量与安全管理情况开展督导检查？问题是否得到改进？有无体现改进效果的案例？

3.25　医院感染管理

评审标准	评审要点	信息采集点	材料与核查	访谈要点
3.25.1　有医院感染管理组织，医院感染控制活动符合《医院感染管理办法》等规章要求，并与本院功能任务及医疗保健服务相匹配。				
3.25.1.1 依据《医院感染管理办法》建立医院感染管理组织，负责医院感染管理工作。	【C】 1. 院长负责确定医院感染管理组织的职责，成立医院感染管理委员会，实行管理问责制，至少每年召开两次工作会议，有会议记录或会议简报； 2. 院长负责确定医院感染监测的重点和年度重点工作，并传递到全体职工； 3. 医院感染管理部门配专职人员，明确工作制度与职责，负责人具备中级以上职称任职资格； 4. 科室有兼职的医院感染管理质量控制人员。	院感办	资料查阅： 1. 成立医院感染管理委员会文件、委员会会议记录； 2. 医院感染管理年度计划、目标性监测重点工作； 3. 院感专职人员配备、工作制度、职责和负责人资质； 4. 各科室兼职医院感染管理人员名单。	医院感染风险因素有哪些？医院感染监测的重点和医院感染管理年度重点工作是什么？
	【B】符合"C"，并 有对院科两级医院感染管理组织工作及制度落实情况的监督检查，定期召开专题会议，对感染管理现状进行分析，对存在的问题有反馈及改进措施。	院感办	资料查阅： 职能部门对院、科两级院感工作及制度落实情况的督导检查记录（含问题、分析、改进措施），专题会议记录，整改通知，受检科室反馈的改进情况清单。	近期召开的专题会议主题是什么？
	【A】符合"B"，并 2年内无重大院内感染暴发责任事件	院感办	资料查阅： 院感相关通报、简报、文件等（2年内无院感暴发）。	近2年是否发生和报告过重大院内感染暴发事件？

注释：医院感染监测指标可参见原国家卫生计生委发布的《医院感染管理质量控制指标(2015年版)》。

评审标准	评审要点	信息采集点	材料与核查	访谈要点
3.25.1.2 有相应的规章制度,将医院感染的预防与控制贯彻于所有医疗保健服务中。	【C】 1. 有根据相关法律法规制定的医院感染预防与控制制度; 2. 有针对所有医疗保健活动和工作流程而制定的具体措施,并落实; 3. 医院感染管理相关人员熟知相关制度、工作流程及所管辖部门院感特点; 4. 全体员工熟知本部门、本岗位有关医院感染管理相关制度及要求,并执行; 5. 有针对各级各类人员的医院感染管理培训计划、培训大纲和培训内容,并落实。	院感办	资料查阅+人员访谈: 1. 院科两级的医院感染管理各项制度、流程; 2. 院感相关控制措施; 3~4. 对院感管理人员、医护人员进行访谈,了解其对院感相关管理制度和要求的知晓情况; 5. 各级各类人员年度院感培训计划、培训大纲及培训记录。	对院感管理人员、医护人员进行访谈,了解其对相关制度的知晓情况,如手卫生、手术部位感染预防与控制措施、职业防护措施、医疗废物管理等。
	【B】符合"C",并 院感管理部门、医务科、护理部、质控部门等对医院感控制效果进行追踪与评价。	院感办、医务科、护理部、质控办	资料查阅: 职能部门针对院感控制效果的督导检查记录(含问题、改进措施),整改通知,受检科室反馈的改进情况清单,职能部门对改进措施的落实情况跟踪并核实的记录。	职能部门是否定期针对院感控制效果开展督导检查?有无发现问题并提出改进措施?改进效果如何?

3.25.2 按照《医院感染监测规范》监测重点环节、重点人群、高危险因素及手术室、产房、母婴同室病房、新生儿病房等,采用监控指标管理,控制并降低医院感染风险。

评审标准	评审要点	信息采集点	材料与核查	访谈要点
3.25.2.1 由感染专职人员开展目标性监测，对重点环节、重点人群与高危险因素的监测，对主要部位感染有具体预防控制措施并实施。（★）	【C】 1. 医院感染管理专职人员和监测设施配备符合要求。 2. 有医院感染监测计划，有目标性监测，监测的目录/清单范围符合《医院感染监测规范》要求，并覆盖全部医院感染监测项目及不同标本类型。 3. 对重点环节、重点人群与高危险因素实施监测（范围、方法、频率，数据来源追踪）： （1）导管相关性血源感染（CRBSI）千日感染率； （2）呼吸机相关肺炎（VAP）千日感染率； （3）尿路感染（UTI）千日感染率； （4）I类切口感染率（按手术风险分类）； （5）省级卫生计生行政部门及本院设定的监测项目。 4. 落实对主要部位感染的预防控制相关制度与措施，至少包含，但不限于： （1）下呼吸道感染的预防控制； （2）手术部位感染的预防控制； （3）导尿管相关尿路感染的预防控制； （4）血管导管相关血流感染的预防控制； （5）皮肤软组织感染的预防控制； （6）省级卫生计生行政部门及本院设定的防控项目。	院感办	资料查阅： 1. 医院感染管理专职人员配备、监测设施清单； 2. 年度医院感染监测计划，目标性监测计划，监测目录清单； 3. 重点环节、重点人群与高危险因素的监测计划：含三大导管相关感染、手术部位感染、下呼吸道感染、皮肤软组织感染的目标性监测； 4. 主要部位感染的预防控制制度与措施。	如何实施三大导管相关感染、手术部位感染等目标性监测？如何进行数据来源追踪？
	【B】符合"C"，并 有对感染较高风险的科室与感染控制情况进行风险评估，并制定针对性的控制措施。	院感办、新生儿室、产房、手术室、血液透析室等	资料查阅： 重点科室年度医院感染风险评估表和风险控制措施。	如何开展医院感染风险评估？
	【A】符合"B"，并 对评审前三年实施感染控制监测的数据进行分析，运用质量管理工具展示业绩变化的趋势，做到季度通报、半年小结、年度总结报告。	院感办	资料查阅： 定期的医院感染监测数据分析、半年及年度监测总结报告。	有无运用质量管理工具分析和展示近3年监测数据的变化趋势？

注释：目标性监测包括手术部位感染、重症监护室、新生儿、细菌耐药性和多重耐药菌监测等。医院感染监测项目主要包括全院综合性监测、医院感染现患率调查、目标性监测、环境卫生学监测以及消毒灭菌效果监测等。重点部门是指重症医学科（监护病房）、手术室、血液透析室、消毒供应中心、新生儿室、产房、内镜室、口腔科和导管室等。"重点环节"是指各种插管、注射、手术、内镜诊疗操作等。重点人群是根据日常开展的综合监测、每年做的现患率调查以及定期开展的风险评估结果来判定本院的重点管理人群。"感控风险评估"是指对医院感染管理系统进行科学、公正的综合评估的活动过程，主要评估医院感染管理系统的脆弱性、面临的威胁以及脆弱性被威胁源利用后所产生的实际负面影响，并根据感染发生的可能性和负面影响的程度来识别感染风险，主要包括风险识别、风险评价及风险控制，以达到降低感染、保障医疗安全的目的。

评审标准	评审要点	信息采集点	材料与核查	访谈要点
3.25.2.2 手术室、产房、母婴同室病房、新生儿病房的医院感染管理。	【C】 1. 符合《医院感染管理办法》中对医院感染管理的基本要求； 2. 手术室、产房周围环境必须清洁、无污染源，相对独立； 3. 母婴同室病房内每张产妇床位的使用面积不应少于6m²，每名婴儿应有一张床位，占地面积不应少于2m²； 4. 新生儿病房应相对独立，布局合理，有NICU、隔离室、配奶间、沐浴室、治疗室等，严格管理； 5. 艾滋病病毒感染住院患者的院感防控应符合相关要求。	手术室1、2、5，产科1、2、5，新生儿病房1、4、5	现场查看： 1. 手术室、产房、母婴同室病房、新生儿病房的布局、设施、流程是否符合院感要求； 2. 手术室、产房周围环境情况； 3. 母婴同室的床位使用面积； 4. 新生儿病房布局，含NICU、隔离室、配奶间、沐浴室、治疗室等是否符合院感要求； 5. 艾滋病病毒感染患者的隔离区域设置和防控措施。	对医护人员进行访谈；艾滋病病毒感染患者的住院流程和防控要点是什么？
	【B】符合"C"，并 1. 隔离待产室和隔离分娩室所有器械应单独使，用后的产房、产床应彻底消毒； 2. 相关人员均知晓管理要求。	产科	现场查看： 1. 隔离待产室和隔离分娩室的单独设置、器械单独配置及使用情况、使用后消毒记录； 2. 对产科医护人员进行访谈，了解院感相关制度要求。	哪类孕产妇应安置在隔离待产室和分娩室？医务人员在进入上述隔离区域时，如何进行个人防护？
	【A】符合"B"，并 相关职能部门与院感管理部门履行监管职责，有监管检查、反馈、改进措施，改进有成效。	保健部、院感办	资料查阅： 针对重点部门院感防控措施落实情况的督导检查记录（含问题）、整改通知、改进措施、受检科室反馈的改进情况清单，体现改进成效的案例。	职能部门有无定期对重点部门院感防控措施落实情况进行督导检查？问题是否得到改进？
3.25.2.3 有医院感染暴发报告流程与处置预案。	【C】 1. 相关人员知晓医院感染暴发报告流程与处置预案，有医院感染暴发报告的信息核查机制； 2. 有多种形式与渠道，使医务人员和医院感染的相关管理人员及时获得医院感染的信息； 3. 有医院感染暴发的报告和处置预案控制的有效措施。	临床各科室	资料查阅： 1. 院感暴发报告制度、报告流程、院感暴发处置预案、院感暴发调查与信息核查制度； 2. 医院感染信息的发布形式和内容； 3. 医院感染暴发报告和处置预案的演练记录。	发生疑似医院感染暴发时如何报告？医务人员和院感相关管理人员是如何获取医院感染相关信息的？
	【B】符合"C"，并 根据医院感染暴发情况确定指挥系统、重点科室和重点人员，制订各类演练的脚本，并进行演练。	院感办	资料查阅： 医院感染暴发报告和处置预案、演练脚本、演练记录。	有无医院感染暴发的报告和处置预案？是否组织过演练？
	【A】符合"B"，并 有医院感染暴发处置演练效果评价报告，对存在的问题有改进措施，相关资料可查询。	院感办	资料查阅： 预案演练的效果评价记录（含问题、改进措施）。	是否针对演练效果进行过评价？针对演练中的不足，是否提出改进措施？

评审标准	评审要点	信息采集点	材料与核查	访谈要点
3.25.3　执行手卫生规范，实施依从性监管与改进活动。				
3.25.3.1 执行手卫生规范，实施依从性监管。	【C】 1. 定期开展手卫生知识与技能的培训，并有记录； 2. 手卫生设施种类、数量、安置的位置、手卫生用品等符合《医务人员手卫生规范》要求； 3. 医务人员手卫生知识知晓率达100%。	院感办、临床医技各科室	**资料查阅+现场查看+访谈：** 1. 手卫生知识和技能培训计划、培训记录； 2. 手卫生设施配置情况； 3. 对医护人员进行访谈，了解其对手卫生知识的知晓情况。	现场对医护人员进行访谈：什么是手卫生？手卫生时间节点包括哪些？请演示流动水洗手、卫生手消毒或外科手消毒。
	【B】符合"C"，并 重点科室能开展手卫生依从性和正确性监测，有院科二级对手卫生规范执行情况的监督检查，有整改措施。	院感办、手术室、新生儿室、产房、重症监护室（MICU、NICU）	**资料查阅：** 职能部门和重点科室针对手卫生依从性和正确性进行开展检查的记录（含问题、改进措施）。	如何开展科内手卫生依从性和正确性自查？
	【A】符合"B"，并 医务人员手卫生依从性不断提高，洗手方法正确率≥95%。	临床医技各科室	**资料查阅：** 定期的手卫生依从性和正确性监测与统计。	目前全院的手卫生依从率和正确率分别是多少？
3.25.4　有多重耐药菌（MDR）医院感染控制管理的规范与程序，实施监管与改进活动。				
3.25.4.1 有多重耐药菌医院感染控制管理规范与程序，实施监管与改进。	【C】 1. 有医院感染管理部门、微生物实验室（检验部门）、药学部门、医疗保健科室对多种耐药菌管理定期联席会制度，有牵头部门，分工明确，职责清楚。 2. 针对多重耐药菌医院感染的诊断、监测、预防和控制等各个环节，结合实际工作，制定并落实多重耐药菌感染管理的规章制度和防控措施； （1）有对多重耐药菌控制落实的有效措施，包括手卫生措施、隔离措施、无菌操作、保洁与环境消毒的制度等； （2）根据细菌耐药性监测情况，加强抗菌药物临床应用管理，落实抗菌药物的合理使用； （3）有落实耐甲氧西林金黄色葡萄球菌（MRSA）或耐万古霉素肠球菌（VRE）、耐碳青霉烯肠杆菌（CRE）、耐碳青霉烯鲍曼不动杆菌（CRAB）和铜绿假单胞菌（CRPA）的控制措施。 3. 对临床医护人员和微生物实验室或检验部门的人员进行预防多重耐药菌感染措施的培训制度、培训计划及落实措施。	院感办	**资料查阅：** 1. 多重耐药菌管理联席会议制度及会议记录； 2. 多重耐药菌感染预防控制制度和措施； 3. 预防多重耐药菌感染措施的培训制度、培训计划、培训记录。	对医务人员进行访谈：什么是多重耐药菌？目前防控的主要目标菌有哪些？医院制定的多重耐药药物防控措施有哪些？ 对保洁人员进行访谈：多重耐药菌感染患者床单元标识是什么？如何进行日常和终末清洁消毒？
	【B】符合"C"，并 1. 有对多重耐药菌感染患者或定植高危者监测，有相应的隔离措施和实施记录。细菌耐药性监测报告及时反馈到医务人员，并方便查询； 2. 有相关职能部门对多重耐药菌医院感染情况的监督检查，根据监管情况采取相应改进措施。	院感办	**资料查阅：** 1. 多重耐药菌感染患者或定植高危患者的监测记录，隔离措施； 2. 职能部门对多重耐药菌感染防控措施落实情况的督导检查记录（含问题、改进措施）。	职能部门有无定期对多重耐药菌感染防控措施落实情况进行督导检查？问题是否得到改进？
	【A】符合"B"，并 1. 多重耐药菌医院感染控制有效，抗菌药物使用合理； 2. 医院临床微生物实验室能满足临床对多重耐药菌检测及抗菌药物敏感性分析的需求； 3. 至少每半年向全院公布一次临床常见分离细菌菌株及其药敏情况，包括全院和重点部门多重耐药菌的检出变化情况和感染趋势等。	院感办，检验科2、3	**资料查阅：** 1. 多重耐药菌检测及药敏结果报告单、相关医嘱等； 2. 多重耐药菌检测报告单、抗菌药物敏感性分析报告； 3. 定期发布的临床常见分离细菌菌株及其药敏情况简报。	是否定期向全院公布临床常见分离细菌菌株及其药敏情况？

评审标准	评审要点	信息采集点	材料与核查	访谈要点
3.25.5　有细菌耐药监测及预警机制，各重点部门应了解其前五位的医院感染病原微生物名称及耐药率。				
3.25.5.1 有细菌耐药监测及预警机制，各重点部门应了解其前五位的医院感染病原微生物名称及耐药率。	【C】 有细菌耐药监测及预警机制，并定期(至少每季度)进行反馈，指导合理使用抗菌药物。	院感办、药学部、检验部	资料查阅： 细菌耐药监测报告及通报。	有无开展细菌耐药监测？是否定期发布本院医院感染细菌的构成及耐药情况？
	【B】符合"C"，并 有临床治疗性使用抗菌药物种类与微生物检测种类年度统计分析。	院感办、药学部、检验部	资料查阅： 临床治疗性使用抗菌药物种类与微生物检测种类年度统计分析报告。	是否有微生物检出种类和排名情况的定期通报？
	【A】符合"B"，并 临床重点部门负责人了解其前五位的医院感染病原微生物名称及耐药率。	临床各科室	资料查阅： 院内排名前五位的医院感染病原微生物名称及耐药率情况通报。	对临床科室负责人进行访谈：本院及本科室排名前五的多重耐药菌是哪些？

注释：细菌耐药监测及预警机制是指对接受抗菌药物治疗者，要送检微生物检验样本，定期向全院全体医护人员公布本院医院感染细菌的构成及耐药情况；对主要目标细菌耐药率超过30%的抗菌药物，应及时将预警信息通报本院医护人员；对主要目标细菌耐药率超过40%的抗菌药物，应慎重经验用药；对主要目标细菌耐药率超过50%的抗菌药物，应参照药敏试验结果选用抗生素；对主要目标细菌耐药率超过75%的抗菌药物，应暂停该类抗菌药物的临床应用。

3.25.6　消毒工作符合《医院消毒技术规范》《医院消毒供应中心清洗消毒及灭菌技术操作规范》《医院消毒供应中心清洗消毒及灭菌效果监测标准》的要求；隔离工作符合《医院隔离技术规范》的要求；医务人员能获得并正确使用符合国家标准的消毒与防护用品；重点部门、重点部位的管理符合要求。				
3.25.6.1 根据国家法规，结合本院具体情况，制定全院和不同部门的消毒与隔离制度。	【C】 1. 有全院和重点部门的消毒与隔离工作制度； 2. 有保障重点部门落实消毒与隔离制度，并执行，至少包含，但不限于： (1)各重症监护病房(室)；(2)新生儿室/病房；(3)分娩室/产房；(4)手术室(含门诊、住院、急诊)；(5)腔镜室；(6)感染性疾病科；(7)口腔科；(8)消毒供应室/中心；(9)省级卫生计生行政部门及医院设定的重点部门； 3. 所有医务人员防护用品符合国家规定； 4. 有对医务人员进行医院感染相关知识、消毒与隔离技术、职业暴露预防处置的教育与培训，有培训考核记录。	院感办、重症医学科、新生儿科、儿科、产科、感染性疾病科、口腔科、急诊科、手术室、腔镜室、供应室	资料查阅： 1. 院科两级的消毒与隔离工作制度； 2. 医务人员职业防护制度、防护用品入库前"三证"的查验与登记； 3. 对医务人员开展院感知识、消毒与隔离技术、职业暴露处置等培训的记录。	什么是普遍预防？什么是标准预防？如何正确选择和穿脱防护用品？
	【B】符合"C"，并 院感管理部门对重点部门落实消毒与隔离制度进行监督检查。	院感办	资料查阅： 院感管理部门针对消毒与隔离制度落实情况的督导检查记录(含问题)、整改通知、改进措施、受检科室反馈的改进情况清单。	院感管理部门有无定期对消毒与隔离制度落实情况进行督导检查？问题是否得到改进？
	【A】符合"B"，并 医院感染管理组织能运用质量管理工具展示消毒与隔离的工作情况和存在问题缺陷。根据分析结果，提出改进措施，有半年及年度分析报告(近两年)。	院感办	资料查阅： 消毒与隔离工作定期分析报告(含问题、改进措施)、半年及年度分析报告(近两年)。	有无近两年的消毒与隔离工作定期分析报告？

评审标准	评审要点	信息采集点	材料与核查	访谈要点
3.25.6.2 有满足消毒要求的合格设备、设施与消毒剂。	【C】 1. 有满足消毒要求的消毒设备、设施与消毒剂; 2. 医用耗材、消毒隔离相关产品符合国家的有关要求,证件齐全,质量和来源可追溯; 3. 院感控部门对医用耗材、消毒隔离相关产品采购质量有监管; 4. 定期对消毒剂的浓度、有效性等进行监测。	医学装备科 1、2,药学部 1、2,院感办 3、4	资料查阅: 1~2. 消毒设备、设施清单和消毒剂名称、规格、厂家情况统计表,产品"三证"资料,入库查验与登记; 3. 院感管理部门对入库产品的"三证"收集,质量的监管记录; 4. 消毒剂浓度、消毒效果监测记录。	如何确保消毒设备、消毒剂的质量和来源的可追溯性?院感管理部门对采购质量有无监管?对消毒剂的浓度、有效性有无定期监测?
	【B】符合"C",并 院感控部门对设备、设施及消毒剂检测结果进行定期分析与反馈。	院感办	资料查阅: 设备、设施、消毒剂消毒效果监测的定期分析与反馈资料。	有关设备、设施、消毒剂的消毒效果监测情况,是否定期反馈给采购和使用部门?
3.25.6.3 消毒供应的清洗消毒及灭菌符合规范与标准的要求,有清洗消毒及灭菌效果监测的原始记录与报告。	【C】 1. 有清洗消毒及灭菌技术操作规程; 2. 有清洗消毒及灭菌效果监测的程序与规范,判定标准; 3. 相关人员知晓相关规范并执行; 4. 消毒供应的清洗消毒及灭菌效果监测落实到位,并有原始记录与监测报告,灭菌合格率100%。	消毒供应中心	资料查阅: 1. 清洗消毒及灭菌技术操作规程; 2. 清洗消毒及灭菌效果监测规范、判定标准; 3~4. 清洗质量监测记录;灭菌效果监测记录(物理、化学、生物监测及微生物抽样监测),月灭菌合格率统计表。	采用何种方法监测灭菌效果?
	【B】符合"C",并 消毒供应室定期自查,发现问题及时整改。	消毒供应中心	资料查阅: 科室定期清洗与灭菌效果的自查记录(含问题与改进措施)。	科室针对清洗与灭菌质量有无开展定期自查?针对存在的问题有无改进措施?
	【A】符合"B",并 院感控部门会同护理部对落实情况有监管、评价,对存在的问题与缺陷有改进措施。	院感办、护理部	资料查阅: 职能部门针对清洗与灭菌质量的督导检查记录(含问题)、整改通知、改进措施、消毒供应中心反馈的改进情况清单。	职能部门是否定期对清洗与灭菌质量进行督导检查?对发现的问题是否有改进措施?

注释:灭菌合格率计算公式,分子为抽查的器械包中灭菌合格的个数,分母为抽查经过灭菌的器械包的个数,通常用百分比(%)表示。

评审标准	评审要点	信息采集点	材料与核查	访谈要点
3.25.7 按照《医疗废物管理条例》要求，规范处理医疗废物。				
3.25.7.1 按照《医疗废物管理条例》要求，规范处理医疗废物。	【C】 1. 按照《医疗废物管理条例》要求制定本院医疗废物（包括污水处理）管理制度与处理规范； 2. 各类医疗废物、污水处理符合相关规范； 3. 对相关人员进行培训，医疗废物、污水处理人员知晓相关规定并能严格遵照执行。	总务科	资料查阅： 1. 医疗废物管理制度、污水处理管理制度与处理规范； 2. 医疗废物交接记录；污水处理监测记录； 3. 针对上述内容，工勤人员的培训记录。	医疗废物的院内转运、交接流程？转运过程中发生医疗废物溢洒，应如何处理？对医疗废物暂存间如何进行日常清洁和消毒？
	【B】符合"C"，并 相关职能部门履行监管，对落实情况进行监督检查。	院感办	资料查阅： 院感办针对医废、污水处理情况的督导检查记录（含问题）、整改通知、改进措施、受检科室反馈的改进情况清单。	职能部门有无定期对医废、污水处理情况进行督导检查？问题是否得到改进？
	【A】符合"B"，并 医疗废物、污水处理符合规范，监测合格，资料完整，通过环保部门评估。	总务科	资料查阅： 同C2，且有第三方或上级主管部门水质监测报告（亦认同与环保部门联网并实施在线监测的记录）。	医疗废物处置是否符合规范？有无第三方或环保、疾控部门出具的水质监测合格报告？
3.25.8 按照卫生计生行政部门的要求上报医院感染监测信息。				
3.25.8.1 按照卫生计生行政部门的要求上报医院感染监测信息。	【C】 按照卫生计生行政部门的要求上报医院感染监测信息。	院感办	资料查阅： 医院感染监测信息报表。	医院感染监测信息报告内容和时限要求分别是什么？
	【B】符合"C"，并 有指定专人负责上报医院感染监测信息，信息经过审核，保障真实、准确。	院感办	资料查阅： 同C，且有审核人签字。	如何进行数据查验和溯源？
	【A】符合"B"，并 医院感染管理组织将本单位的监测结果与省市医院感染质量控制中心发布本地区的医院感染监测信息比较分析，并运用质量管理工具展示业绩变化的趋势，做到季度通报、半年小结、年度总结报告。	院感办	资料查阅： 医院感染监测信息分析报告（含趋势变化图季度通报、半年小结、年度总结）。	是否定期与省市医院感染质量控制中心发布的本地区医院感染监测信息进行比较分析？有无形成报告？

3.26 感染性疾病管理

评审标准	评审要点	信息采集点	材料与核查	访谈要点

3.26.1 根据相关法规及辖区卫生计生行政部门的要求设置感染性疾病科(门诊)/发热门诊/肠道传染病门诊等部门,其建筑规范、医疗设备、设施和人员应符合国家有关规定。

评审标准	评审要点	信息采集点	材料与核查	访谈要点
3.26.1.1 根据相关法规及辖区卫生计生行政部门的要求设置感染性疾病科(门诊)或发热门诊/或肠道传染病门诊等部门,其建筑规范、医疗设备、设施和人员符合国家有关规定。	【C】 1. 根据相关法规要求设置感染性疾病科(门诊)/发热门诊/肠道传染病门诊,其建筑规范、医疗设备和设施基本符合规范,人员符合规范; 2. 有感染性疾病患者就诊流程规定并公示; 3. 出诊医师具有感染性疾病的诊断能力,具有临床微生物学、抗菌药物应用、传染病学、流行病学等专业知识及丰富的临床经验; 4. 对医护人员进行相关制度、规范的培训。	感染性疾病门诊(发热门诊、肠道门诊),急诊科	**现场查看+资料查阅:** 1. 发热门诊、肠道门诊的布局、分区、标识、设备、设施; 2. 公示的感染性疾病患者预检分诊、就诊流程; 3. 出诊医师的资质、本专业年限; 4. 医院感染管理制度、消毒隔离技术规范培训记录。	如何进行正确的个人防护?发现疑似或确诊传染性疾病患者时应如何处理?

3.26.2 落实传染病预检分诊制度,实行首诊负责制,及时报告疫情,规范接诊和治疗传染病患者,协助专业公共卫生机构及有关部门进行突发公共卫生事件和传染病疫情调查、采样与处理以及相关控制传播措施。

评审标准	评审要点	信息采集点	材料与核查	访谈要点
3.26.2.1 落实传染病预检分诊制度,实行首诊负责制,及时报告疫情,规范接诊和治疗传染病患者,协助专业公共卫生机构及有关部门进行突发公共卫生事件和传染病疫情调查、采样与处理以及相关控制传播措施。	【C】 1. 相关人员知晓传染病的门诊、急诊预检分诊制度,并得到遵循; 2. 执行"首诊负责制",及时报告疫情,规范接诊和治疗传染病患者。	临床各科室	**资料查阅:** 1. 门诊和急诊预检分诊制度和流程、门诊和急诊预检分诊登记本; 2. 传染病疫情信息报告制度及报送的信息、隔离措施。	预检分诊人员的岗位职责是什么?如何进行流行病学史的询问?如何指引需要分诊至发热门诊的患者?对发热门诊、肠道门诊医生进行访谈:法定传染病分为几类?报告时限要求是什么?
	【B】符合"C",并 有重点传染病防治和突发公共卫生事件救治小组。	院感办	**资料查阅:** 重点传染病防治和突发公共卫生事件领导小组和救治小组文件。	有无突发公共卫生事件防治领导小组?有无相关应急预案?

评审标准	评审要点	信息采集点	材料与核查	访谈要点
3.26.3　为医务人员提供符合国家标准的消毒与防护用品，根据标准预防的原则，采取标准防护措施。				
3.26.3.1 为医务人员提供符合国家标准的消毒与防护用品，根据标准预防的原则，采取标准防护措施。	【C】 1. 有根据医务人员在工作时的危险性程度采取分级防护的规定，防护措施适宜； 2. 医务人员使用的消毒与防护用品应当符合国家医用级标准，配置完整、充足，便于医务人员获取和使用； 3. 接触血液、体液、分泌物、排泄物等物质以及被其污染的物品时应当戴手套； 4. 诊疗艾滋病患者，医护人员应严格遵守《医务人员艾滋病病毒职业暴露防护指导原则》； 5. 相关人员知晓职业暴露的应急预案、处置流程，并组织演练。	临床医技各科室	资料查阅： 1. 不同岗位医务人员的防护要求及防护用品配置清单； 2. 消毒剂及防护用品入库查验资料、日常库存清单； 3~4. 查看医务人员职业防护的穿戴情况； 5. 职业暴露应急预案、处置流程及演练记录。	对医务人员进行访谈：什么是标准预防？标准预防的主要措施有哪些？什么是普遍预防？
	【B】符合"C"，并 有职业暴露的完整登记、处置、随访等资料，并根据案例或阶段分析改进职业防护工作。	临床医技各科室 院感办	资料查阅： 职业暴露个案登记表及定期汇总分析报告（至少每季度汇总、分析一次）。	发生职业暴露后，应如何处置？
	【A】符合"B"，并 相关职能部门履行监管职责，定期对落实情况监督检查。	院感办	资料查阅： 职能部门针职业防护、职业暴露管理的督导检查记录（含问题）、整改通知、改进措施、受检科室反馈的改进情况清单。	职能部门有无定期对职业防护、职业暴露管理情况进行督导检查？问题是否得到改进？

评审标准	评审要点	信息采集点	材料与核查	访谈要点

3.26.4 有专职人员负责传染病疫情报告与管理工作，突发公共卫生事件与传染病疫情监测信息报告规范，实行网络直报。

评审标准	评审要点	信息采集点	材料与核查	访谈要点
3.26.4.1 有专职人员负责传染病疫情报告与管理工作，突发公共卫生事件与传染病疫情监测信息报告规范，实行网络直报。	【C】 1. 根据《突发公共卫生事件与传染病疫情监测信息报告管理办法》《国家突发公共卫生事件相关信息报告管理工作规范(试行)》制定突发公共卫生事件和传染病疫情信息监测报告的制度与流程； 2. 按照国家相关规定，实行传染病网络直报； 3. 有专职人员负责传染病疫情报告卡的收集、汇总登记、核对以及报送等工作； 4. 有传染病疫情报告、登记、核对以及奖惩等相关制度并组织培训，相关人员知晓有关规定。	院感办	资料查阅： 1. 突发公共卫生事件和传染病疫情信息监测报告的制度与流程； 2~3. 传染病网络直报系统的相关登记、核对、上报信息； 4. 传染病报告相关制度、流程的培训记录。	院内传染病报告流程具体是什么？如何进行院内传染病迟报、漏报自查？

3.26.5 定期对全体医务人员进行传染病防治知识和技能的培训与传染病处置演练，做好院内预防传染病的健康教育工作。

评审标准	评审要点	信息采集点	材料与核查	访谈要点
3.26.5.1 定期对全体工作人员进行传染病防治知识和技能的培训与传染病处置演练，做好院内预防传染病的健康教育工作。	【C】 1. 有全员传染病防治知识和技能培训的计划。 2. 定期开展传染病防治知识和技能培训，内容包括： (1) 传染病防治的法律法规、规章、技术操作规程； (2) 传染病流行动态、诊断、治疗、疫情报告、预防； (3) 传染病的处置规范与处置流程； (4) 职业暴露的预防和处理等。 3. 采用多种形式向公众开展常见传染病预防知识的教育和咨询； 4. 针对艾滋病等重大传染病开展预防教育咨询、患者教育和随访。提高患者治疗的依从性和随访率。	院感办1、2、3，感染性疾病门诊（发热门诊、肠道门诊）4	资料查阅： 1~2. 传染病防治知识和技能培训计划、培训记录； 3. 开展传染病防治知识的健康教育资料； 4. 艾滋病等重大传染病预防教育咨询门诊及随访记录。	对医务人员进行访谈：甲类传染病及按甲类管理的乙类传染病有哪些？本院常见的传染病有哪些？如何进行报告？HIV初筛阳性病例如何处置？
	【B】符合"C"，并 根据传染病疫情，适时开展传染病处置演练，根据演练总结改进传染病管理，提高应急处置能力。	院感办，感染性疾病门诊（发热门诊、肠道门诊），急诊科	资料查阅： 突发公共卫生事件应急预案及演练记录。	是否根据传染病疫情，适时开展突发公共卫生事件应急演练？

3.27　医技质量安全管理

评审标准	评审要点	信息采集点	材料与核查	访谈要点
3.27.1　药事管理工作和药学部门设置以及人员配备符合国家相关法律法规及规章制度的要求；建立与完善本院药事管理组织和药学部门。				
3.27.1.1 设立药事管理与药物治疗学委员会，健全药事管理体系，有药事管理工作制度，配备相应的药学专业技术人员。	【C】 1. 按照《医疗机构药事管理规定》的相关要求，设立药事管理与药物治疗学委员会及若干相关的药事管理小组，职责明确，有相应工作制度，日常工作由药学部门负责； 2. 药学部负责药品管理、药学专业技术服务以及临床药学工作； 3. 相关职能部门指定专人，负责与本院药物治疗相关的行政事务管理工作。	药学部、医务科3	资料查阅： 1. 药事管理与药物治疗学委员会成立文件、职责、工作制度； 2. 药学部人员名单、资质及分工； 3. 指定药物治疗的行政事务管理专人文件。	有无成立药事管理与药物治疗学委员会？有无临床药师指导临床用药？
	【B】符合"C"，并 1. 药事管理与药物治疗学委员会人员组成符合规定，定期召开专题会议，研究药事管理工作，每年不少于4次，有完整的相关资料，资料真实； 2. 药学部门负责人具有高等学校药学专业或者临床药学专业专科以上学历，及本专业中级以上技术职务任职资格； 3. 医务科与药学部职责明确，有协调机制。	药学部	资料查阅： 1. 药事管理与药物治疗学委员会人员组成名单、会议记录；研究药事管理工作专题会议记录； 2. 药学部负责人的毕业证书、职称证书（复印件）； 3. 了解医务科与药学部之间的分工与协作情况。	药事管理与药物治疗学委员会每年召开几次专题会议？药学部与医务科之间，就处方点评、抗菌药物专项管理等工作是否存在分工与协作？
	【A】符合"B"，并 1. 药学专业技术人员不少于本院卫生专业技术人员的8%； 2. 有药事管理工作计划和年度工作总结，体现药事管理持续改进。	药学部	资料查阅： 1. 药学专技人员名单、人数，以及占全院卫技人员的比例； 2. 药事管理工作年度计划、年度总结。	药事管理相关指标（处方合格率、药占比、抗菌药物管理专项指标、不良事件等）与去年相比，有无改进的体现？
3.27.2　加强药剂管理，规范药品采购、储存、调剂、制剂，保障药品供应和基本药物优先使用。				
3.27.2.1 有药品采购供应管理制度与流程，经合理遴选的药品有适宜的贮备。	【C】 1. 有药品采购供应管理制度与流程，有固定的供药渠道，由药学部门统一采购供应； 2. 制订本院"药品处方集"、"基本用药供应目录"，并以多种形式方便医务人员获取； 3. 列入"药品处方集"和"基本用药目录"中的药品有适宜的储备，每年增减调整药品率≤5%； 4. 销售、使用的制剂经过批准； 5. 有药品遴选制度，遵循"一品两规"要求，药品遴选科学、合理，品种满足医疗保健需求。	药学部	资料查阅+现场查看： 1. 药品采供管理制度与流程； 2. 公示的药品处方集、基本用药供应目录； 3. 列入院内药品处方集和基本用药供应目录的常备品种数量清单，每年调整上述品种的清单； 4. 制剂批准文号与入库验收记录； 5. 药品遴选制度、不超过"一品两规"的落实情况。	有无院内药品处方集和基本用药供应目录？是否调整过基本用药供应目录中的品种？药品遴选应满足什么要求？品种能否满足医疗保健需求？
	【B】符合"C"，并 定期评估药品储备情况，有定期评估分析报告和提出改进措施。	药学部	资料查阅： 药品储备情况定期评估分析报告（含问题与改进措施）。	有无药品储备情况定期评估分析报告？有无针对存在的问题提出解决措施？
	【A】符合"B"，并 85%以上药品库存周转率少于10~15天，库存药品资金周转率少于25天。	药学部	资料查阅： 药品库存周转率统计表、库存药品资金周转率统计表。	库存周转率是多少？

评审标准	评审要点	信息采集点	材料与核查	访谈要点
3.27.2.2 有药品贮存制度，贮存药品的场所、设施与设备符合有关规定。	【C】 1. 有药品贮存相关制度，定期对库存药品进行养护和质量检查； 2. 药品贮存基本设施与设备符合规定：根据药物性质和贮存量配置有温、湿度控制系统，有冷藏、避光、通风、防火、防虫、防鼠、防盗设施和措施。设施、设备质量均符合规定，运行正常； 3. 根据药品的性质、特点分别设置冷藏库、阴凉库、常温库； （1）化学药品、生物制品、中成药、中药饮片分别贮存，分类定位存放； （2）防腐剂、外用药、消毒剂等药品与内服药、注射剂分区储存； （3）"毒、麻、精"药品、高危药品、易燃易爆、强腐蚀性等危险性药品按有关规定分别设库，单独贮存，设置有统一警示标识。 4. 药品名称、外观或外包装相似的药品分开放置，并作明确标示； 5. 实行药品采购、贮存、供应计算机管理，药品库存量及进出量、调剂室库存量及使用量定期盘点、账物相符； 6. 药库管理由药学专业人员负责，科室或病区备用药品应指定专人管理。	药学部	资料查阅+现场查看： 1. 药品贮存制度、养护记录和质检记录； 2~3. 查看冷藏库、阴凉库、常温库、特殊药品库等分设情况及环境、温度和湿度监测记录、标识情况；防火、防虫、防鼠、防盗相关设施； 4. 看似药品分开放置情况与标识； 5. 药品出入库管理系统、定期盘点记录； 6. 药库管理人员名单、科室或病区备用药品管理人员名单。	防腐剂、外用药、消毒剂等与内服药、注射剂是否分区存放？"毒、麻、精"药品、高警示药品、易燃易爆、强腐蚀性等危险品是否按有关规定分别设库，并设置警示标识？对于库房在温度和湿度控制方面有何要求？
	【B】符合"C"，并 1. 药库与药品存放区域远离污染区，温度、湿度和照明亮度符合有关规定；药品库按规定设置有验收、退药、发药等功能区域； 2. 有药品效期管理相关制度与处理流程。效期药品先进先用、近期先用，对过期、不适用药品及时妥善处理，有控制措施和记录。	药学部	现场查看+资料查阅： 1. 查看药库与药品存放区域温度和湿度监测与照明情况，药库验收、退药、发药三区的设置； 2. 药品管理制度、近效期药品管理规定与处理流程、病区备用药品管理制度、备用药品检查与交接记录。	近效期药品如何管理？
	【A】符合"B"，并 药品管理资料完整、翔实，有可追溯措施，如实行条形码管理。	药学部	现场查看： 应用条码管理的药品管理信息系统。	有无信息化管理软件支持药品管理？有无实行条码管理并能追溯？

注释：为保证药品质量，药品应根据其贮存温度要求存放，冷藏库温度控制在2~8℃，阴凉库温度控制在不超过20℃，常温库温度控制在10~30℃。各库相对湿度在45%~75%之间。

评审标准	评审要点	信息采集点	材料与核查	访谈要点
	【C】 1. 有药品验收相关制度与程序，保证每个环节药品的质量； 2. 药学部门至少每季对医疗保健科室备用药品的管理与使用进行一次检查。	药学部	资料查阅： 1. 药品验收制度与流程、药品质量抽查记录； 2. 药学部每季度对各科室备用药品管理与使用的督导检查记录。	简述药品入库前的验收流程。
3.27.2.3 建立药品质量监控体系，有效控制药品质量。	【B】符合"C"，并 药学部门对药品质量抽查结果及科室备用药品管理检查情况进行分析、总结，并向主管职能部门反馈。	药学部	资料查阅： 入库前药品质量抽查情况、临床、医技科室备用药品管理情况的汇总分析材料。	药学部有无定期进行药品质量抽检？有无定期对临床科室备用药品管理与使用情况开展检查？定期检查的情况有无汇总分析并向相关职能部门反馈？
	【A】符合"B"，并 1. 相关职能部门对上述工作进行监管，有措施、有改进、有落实； 2. 库房、药房发出药品质量合格率100%。	医务科 1 护理部 1 药学部 2	资料查阅： 1. 职能部门对检查存在的问题下发的整改通知（含改进措施）、相关科室反馈的改进情况清单； 2. 库房、药房定期的药品质量抽检合格率统计表。	职能部门针对检查存在的问题有无提出改进措施？有无改进效果？

评审标准	评审要点	信息采集点	材料与核查	访谈要点
3.27.2.4 按照《处方管理办法》落实药品调剂制度，遵守药品调剂操作规程，保障药品调剂质量。	【C】 1. 按《医疗机构药事管理规定》和《处方管理办法》等有关规定制定药品调剂制度和操作规程； 2. 调剂作业有足够的空间与照明，门急诊药房实行大窗口式或者柜台式发药；住院调剂室口服摆药区域环境清洁整齐、卫生符合要求； 3. 有措施避免药品分装，如需药品分装，应有操作规程、适当的容器，外包装有药品名称、剂量及原包装的批号、效期和分装日期； 4. 药品使用遵循先拆先用，先到先用的原则； 5. 调剂处方流程合理，按有关规定做到"四查十对"。调剂过程至少有第二人核对，独立值班时双签字核对； 6. 药品调剂时，药师以上人员承担审核、核对和发药工作，依据《处方管理办法》的相关要求审核处方/用药医嘱是否规范、适宜； 7. 住院医嘱单按照处方管理，药师依据完整的用药医嘱作为调剂的依据，确保用药适当性及正确性； 8. 有发药差错登记、分析和改进措施； 9. 对药师进行定期的、有针对性的药学技能和差错防范培训； 10. 由药学人员为就诊者提供用药咨询，有咨询记录，并针对就诊者咨询的常见问题开展合理用药宣传工作。	药学部	资料查阅+现场查看： 1. 药品调剂制度和调剂操作规程； 2~7. 查看调剂区、发药窗口、药品拆零分装、分包情况、双人调剂核对流程、医嘱与处方审核流程； 8. 调剂差错登记、分析和改进措施； 9. 药学技能和防差错有关培训记录； 10. 用药咨询窗口的设置、合理用药咨询登记。	调剂处方"四查十对"的内容是什么？是否开展医嘱与处方的审核和干预？有无调剂差错登记？是否定期开展差错分析和提出改进措施？有无设置用药咨询窗口及提供用药咨询？
	【B】符合"C"，并 1. 对不规范处方、用药不适宜处方进行有效干预，及时与医生沟通； 2. 审核和核对处方或用药医嘱后调剂配发药品。发药时根据具体情况对就诊者进行用药交代和用药指导，关注特殊群体的用药指导。必要时为就诊者提供书面用药指导材料； 3. 对于住院患者口服药品，应由医师下达医嘱，药学技术人员统一摆药，护士按照核对程序实施发药，注射剂按日剂量发药，确保给药安全。	药学部	资料查阅+现场查看： 1. 不合理处方干预登记； 2. 查看窗口发药时，用药交代和用药指导； 3. 查看药房摆药、注射剂按日剂量配发情况。	发现不合理处方时应如何干预？特殊群体的用药如何指导？住院患者口服药具体由谁负责摆放？
	【A】符合"B"，并 1. 执行发药差错报告，调剂室年出门差错率≤0.01%； 2. 有促进临床合理用药持续改进的措施，对临床不合理用药进行干预效果分析，体现多环节防范与持续改进效果。	药学部	资料查阅： 1. 不良事件报告表、年调剂差错统计表； 2. 对不合理用药干预情况的分析资料，体现干预后不合理用药监测数据变化的改进案例。	发生调剂差错时，是否遵循不良事件管理制度进行上报？年调剂差错率是多少？

评审标准	评审要点	信息采集点	材料与核查	访谈要点
3.27.2.5 制剂的配制与使用符合有关规定。（可选）	【C】 1. 配制的制剂持有"医疗机构制剂许可证"，取得制剂批准文号，有制剂质量标准； 2. 有保证制剂质量的设施、设备和管理制度，按规定配备药学专业技术人员； 3. 经省级药品监督管理部门批准后，制剂方可在医疗机构之间调剂使用。	药学部	资料查阅： 1. "医疗机构制剂许可证"、自制制剂批准文号、制剂质量标准； 2. 制剂设施、设备和相关管理制度，制剂专技人员； 3. 自制制剂在医疗机构之间调剂使用的批文。	药学部有无自制制剂？有无制剂专职人员？制剂在医疗机构之间调剂使用吗？
	【B】符合"C"，并 有主管药师以上专人负责制剂原料、制剂成品质量检验，原始记录及复核记录齐全。	药学部	资料查阅： 质检药师职称证书、质检原始记录与复核记录。	有无专职人员落实制剂的质检工作？
	【A】符合"B"，并 有制剂质量改进措施和召回制度。	药学部	资料查阅： 不合格制剂的改进措施与召回制度。	出现不合格的制剂时，有无改进措施与召回制度？
3.27.2.6 有肠外营养液和危害药物等静脉用药的调配规定。（可选）	【C】 静脉用药在病房（区）分散调配的应参照《静脉用药集中调配质量管理规范》和《静脉用药集中调配操作规程》进行改善，有管理制度和措施。	药学部	资料查阅： 静脉用药病区自行调配管理制度、静脉用药病区自行调配操作规程、查对制度、药物配伍禁忌表。	静脉用药是否由药学部集中调配？有无静脉用药病区自行调配管理制度？
	【B】符合"C"，并 1. 肠外营养液和静脉用危害药物由药学部门集中调配与供应。按照《静脉用药集中调配质量管理规范》和《静脉用药集中调配操作规程》相关规定进行管理与操作，有相关工作制度； 2. 有主管药师以上人员审核处方和参与静脉药物临床应用，对不适宜用药者定期分析、总结，能有效干预； 3. 集中调配有卫生计生行政部门颁发的准予集中调配的许可证或批复件； 4. 处方合格率>99%，二级库账物相符率>99.9%。	药学部	资料查阅： 1. 肠外营养液和静脉用危害药物集中调配工作制度、操作规程； 2. 临床不适宜用药登记、分析汇总，干预记录； 3. 集中调配许可证或批文； 4. 处方点评资料与合格率统计；二级库定期盘点统计表、账物相符率。	对临床不适宜用药是否干预并登记？静脉用药的处方是由哪一级药师负责审核的？经审核，目前的处方合格率是多少？
	【A】符合"B"，并 1. 有输液质量问题和输液严重不良反应报告相关规定； 2. 药学部对临床出现的输液质量问题和就诊者输液后的严重不良反应有分析报告、改进措施。	药学部	资料查阅： 1. 不良事件报告制度、报告单； 2. 输液质量问题、输液不良反应的调查分析报告（含改进措施）。	每一例输液质量问题和输液不良反应是否均有调查分析？有无改进措施？

评审标准	评审要点	信息采集点	材料与核查	访谈要点
3.27.2.7 按照《国家基本药物临床应用指南》和《国家基本药物处方集》及医疗机构药品使用管理有关规定，规范医师处方行为，确保基本药物的优先合理使用。	【C】 1. 有贯彻落实《国家基本药物临床应用指南》和《国家基本药物处方集》，优先使用国家基本药物的相关规定及监督体系； 2. 药学部门有专门人员定期对医师处方是否优先合理使用基本药物进行评价、分析及向相关职能部门反馈。	药学部	资料查阅： 1. 优先使用国家基本药物的规定及临床科室月基本药物使用率统计表； 2. 国家基本药物使用情况评价分析资料。	对临床科室基本药物使用率有无监测？有无评价分析？
	【B】符合"C"，并 相关职能部门定期对优先使用国家基本药物情况进行监督、协调，满足基本医疗服务需要。	药学部	资料查阅： 对临床科室优先使用国家基本药物情况的检查、通报、协调等资料。	有何措施能确保临床科室优先使用国家基本药物？
	【A】符合"B"，并 1. 国家基本药品目录列入本院用药目录，有相应的采购、库存量； 2. 对享有基本医疗服务对象使用国家基本药物（门诊、住院）的比例、品种使用率、金额等指标符合卫生计生行政部门的规定。	药学部	资料查阅： 1. 医院用药采购目录，国家基本药物采购、库存品种数量清单； 2. 门诊、住院患者基本药物使用比例、国家基本药物品种的使用率、国家基本药物金额占总药费的比例。	国家基本药物采购纳入医院采购用药目录了吗？目前的门诊、住院患者国家基本药物使用比例是多少？
3.27.2.8 对全院的急救等备用药品进行有效管理，确保质量与安全。	【C】 1. 有专人负责管理存放于急诊室、各病房（区）的急救室（车）、手术室及各诊疗科室的急救等备用药品，有管理和使用的制度与领用、补充流程； 2. 由医务科、护理部、药学部门联合确认，各相关科室的急救备用药品目录及数量。	临床各科室1、医务科2、护理部2、药学部2	资料查阅： 1. 备用药品管理和使用制度、急救药品管理和使用制度、急救和备用药品领用、补充流程； 2. 三部门联合确认的临床科室急救药品、备用药品清单（含基数）。	有无备用药品、急救药品管理和使用制度？使用后怎样领用补充？上述药品有无实行基数管理？
	【B】符合"C"，并 由医务科、护理部、药学部门联合，至少每季核查各诊疗单元的急救备用药品，实物与数量账卡一致。	医务科、护理部、药学部	资料查阅： 职能部门针对各相关科室急救药品、备用药品管理和使用情况的督导检查记录。	职能部门是否针对急救药品、备用药品管理和使用情况定期开展督导检查？
	【A】符合"B"，并 各科室备用急救等备用药品统一存储位置、统一规范管理、统一清单格式，保障抢救时及时获取。	临床各科室	现场查看： 临床科室急救、备用药品"三统一"管理情况。	各科室备用的急救药品是否实现了统一储存位置、统一规范管理、统一清单格式？

165

评审标准	评审要点	信息采集点	材料与核查	访谈要点
	【C】 有药品召回管理制度与处置流程，妥善保存，收集保留所有原始记录。	药学部	资料查阅： 药品召回管理制度与处置流程，不合格药品的报告、调查分析。	请描述药品召回流程，应如何处理召回药品？
3.27.2.9 有药品召回管理制度。	【B】符合"C"，并 发现假、劣药品时，按规定及时报告有关部门并迅速召回，有导致人身损害的相关的处置预案与流程。	药学部	资料查阅： 假、劣药品报告制度、药品召回制度，不合格药品导致人身损害处置预案与流程。	应如何处置不合格药品导致人身损害的情况？
	【A】符合"B"，并 1. 有及时追回调剂错误的药品规定，用评审前三年数据证实； 2. 及时分析调剂错误原因，有整改措施。	药学部	资料查阅： 1. 调剂差错药品追回管理规定，调剂差错药品追回登记； 2. 调剂差错原因分析，整改措施。	发现药品调剂错误怎么办？有无调剂错误原因分析？有无改进措施？
3.27.2.10 建立完善的药品管理信息系统，与院内整体信息系统联网运行。	【C】 1. 有药品管理计算机软件系统，并与院内整体信息系统联网运行。且符合《电子病历基本规范（试行）》的相关规定，对药品价格及其调整、医保属性等信息实现综合管理； 2. 有信息系统联网的处方用药技术支持软件。有完善药品查询系统，方便有关人员查询、适时获取正确的药品信息； 3. 药库和调剂室有药品进、销、存、使用等实时管理系统，实行药品定额和数量化管理，包括药品账目和统计、处方点评分析统计等。	药学部	现场查看： 1. 处方、医嘱信息化系统； 2. 合理用药软件； 3. 药品管理信息系统。	通过访谈，了解信息化对药品价格调整、合理用药、药品查询、药品出入库及使用、处方点评等的支持功能。
	【B】符合"C"，并 对抗菌药物等实行计算机处方权限管理。	药学部	现场查看： 同C1，且有处方权限管理功能。	了解信息化对抗菌药物使用权限管理的支持功能。
	【A】符合"B"，并 1. 有适宜的合理用药监控软件系统，能为处方审核提供技术支持，并定期更新； 2. 通过用药监控系统，对抗菌药物等实行计算机用药时限管理。	药学部	现场查看： 1. 合理用药软件功能； 2. 合理用药软件监测用药时限功能。	访谈信息化对处方审核、抗菌药物用药时限监控功能。

评审标准	评审要点	信息采集点	材料与核查	访谈要点
3.27.3 麻醉药品、精神药品、医疗用毒性药品、放射性药品等"特殊管理药品"以及终止妊娠药品、促排卵药品、抗菌药物使用合理，管理规范。				
3.27.3.1 执行"特殊管理药品"管理的有关规定，终止妊娠药品、促排卵药品使用合理，管理规范。	【C】 1. 麻醉药品、精神药品、医疗用毒性药品、放射性药品等"特殊管理药品"以及终止妊娠药品、促排卵药品按照法律法规、规章等制定相应的管理制度； 2. "特殊管理药品"有安全设施，药库设置有"毒、麻、精"药品专用库（柜），配有安全监控及自动报警设施；调剂室有专用保险柜，各病房（区）、手术室等有防盗设施；放射性药品按有关规定执行； 3. 有"麻、精"药品实行三级管理、"五专"管理和批号管理的制度与程序，开具的药品可溯源到使用药品者。	药学部	**资料查阅+现场查看：** 1. 特殊药品管理制度、终止妊娠药品及促排卵药品管理规定； 2. 查看特殊药品的存放情况（保险柜、电视监控、自动报警等设施，放射性药品还需有安全的铅容器）； 3. "麻、精"药品三级管理、"五专"管理情况及处方权限审核、"麻、精"药品使用登记、空安瓿回收登记。	"麻、精"药品三级管理是指哪三级？药品"五专"管理是指哪五专？
	【B】符合"C"，并 1. 药学部门定期对临床科室"特殊管理药品"管理和使用进行检查，至少每月1次； 2. 药学部门定期对全院（包括门诊和住院）使用"终止妊娠药品""促排卵药品"合理性进行点评，每季1次； 3. 相关科室有相应的"特殊管理药品"、终止妊娠药品及促排卵药品管理制度，并严格实行。	药学部	**资料查阅：** 1. 对临床科室特殊管理药品管理和使用的月检查记录； 2. 每季度对全院终止妊娠药品、促排卵药品的使用合理性进行点评的记录； 3. 同C1，且管理和使用合规。	终止妊娠药品及促排卵药品有何管理要求？"麻、精"药品过期、破损如何处理？有无定期对全院终止妊娠药品及促排卵药品的使用合理性进行点评？
	【A】符合"B"，并 "特殊管理药品"、终止妊娠药品及促排卵药品使用合理（适应症、用法、用量、给药途径），各项管理符合卫生计生等行政部门管理要求。	药学部	**资料查阅：** 同B2，且有特殊管理药品的处方点评记录。	有无定期对特殊管理药品的使用合理性进行点评？

评审标准	评审要点	信息采集点	材料与核查	访谈要点
3.27.3.2 有抗菌药物临床应用管理组织，并制定章程，明确职责。对抗菌药物的不合理使用有检查、干预和改进措施。	【C】 1. 成立抗菌药物临床应用管理组织，院长是抗菌药物临床应用管理第一责任人； （1）将抗菌药物临床应用管理作为医疗保健质量和机构管理的重要内容纳入工作安排； （2）明确抗菌药物临床应用管理组织机构，以及各相关部门在抗菌药物临床应用管理中的职责分工，层层落实责任制； （3）根据各医疗保健科室不同的专业特点，设定抗菌药物应用控制指标； 2. 医疗保健科室负责人是本科室抗菌药物临床应用管理第一责任人； （1）将抗菌药物临床应用管理作为本科质量管理的重要内容，并纳入医师能力评价； （2）设定本科抗菌药物应用控制执行指标并落实； 3. 院长与医疗保健科室负责人签订抗菌药物合理应用责任状。	药学部1、3，临床各科室2、3	资料查阅： 1. 抗菌药物临床应用管理组织成立文件、职责分工、医院整体及临床各科室抗菌药物应用控制指标； 2. 使用科室抗菌药物临床应用管理小组名单、质控评价记录、科内抗菌药物使用监测指标； 3. 院长与各科室负责人签订抗菌药物合理应用责任状。	医院设定的抗菌药物临床应用控制指标有哪些？
	【B】符合"C"，并 建立、健全抗菌药物临床应用管理工作制度和监督管理机制。	药学部	资料查阅： 抗菌药物临床应用管理制度、监测指标、监测方法、管理措施。	有无落实指标的监测？发现指标超标时应如何管理？
	【A】符合"B"，并 1. 本院抗菌药物使用强度、门诊和急诊抗菌药物处方比例及住院患者抗菌药物使用率符合卫生计生行政部门规定要求； 2. 按卫生计生行政部门要求向本辖区监测网报送抗菌药物和细菌耐药监测信息。有对全院抗菌药物临床应用的管理、监测、干预前后分析报告，体现改进效果。	药学部	资料查阅： 1. 本院抗菌药物使用强度、门诊和急诊抗菌药物处方比例及住院患者抗菌药物使用率的定期统计分析资料； 2. 抗菌药物使用和细菌耐药监测情况的信息上报资料、干预前后抗菌药物临床应用情况的对比分析报告。	全院目前的抗菌药物使用强度、门诊和急诊抗菌药物处方比例及住院患者抗菌药物使用率分别是多少？有无干预前后抗菌药物临床应用情况的对比分析报告？

评审标准	评审要点	信息采集点	材料与核查	访谈要点
3.27.3.3 根据《抗菌药物临床应用指导原则》结合本院实际情况制订"抗菌药物临床应用和管理实施细则"和"抗菌药物分级管理制度",并检查落实情况。(★)	【C】 1. 有"抗菌药物临床应用和管理实施细则""抗菌药物分级管理制度",以及本院抗菌药物分级管理目录,并能根据安全性、疗效、细菌耐药性、药品价格及临床使用等情况对本院抗菌药物分级目录进行动态调整; 2. 对不同管理级别的抗菌药物处方权进行严格限定; 3. 感染专业医师、微生物检验专业技术人员和药师能够提供抗菌药物临床应用技术支持并参与管理工作; 4. 相关职能部门组织对医务人员进行抗菌药物合理应用培训。	药学部、医务科4	资料查阅: 1. 抗菌药物临床应用和管理实施细则、抗菌药物分级管理制度、抗菌药物分级管理目录及动态调整的目录; 2. 抗菌药物临床使用授权文件; 3. 感染专业医师、微生物检验师提供的细菌耐药监测情况通报、多重耐药菌耐药情况监测通报、临床药师提供的合理用药指导; 4. 医务人员抗菌药物合理应用培训记录。	有无抗菌药物分级管理制度?是否进行了抗菌药物使用级别授权?有无定期的细菌耐药监测情况通报?
	【B】符合"C",并 1. 有"特殊管理抗菌药物"临床应用评价标准,并实施监控和干预,临床应用基本合理; 2. 住院患者治疗用抗菌药物微生物样本送检率符合卫生计生行政部门规定要求; 3. 每月至少抽查门急诊处方100张、住院病历30份,发现问题后及时反馈整改。	药学部	资料查阅: 1. 特殊使用级抗菌药物临床应用评价标准及处方点评、干预记录; 2. 使用抗菌药物(限制版、特殊版)的住院患者微生物样本送检率统计表; 3. 月抽查门诊、急诊处方点评记录,住院病历抽查记录,问题反馈和受检科室反馈的改进情况清单。	是否针对特殊使用级的抗菌药物进行定期评价?使用抗菌药物的住院患者微生物样本送检率目前是多少?
	【A】符合"B",并 1. 医师处方及医嘱无违规越级现象; 2. 门诊无特殊使用级抗菌药物的处方。	药学部	现场查看: 1. 查看处方、医嘱信息化系统对用药权限的限制; 2. 查看门诊药房有无特殊使用级抗菌药物及处方。	有无信息化系统支持用药权限的限制?门诊有无特殊使用级抗菌药物处方?
3.27.3.4 建立抗菌药物遴选和定期评估制度,加强抗菌药物购用管理。(★)	【C】 1. 本院抗菌药物品种遴选经过院抗菌药物管理工作组织讨论确定,有会议记录; 2. 抗菌药物品种数符合国家卫生计生委规定要求; 3. 定期调整抗菌药物供应目录品种结构,调整周期原则上为2年,最短不得少于1年; 4. 明确抗菌药物品种启动临时采购的程序。	药学部	资料查阅: 1. 抗菌药物品种遴选方案、清单、经抗菌药物管理小组讨论的会议记录; 2. 遴选的品种清单(品种不超过40种); 3. 抗菌药物供应目录表(调整前后); 4. 抗菌药物临时购用程序。	抗菌药物品种遴选是否经抗菌药物管理小组讨论?遴选的品种有多少个?确定后的供应目录有无再调整过?经过了多长时间才调整的?
	【B】符合"C",并 抗菌药物购用品种、品规结构合理,品规符合卫生计生行政部门要求。(如头霉素、三代及四代头孢菌素(含复方制剂)、碳青霉烯类、氟喹诺酮类、深部抗真菌类品规)。	药学部	资料查阅: 抗菌药物购用品种、规格清单。	购用的抗菌药物,每个品种有几种规格?
	【A】符合"B",并 同一通用名抗菌药物品种启动临时采购程序每年不得超过5例次。	药学部	资料查阅: 抗菌药物临时购用审批表(临时采购同一名称的抗菌药物每年不超过5次)。	有无抗菌药物临时购用程序?

评审标准	评审要点	信息采集点	材料与核查	访谈要点
3.27.3.5 落实各类手术（特别是Ⅰ类清洁切口）预防性应用抗菌药物的有关规定。（★）	【C】 1. 手术室管理规范，认真落实《外科手术部位感染预防和控制技术指南（试行）》，做好感染预防控制工作； 2. 有围术期预防性应用抗菌药物管理相关规定，对各类手术围术期预防性应用抗菌药物进行规范管理； 3. 相关医师知晓并执行上述制度与规范； 4. 对围术期抗菌药物的使用进行常规监控和有效管理，并有月报告制度。	手术室、手术科室、医务科 4	资料查阅： 1～2. 围术期预防性应用抗菌药物管理规定； 3. 抽查外科病历若干份，核实围术期预防性抗菌药物的使用是否规范； 4. 围术期抗菌药物使用的月度监测与评价报告。	对于围术期预防性应用抗菌药物的使用有何规定？
	【B】符合"C"，并 Ⅰ类切口（手术时间≤2小时）手术，预防性抗菌药物使用率符合卫生计生行政部门管理规定。	手术科室、医务科	资料查阅： Ⅰ类切口（手术时间≤2小时）预防性抗菌药物使用率的监测统计表（≤30%为符合）。	目前的Ⅰ类切口（手术时间≤2小时）预防性抗菌药物使用率是多少？
	【A】符合"B"，并 "围术期预防感染"规范，围术期预防使用抗菌药物各项管理（包括使用品种、疗程、用药时机等）符合指导原则及卫生计生行政部门规定的要求。 (1) 手术前预防性抗菌药物选用符合规范要求； (2) 预防性抗菌药物在手术前一小时内开始使用； (3) 手术时间超过3小时或失血量大于1500mL，术中可给予第二剂； (4) 择期手术在结束后24、48、72小时内停止预防性抗生素使用的时间。	手术科室、医务科	现场查看： 同C3，重点查看抗生素选用品种、用药时机、术后停药的时间。	术后应在多少小时停止预防性抗生素的使用？

3.27.4　医师按照《处方管理办法》要求开具处方，护士抄（转）录用药医嘱及执行给药医嘱遵守操作规程，开展处方点评和药物安全性监测工作，促进合理用药。

评审标准	评审要点	信息采集点	材料与核查	访谈要点
3.27.4.1 临床药物治疗执行有关法规、规章制度，遵循相关技术规范。	【C】 1. 有临床药物治疗遵循合理用药原则、药品说明书、"临床诊疗指南"及"临床路径"等相关规定与程序； 2. 有超说明书用药管理的规定与程序。	临床科室、药学部 2	资料查阅： 1. 查看病历中的临床用药是否与诊疗指南、临床路径表单、药品说明书中用法、用量相符； 2. 超说明书用药管理规定。	临床用药遵循的规范是什么？超说明书用药如何管理？
	【B】符合"C"，并 对本院用药金额和用药数量排序前十位的药品进行统计分析，提出干预建议，至少每季度一次。	药学部	资料查阅： 每季度医院用药金额和用药数量排序前十位药品统计分析，干预措施。	对于用药金额和数量排名前十的药品有无季度分析？
	【A】符合"B"，并 对本院超常用药趋势及时干预，有追踪、有落实、有成效。	药学部	资料查阅： 对临床超常用药情况的监测、干预、追踪、成效分析。	对临床超常用药情况有无监测、干预？

评审标准	评审要点	信息采集点	材料与核查	访谈要点
3.27.4.2 医师开具处方，应按照《处方管理办法》的要求执行。已开具处方，并遵医嘱使用的药品应记入病历。	【C】 1. 有本院处方管理实施细则，对注册执业医师处方权、医师开具处方、药师调剂处方有明确规定； 2. 医师处方签名或签章式样，与在医务科、药学部门留样备案相一致。医师在处方和用药医嘱中的签字或签章与留样一致； 3. 处方书写规范、完整，处方用量和麻醉、精神等特殊药品开具符合《处方管理办法》规定； 4. 患者就诊前和正在使用的所有处方及医嘱用药应在病历中记录； 5. 所有的用药信息在出院或转院时归入其病历留存。	医务科1、2，药学部2、3，临床各科室3、4、5	资料查阅+现场查看： 1. 处方管理实施细则、医师处方授权及药师调剂授权管理规定； 2. 医师处方签名留样备案表； 3. 处方点评记录（含麻醉、精神药品）； 4. 病历（门诊、住院）中的用药记录； 5. 同4。	药学部与医务科是否均有医师处方签名留样备案表？所有处方及医嘱用药有无在相应病历中记录？
	【B】符合"C"，并 1. 处方书写规范、用药合理，不合理处方≤1%； 2. 处方药品通用名使用率达100%； 3. 病程记录中有明确的用药依据及分析。	临床科室药学部1、2	资料查阅： 1. 不合理处方张数与不合理率统计表； 2. 处方药品通用名使用率统计表； 3. 病程记录中，用药依据与分析。	经处方抽查点评，不合理处方率目前是多少？药品通用名使用率达到多少？
3.27.4.3 护士抄（转）录用药医嘱及执行给药医嘱应遵守操作规程，必须经过核对，确保准确无误。	【C】 1. 经过资格认定及相关培训的护理人员方可执行给药医嘱； 2. 用药医嘱抄（转）录须经核对，确保准确无误，并有转抄者签名； 3. 有防范给药差错的措施，护士根据处方或医嘱给药时须对药品名称、用法用量、给药途径、药品效期、外观质量等进行核对与检查，并签字确认； 4. 护士在给药前后应当观察患者用药过程中的反应，发生异常应与医师沟通； 5. 有特殊情况使用患者自带药品的相关规定。凡住院患者治疗需要的药品均由药学部门供应，一般不得使用患者自带药品。确需使用应符合规定。	临床科室	资料查阅+现场查看： 1. 执行给药医嘱的护理人员资质及培训记录； 2. 用药医嘱转抄单与核对记录（含转抄者签名）； 3~4. "三查十对"及其他防范给药差错的措施（如条码、App扫码等），护士给药后的巡视执行情况； 5. 患者自带药品使用管理规定。	如何防范护士给药差错？针对患者自带药品在院期间使用，有何管理规定？
	【B】符合"C"，并 1. 给药前要尊重患者对药物使用的知情权； 2. 护士按照给药时间分次为患者发放口服药品，并说明用法。	临床科室	现场查看： 1. 给药前护士对药名、用法、注意事项等方面的口头告知； 2. 护士分次、分顿发放口服药情况。	给药前须告知患者哪些情况及注意事项？

评审标准	评审要点	信息采集点	材料与核查	访谈要点
3.27.4.4 开展处方点评，建立药物使用评价体系。	【C】 1. 有按《医院处方点评管理规范（试行）》的要求制定机构处方点评制度，组织健全，责任明确，有处方点评实施细则和执行记录； 2. 每月至少抽查 100 张门急诊处方和 30 份出院病历进行点评： (1) 有特定药物或特定疾病的药物使用情况专项点评； (2) 对 I 类切口手术病例使用抗菌药物进行专项点评； (3) 重点抽查感染科、重症监护病房(室)等临床科室。	药学部	资料查阅： 1. 处方点评制度，处方点评实施细则及点评记录； 2. 每月抽查门诊、急诊处方和出院病历医嘱的点评记录：含特定药物专项点评记录；I 类切口手术病例使用抗菌药物专项点评记录；抽查感染科、重症监护病房(室)等科室医嘱、处方的点评记录。	有无处方点评制度？点评实施细则是什么？点评的内容有哪些？
	【B】符合"C"，并 1. 定期发布处方评价指标与评价结果，定期进行通报和超常预警。纳入医师与药师业绩考核目标，实行奖惩管理； 2. 对不合理用药进行干预。	药学部 医务科 1	资料查阅： 1. 发布的处方评价指标与评价结果、超常预警通报及与绩效考核挂钩的奖惩记录； 2. 不合理用药干预记录。	点评结果有无定期通报？违规情况是否和绩效考核挂钩？是否对不合理用药及时干预？
	【A】符合"B"，并 有案例证实，根据点评结果，落实整改措施，提高合理用药。	药学部	资料查阅： 根据点评结果下发的整改通知、改进措施、受检科室反馈的改进情况清单；体现改进成效的案例。	针对点评存在的问题有无改进措施？是否有改进？有无体现改进效果的案例？

注释：药学部门成立处方点评工作小组，负责处方点评的具体工作，一般由本院药学、医学、临床微生物学、医疗、保健管理等多学科专家组成，为处方点评工作提供专业技术支持。

评审标准	评审要点	信息采集点	材料与核查	访谈要点
3.27.4.5 实施药品不良反应和用药错误报告制度，建立有效的药害事件调查、处理程序。	【C】 1. 有药品不良反应与药害事件监测报告管理的制度与程序，有鼓励报告的措施； 2. 医师、药师、护士及其他医护人员相互配合对患者用药情况进行监测，重点监测非预期(新发现)的、严重的药物不良反应，并有原始记录； 3. 发生严重药品不良反应或药害事件，积极进行临床救治，做好医疗记录，保存好相关药品、物品的留样，并对事件进行及时的调查、分析，按规定上报卫生计生行政部门和药品监督管理部门； 4. 将患者发生的药品不良反应如实记入病历中。	药学部 1、2、3，临床科室 2、3、4	资料查阅： 1. 药品不良反应与药害事件监测报告管理制度、非惩罚性不良事件上报管理规定； 2. 药物不良反应报告表，新发现的、严重的药物不良反应监测记录； 3. 临床救治记录、相关药品或物品的留样、对事件的调查分析资料，上报卫健部门和药品监督管理部门的报表或材料； 4. 药品不良反应在病历中的记载。	发生严重药品不良反应或药害事件时应如何处理？对事件的调查分析资料是否有上报？
	【B】符合"C"，并 对严重用药错误报告有分析，有整改措施。	药学部	资料查阅： 严重用药错误分析报告、整改措施。	有无发生严重用药错误的报告？有无改进措施？
	【A】符合"B"，并 建立药品不良事件报告信息平台，与医疗安全(不良)事件统一管理。	药学部、医务科	现场查看： 不良事件报告信息平台。	有无信息化平台支持药品不良事件报告？
3.27.4.6 有完善的突发事件药事管理应急预案，药学人员可熟练执行。	【C】 1. 有完善的突发事件药事管理应急预案，组织层次清晰，人员分工明确，体现良好的合作，各部门无缝隙衔接，对突发事件善后工作及还原应急能力有明确规定； 2. 有本院的突发事件医疗救治药品目录。	药学部	资料查阅： 1. 突发事件药事管理应急预案(含组织、人员分工、部门衔接、善后)； 2. 应急救援常备药品目录清单(含规格、基数)。	有无突发事件药事管理应急预案？有无应急救援所需的常备救治药品清单？
	【B】符合"C"，并 有应急预案的执行培训，相关人员熟悉预案流程、应急药品具有可及性和质量保证。	药学部	资料查阅+现场查看： 应急预案的培训记录及应急救援常备药品的贮存情况。	是否对突发事件药事管理应急预案进行过培训？应急所需药品能否随时到位？
	【A】符合"B"，并 有针对重大突发事件，大规模调集应急药品的保障方案。	药学部	资料查阅： 大规模调集应急药品的保障方案。	如需大规模调集应急药品，能否保证及时到位？

评审标准	评审要点	信息采集点	材料与核查	访谈要点
3.27.5	配备临床药师，参与临床药物治疗，提供用药咨询服务，加强质量控制，促进合理用药。			
3.27.5.1 开展以病人为中心、以合理用药为核心的临床药学工作。	【C】 1. 根据《医疗机构药事管理规定》，至少配设 1 名专职临床药师，有工作制度和岗位职责； 2. 以适当形式为全院医务人员提供适时的药物相关信息和咨询服务，将药品信息分析作为本院药品遴选的参考。	药学部	资料查阅： 1. 临床药师名单、临床药师工作制度、岗位职责； 2. 临床药师提供的药品信息、用药信息和咨询服务的相关资料。	临床药师主要为临床提供哪些服务？
	【B】符合"C"，并 开展处方点评、药物临床应用评价，定期向药事管理组织报告监测结果与用药分析。	药学部	资料查阅： 处方点评、药物临床应用评价、向药事管理委员会报告用药监测结果与用药分析。	有无定期向药事管理委员会报告用药监测相关结果与用药分析？
	【A】符合"B"，并 临床药师参与临床药物治疗相关工作的时间≥85%。	药学部	资料查阅： 临床药师参与临床药物治疗的工作记录、药历等。	临床药师参与临床治疗时，有无书写药历？

注释：临床药师是指以系统药学专业知识为基础，并具有一定医学和相关专业基础知识与技能，直接参与临床用药，促进药物合理应用和保护患者用药安全的药学专业技术人员。

3.27.5.2 收集本院药品管理系统绩效的主要监测数据。	【C】 1. 由科主任和具备资质的人员组成的质量与安全管理小组负责药学部的质量和安全管理； 2. 对药学部门有明确的质量与安全控制指标； 3. 科室开展定期评价活动。	药学部	资料查阅： 1. 药学部质量与安全管理小组成员名单； 2. 质量与安全监测指标； 3. 定期对质量与安全指标的监测与评价记录。	质量与安全控制指标有哪些？有无定期监测和分析评价？
	【B】符合"C"，并 科室每季度对落实质量及安全控制指标进行分析、评价，结合医院药物安全性监测的结果，提出整改措施。	药学部	资料查阅： 同 C3，且有改进措施。	针对存在的问题有无改进措施？
	【A】符合"B"，并 运用质量管理工具开展药事质量管理改进工作。	药学部	资料查阅： 质量管理工具应用于药事质量管理改进的案例。	有无体现改进效果的 PDCA 案例？

评审标准	评审要点	信息采集点	材料与核查	访谈要点

3.27.6 临床检验部门符合《医疗机构临床实验室管理办法》等相关管理要求，服务项目满足临床诊疗需要，能提供 24 小时急诊检验服务。制定相应的制度、流程和标准操作规程，并遵照实施。开展室内质控和参加室间质评，保证检验结果的准确性。

评审标准	评审要点	信息采集点	材料与核查	访谈要点
3.27.6.1 临床检验项目满足临床需要。	【C】 1. 按照《医疗机构临床实验室管理办法》的要求，全院临床实验室集中设置，统一管理，资源共享； 2. 开展的检验项目满足医疗保健服务需要； 3. 对本院医疗保健诊疗需要，而不能提供的检验项目，可委托其他同级及以上的医疗机构或独立的临床检验中心提供服务，或多院联合开展服务，但应签署委托服务协议，有质量保证条款。	检验科	**现场查看+资料查阅：** 1. 临床实验室的集中设置，统一管理情况； 2. 开展的检验项目目录； 3. 对不能开展的检验项目，与同级以上医疗机构或独立的临床检验中签署的委托服务协议。	全院临床实验室是否集中设置，统一管理？对不能开展的检验项目，是否委托同级以上医疗机构代检？有无签署委托服务协议？
	【B】符合"C"，并 1. 建立检验与保健、临床科室间协调会议制度，每年 1～2 次，共同改进检验工作质量和服务质量； 2. 微生物检验项目对院内感染控制及合理用药提供充分支持。	检验科	**资料查阅：** 1. 科室间协调会议制度、会议记录； 2. 开展微生物检验项目清单，为临床院感控制、临床合理用药提供支持的佐证资料。	与保健部门、临床科室间协调会议，多久召开一次？有无开展微生物检验项目？
	【A】符合"B"，并 1. 以书面或网络形式定期（至少每季）向医疗保健科室通报细菌耐药情况； 2. 至少每半年一次向医疗保健科室征求对项目设置合理性意见，持续改进，确保检验项目满足医疗保健服务需求。	检验科	**资料查阅：** 1. 细菌耐药情况通报（至少每季一次）； 2. 检验服务项目需求调查表（至少每半年一次），年度内新增的检验服务项目清单。	有无细菌耐药情况通报？有无定期征求临床科室对检验服务项目的意见？
3.27.6.2 提供 24 小时急诊检验服务。	【C】 1. 能提供 24 小时急诊检验服务； 2. 明确急诊检验报告时间，临检项目 ≤30 分钟出报告，生化、免疫项目 ≤2 小时出报告。	检验科	**资料查阅+现场查看：** 1. 检验工作排班表； 2. 急诊检验发报告时限及公示。	对医院临检项目、生化项目、免疫项目的报告时限是如何规定的？
	【B】符合"C"，并 急诊检验项目 100% 在规定时间内报告。	检验科	**资料查阅：** 查看检验报告单或仪器上，自动生成的检验时间与报告时间（精确到时、分）。	急诊检验项目能否在规定的时限发出报告？
	【A】符合"B"，并 开展急诊尿 hCG 和血 β-hCG、凝血功能、D-二聚体和 C 反应蛋白等指标的测定。	检验科	**现场查看+资料查阅：** 检验科设备以及检验结果登记（尿 hCG 和血 β-hCG、凝血功能、D-二聚体和 C 反应蛋白的检测记录）。	能否开展 C 反应蛋白等项目检验？

评审标准	评审要点	信息采集点	材料与核查	访谈要点
3.27.6.3 实施危急值报告制度。	【C】 1. 有危急值报告制度与报告流程； 2. 根据医疗保健需要，与医疗保健科室共同制定危急值报告项目和范围。	检验科	资料查阅： 1. 危急值报告制度与报告流程； 2. 检验危急值报告项目表。	请简述危急值报告流程。
	【B】符合"C"，并 检验人员熟悉危急值报告项目和范围。	检验科	资料查阅： 同 C2。	检验危急值报告项目和范围有哪些？
	【A】符合"B"，并 1. 有完整的危急值报告登记资料； 2. 相关职能部门监督检查。	检验科、医务科 2	资料查阅： 1. 危急值报告登记本； 2. 职能部门针对危急值报告情况的督导检查记录（含问题）、整改通知、改进措施、检验科反馈的改进情况清单。	职能部门有无定期对危急值报告情况进行督导检查？问题是否得到改进？
3.27.6.4 有实验室安全管理制度和流程，并配置安全防护设施。	【C】 1. 检验部门负责人为实验室安全第一责任人，负责管理实验室安全管理制度和流程。 2. 实验室工作人员知晓本工作流程及本人的安全准则。 3. 配置安全防护设施，至少包含，但不限于： （1）配备洗眼器、冲淋装置及其他急救设施及耗材，并保证以上设施可正常工作； （2）设立适当的警示标识，对生物安全、防火防爆安全、化学安全等做出充分警示； （3）设置易燃、易爆物品专门的储藏室、储藏柜，由专人负责，有储存清单与使用制度。	检验科	资料查阅+现场查看： 1. 实验室安全管理制度； 2. 实验室工作流程及安全准则、危化品管理与使用制度； 3. 查看安全防护设施（洗眼器、冲淋装置、抢救车、防护用品、生物安全柜、生物安全警示标识、防火防爆警示标识、危化品警示标识、危化品储藏室及专柜）配置情况。	实验室安全准则的具体内容是什么？
	【B】符合"C"，并 1. 开展安全制度与流程管理培训，相关人员知晓本岗位的履职要求； 2. 实验室出口处设有专用手部消毒设备。	检验科	资料查阅+现场查看： 1. 实验室安全制度、工作流程等培训记录； 2. 实验室出口专用手消放置。	是否对实验室安全制度、工作流程进行过培训？
	【A】符合"B"，并 实验室安全防护到位，有实验室工作人员健康档案管理。	检验科	现场查看+资料查阅： 查看实验室生物安全级别、实验室工作人员个人防护情况及人员健康档案。	如何做好个人安全防护？

续表

评审标准	评审要点	信息采集点	材料与核查	访谈要点
3.27.6.5 实验室进行生物安全分区并合理安排工作流程以避免交叉污染。	【C】 1. 实验室生物安全分区合理，有明确的实验室生物安全等级标识； 2. 至少应符合二级生物安全实验室(BSL-2)的要求。	检验科	现场查看： 1. 实验室门禁、生物安全分区，生物安全警示标识； 2. 二级生物安全实验室(BSL-2)备案表。	实验室是如何分区的？（清洁区、半污染区和污染区）
3.27.6.6 实验室制定各种传染病职业暴露后的应急措施，并详细记录处理过程。	【C】 1. 制订各种传染病职业暴露后应急预案； 2. 相关人员知晓职业暴露的应急措施与处置流程。	检验科	资料查阅： 1. 传染病职业暴露应急预案； 2. 对实验室工作人员进行访谈，了解职业暴露的处置流程。	职业暴露后应如何处置？
	【B】符合"C"，并 对实验室工作人员进行职业暴露的培训及演练，并作相关记录。	检验科	资料查阅： 实验室工作人员职业暴露的培训及演练记录。	对各种传染病职业暴露应急预案进行过培训吗？演练过吗？
	【A】符合"B"，并 有职业暴露处置登记及随访记录，有根据职业暴露的案例分析改进职业暴露管理。	检验科	资料查阅： 职业暴露处置登记本及随访记录本、职业暴露案例分析和改进措施。	有无职业暴露的处置登记和随访记录？职业暴露案例分析过吗？有无相应的改进措施？
3.27.6.7 实验室制定针对不同情况的消毒措施，并保留各种消毒记录。定期监控各种消毒用品的有效性。	【C】 1. 制定针对不同情况的消毒措施并实施； 2. 定期监控各种消毒用品的有效性； 3. 有标本溢洒处理流程； 4. 相关人员掌握消毒办法与消毒用品的使用。	检验科	资料查阅+现场查看： 1. 实验室消毒措施和消毒记录； 2. 消毒用品的有效性监控记录； 3. 标本溢洒处理流程； 4. 查看消毒办法及消毒用品的使用情况。	如何处理检验用剩的血标本？使用过的细菌接种环、培养皿如何处理？标本溢洒后应如何处理？如何消毒处理试验台和实验环境？
	【B】符合"C"，并 相关职能部门定期检查，有记录。	院感办	资料查阅： 职能部门针对实验室消毒措施落实情况的督导检查记录(含问题)、整改通知、改进措施、检验科反馈的改进情况清单。	职能部门是否定期对实验室消毒措施落实情况进行督导检查？问题是否得到改进？
3.27.6.8 实验室废弃物、废水的处置符合要求。	【C】 依据相关法律法规要求制定实验室废弃物、废水的处理流程并落实。	检验科	资料查阅： 实验室废弃物、污水处理流程、废弃物移交记录。	
	【B】符合"C"，并 有明确的责任人，定期检查整改，以保证对人员及环境的危害降至最低。	检验科	资料查阅： 科室定期废弃物、危化品残液处置的自查记录(含问题与改进措施)。	科室有无对实验室废弃物处理开展定期自查？针对存在的问题有无改进措施？
	【A】符合"B"，并 院感管理部门有监管记录，有改进措施，改进有成效。	院感办	资料查阅： 职能部门针对实验室废弃物处理的督导检查记录(含问题)、整改通知、改进措施、检验科反馈的改进情况清单。	职能部门是否定期对实验室废弃物处理情况进行督导检查？问题是否得到解决？

评审标准	评审要点	信息采集点	材料与核查	访谈要点
3.27.6.9 实验室建立化学危险品的管理制度。	【C】1. 建立化学危险品的管理制度，有清单和安全数据表；2. 指定专门的储存地点，专人管理，对使用情况做详细记录。	检验科	资料查阅+现场查看：1. 危化品管理制度，使用品种清单、MSDS 说明书；2. 专门的储藏室、储存专柜、双人双锁管理、危化品出入库及使用情况登记。	
	【B】符合"C"，并有化学危险品溢出与暴露的应急预案。	检验科	资料查阅：化学危险品相关应急预案。	对于化学危险品溢出与暴露应如何处理？
	【A】符合"B"，并相关职能部门有监管的记录，有持续改进的事实。	保卫科	资料查阅：职能部门定期对危化品管理和使用情况的督导检查记录（含问题）、整改通知、改进措施、检验科反馈的改进情况清单，体现改进成效的案例。	职能部门有无定期对危化品管理和使用情况开展督导检查？问题是否得到改进？有无体现改进效果的案例？

注释：化学危险品是指具有毒害、腐蚀、爆炸、燃烧、助燃等性质，对人体、设施、环境具有危害的剧毒化学品和其他化学品。

评审标准	评审要点	信息采集点	材料与核查	访谈要点
3.27.6.10 有明确的临床检验专业技术人员资质要求。	【C】1. 明确规定临床检验工作人员的资质与能力要求。从事临床检验工作的专业技术人员应当具有相应的专业学历，并取得相应专业技术职务任职资格；2. 分子生物学实验室、HIV 初筛实验室检验人员经培训考核后持卫生计生行政管理部门核发的上岗证方可独立工作。	检验科	资料查阅：1. 检验科工作人员的资质与能力规定，检验专业技术人员学历证书、培训证、上岗证、职称证书等；2. 分子生物学实验室、HIV 初筛实验室工作人员的上岗证。	有无检验科工作人员的岗位说明书？分子生物学实验室、HIV 初筛实验室工作人员有无上岗证？
	【B】符合"C"，并分子生物学实验室、HIV 初筛实验室≥60%员工持证上岗。	检验科	资料查阅：同 C2，且持证上岗率≥60%。	分子生物学实验室、HIV 初筛实验室有几名工作人员？有多少人持有上岗证？
	【A】符合"B"，并科室负责人具备检验专业中级以上技术职称。	检验科	资料查阅：检验科负责人职称证书（中级以上）。	检验科负责人是何职称？

评审标准	评审要点	信息采集点	材料与核查	访谈要点
3.27.6.11 不同实验室组织有针对性的上岗、轮岗、定期培训及考核，对通过考核的人员予以适当授权。	【C】 1. 不同实验室应组织有针对性的上岗、轮岗、定期培训及考核，对通过考核的人员予以适当授权； 2. 选择并授权具有相关资质、经验丰富及较高技术水平和业务能力的人员负责检验全程质量控制工作及结果解释工作。	检验科	资料查阅： 1. 检验人员上岗、轮岗、定期培训及考核资料，工作人员检验操作与检验报告资格授权文件； 2. 检验质控人员名单、质控记录。	针对人员检验操作与检验报告资格，有无进行授权？科室有无专门的质控人员？
	【B】符合"C"，并 对授权工作实行动态管理。	检验科	资料查阅： 检验操作与检验报告资格动态授权文件。	有无对授权工作实行动态管理？
	【A】符合"B"，并 有主管部门监督检查，评价培训效果。	医务科	资料查阅： 职能部门针对检验培训、质控、授权情况的督导检查记录（含培训效果评价）。	职能部门是否定期对检验人员授权、检验质控培训情况进行督导检查？有无培训效果评价？
3.27.6.12 临床实验室常规开展室内质控，保证每一项检验结果的准确性。 （★）	【C】 1. 制定实验室室内质控规则，定期评估室内质控各项参数及失控率； 2. 室内质控重点项目： （1）临床化学、免疫学、血液学和凝血试验的质量控制流程； （2）血涂片评价和分类计数的质量控制流程； （3）细菌、分枝杆菌和真菌检测的质量控制流程； （4）尿液分析和临床显微镜检查的质量控制流程； （5）对未知标本进行血清学检测时，须同时进行已知滴度的血清阳性质控和阴性质控； 3. 室内质控覆盖实验室全部检测项目及不同标本类型，保证每检测批次至少有1次室内质控结果。	检验科	资料查阅： 1. 室内质控规则，室内质控项目、失控处理办法； 2. 室内质控重点项目和质控流程； 3. 每检测批次的室内质控记录。	实验室室内质控重点项目有哪些？有无失控处理办法？每检测批次是否均有一次室内质控？
	【B】符合"C"，并 有效处理失控，应详细分析失控原因，处理方法及评估临床影响，提出预防措施。	检验科	资料查阅： 失控记录、失控原因分析、处理方法及临床影响评估、预防措施等记录。	出现失控时，有无原因分析？有无评估临床影响，并提出预防措施？
	【A】符合"B"，并 实验室应采用量值溯源，校准验证，能力验证或室间质评，保证每一项检验结果的准确性。	检验科	资料查阅： 实验室校验记录、能力验证或室间质评资料。	如何保证检验结果的准确性？

评审标准	评审要点	信息采集点	材料与核查	访谈要点
3.27.6.13 严格执行检验报告双签字制度。	【C】 1. 严格执行检验报告双签字制度（急诊除外）； 2. 指定经验丰富、技术水平和业务能力较高的人员负责检验报告的审核。	检验科	资料查阅： 1. 检验报告双签字制度； 2. 审核人资质、职称、工作经历。	检验报告有无体现双签字？对审核人的资质有何要求？
	【B】符合"C"，并 制定复检制度并保留相关的复检记录。	检验科	资料查阅： 复检制度、复检记录。	对于有疑问的结果，是否落实复检制度？
	【A】符合"B"，并 相关职能部门有监管的记录，有持续改进的事实。	医务科	资料查阅： 职能部门针对检验报告双签字制度、复检制度落实的督导检查记录（含问题）、整改通知、改进措施、体现改进成效的案例。	职能部门是否定期对检验报告双签字制度的落实情况进行督导检查？问题是否得到改进？

注释：检验报告双签字制度是指一份检验报告由两个人分别对检验结果进行报告和审核的制度。审核者一般为经验丰富、技术水平和业务能力较高的人员，制度是为了控制检验质量，保证检验报告的准确性。

评审标准	评审要点	信息采集点	材料与核查	访谈要点
3.27.6.14 检验结果的报告时间能够满足临床诊疗的需求。	【C】 1. 严格遵守国家或地方卫生计生行政管理部门的相关规定，制定明确的检验报告时限（TAT）： （1）临检常规项目≤30分钟出报告； （2）生化、免疫常规项目≤1个工作日出报告； （3）微生物常规项目≤4个工作日。 2. 每月评估检验结果的报告时间时限，符合率≥90%。	检验科	资料查阅： 1. 检验报告时限（TAT）规定； 2. 每月各项检验报告时限的自查记录及时限符合率统计。	检验项目报告时限（TAT）有何规定？
	【B】符合"C"，并 明确规定"特殊检验项目"清单，原则上不应超过2周时间，提供预约检测。	检验科	资料查阅： "特殊检验项目"报告时限规定及预约流程。	有无"特殊检验项目"？报告时限原则上不超过多长时间？
	【A】符合"B"，并 相关职能部门有监管的记录，有持续改进的事实。	医务科	资料查阅： 职能部门针对检验报告时限落实情况的督导检查记录、整改通知、改进措施、体现改进成效的案例。	职能部门有无定期对检验报告时限进行督导检查？问题是否得到改进？

评审标准	评审要点	信息采集点	材料与核查	访谈要点
3.27.6.15 检验报告格式规范、统一。	【C】 1. 检验报告单格式规范、统一，有书写制度，包含患者信息、标本类型、样本采集时间、结果报告时间； 2. 报告单提供中文或中英文对照的检测项目名称，项目名称符合相关规定； 3. 检验报告采用国际单位或权威学术机构推荐单位，并提供参考范围。	检验科	资料查阅： 1. 检验报告单书写制度与格式； 2. 中文或中英文对照的检测项目名称； 3. 检验值的单位、正常值参考范围。	有无检验报告单书写制度与格式要求？
3.27.6.16 有管理试剂与校准品制度，保证检验结果准确合法。	【C】 1. 有专人管理试剂与校准品管理的相关制度，有明确的岗位职责，有使用登记制度； 2. 统一采购试剂与校准品，途径合法，全部符合法规规定的标准，皆有相应的批准文号； 3. 无使用过期试剂。	检验科	资料查阅+现场查看： 1. 试剂与校准品管理制度、使用登记制度、管理人岗位职责； 2. 查看试剂与校准品的"三证"资料、批准文号； 3. 查看试剂有效期。	试剂与校准品入库前，是否审验"三证"？
	【B】符合"C"，并 无因试剂和校准品管理问题影响检验结果的准确性的情况发生。	检验科	资料查阅： 查看失控记录、失控原因分析，综合判断。	有无因试剂和校准品质量问题引发的失控情况？
3.27.6.17 有完整的标本采集运输指南、交接规范及检验回报时间控制等相关制度。	【C】 1. 实验室与护理部、医院感染控制部门共同制定完整的标本采集运输指南，临床相关工作人员可以方便获取； 2. 实验室有明确的标本接收、拒收标准与流程，保留标本接收和拒收的记录。	检验科	资料查阅： 1. 标本采集与运输指南； 2. 实验室标本接收、拒收标准与流程，标本接收和拒收登记。	有无标本接收、拒收标准与流程？
	【B】符合"C"，并 专人负责标本处理和保存，标本废弃有记录，储存标本冰箱有温度24小时监控。	检验科	现场查看： 查看标本处理和保存情况，废弃标本的处理记录，冰箱24小时温度监测记录。	标本存放冰箱有无实行24小时温度监测？
	【A】符合"B"，并 对标本能全程跟踪，检验结果回报时间(TAT)明确可查。	检验科	资料查阅： 检测各阶段的时间及相关记载。	能全程追溯标本的流程吗？
3.27.6.18 参加室间质评或能力验证计划。	【C】 1. 室间质评或能力验证应覆盖实验室内全部检测项目及不同标本类型； 2. 参加本区域室间质量评价计划或能力验证计划。	检验科	资料查阅： 1. 室间质评资料； 2. 室间质量评价计划或能力验证计划。	室间质评或能力验证是否覆盖实验室内全部检测项目？有无室间质量评价计划或能力验证计划？
	【B】符合"C"，并 1. 明确无法提供相应评价计划的项目的目录/清单； 2. 对无法提供相应评价计划的项目，应有替代评估方案。	检验科	资料查阅： 1. 无法提供室间质量评价计划的项目清单； 2. 无法开展评价的目的替代评估方案。	对无法评价的项目，有无替代评估方案？
	【A】符合"B"，并 参加省级室间质量评价计划或能力验证计划，通过率≥95%。	检验科	资料查阅： 通过省级室间质评或能力验证计划的相关证书、项目通过率统计表。	参加省级室间质评或能力验证计划的检验项目，通过率是多少？

评审标准	评审要点	信息采集点	材料与核查	访谈要点
3.27.6.19 保证检测系统的完整性和有效性。	【C】 1. 制定并严格执行临床检验项目标准操作规程和检验仪器的标准操作、维护规程，有定期校准、维修、维护记录； 2. 使用的仪器、试剂和耗材应当符合国家有关规定； 3. 对需要校准的检验仪器、检验项目和对临床检验结果有影响的辅助设备定期进行校准。	检验科	资料查阅： 1. 检验项目操作规程和检验仪器维护规程，定期的校准、维修、维护记录； 2~3. 查看仪器校准记录、试剂和耗材"三证"及批准文号。	有无检验项目操作规程？仪器设备是否定期校准？
	【B】符合"C"，并 1. 有专人负责仪器设备保养、维护与管理； 2. 有定期校准、维修维护记录。	检验科	资料查阅： 1~2. 仪器设备维保专人及维护保养记录、定期校准记录。	仪器设备如何维护保养？有无记录？
3.27.6.20 所有POCT项目均应开展室内质控，并参加室间质评。	【C】 有规定对所有POCT项目开展室内质控，并参加室间质评。	检验科	资料查阅： POCT项目室内质控与室间质评的规定。	医院开展的POCT项目有哪些？是否参加室内质控与室间质评？
	【B】符合"C"，并 定期对POCT结果进行比对，并包括大型仪器检测结果与各POCT点之间的比对，并明确比对的允许偏倚，POCT项目比对≥95%。	检验科	资料查阅： POCT项目检测结果比对报告、POCT项目比对率。	临床POCT项目是否与检验科检测结果进行定期比对？
	【A】符合"B"，并对超出允许范围的应及时进行校准和纠正，有工作记录。	检验科	资料查阅： POCT项目校准和纠正记录。	若POCT项目的检验误差超出允许范围，应如何处理？
3.27.6.21 实验室信息管理完善。	【C】 1. 建立实验室信息管理系统； 2. 实验室信息管理系统贯穿于检验全程管理。	检验科	现场查看： 1~2. 实验室信息管理系统（LIS系统）。	有无LIS系统？
	【B】符合"C"，并 1. 提供自助取化验报告单系统； 2. 标本使用条形码管理； 3. 实验室信息管理系统与院信息系统联网，贯穿于检验全程管理。	检验科	现场查看： 1. 检验报告自助打印机； 2. 条形码核对标本信息； 3. LIS系统与电子病历系统联网，支持报告单查阅、打印。	能否实现检验报告自助打印？LIS系统与电子病历系统有无联网？
	【A】符合"B"，并 实验室数据至少保留3年以上在线查询资料。	检验科	现场查看： 电子报告单的保留年限，以及满足在线查询情况。	实验室相关检验报告的保留年限是多少？

评审标准	评审要点	信息采集点	材料与核查	访谈要点
3.27.7 病理科服务项目满足临床诊疗需要。制定相应的制度、流程、诊断常规和标准操作规程，并遵照实施。				
3.27.7.1 病理科应具有与其功能和任务相适应的服务项目。	【C】 1. 至少开展细胞学诊断； 2. 对本院尚不能提供的部分病理学诊断服务项目可与有资质的医疗机构签订委托服务协议，有明确的委托服务形式与质量保证条款。	病理科	资料查阅： 1. 细胞学诊断报告单； 2. 与有资质的医疗机构签订的委托服务协议（不能开展的项目）。	开展的病理学诊断服务项目有哪些？
	【B】符合"C"，并 能开展石蜡切片、术中快速冰冻切片病理学检查。	病理科	现场查看： 开展石蜡切片、术中快速冰冻切片相关设备与相应人员资质。	是否能开展术中快速冰冻切片病理学检查？
	【A】符合"B"，并 病理科集中设置，统一管理。	病理科	现场查看： 病理科集中设置情况。	
3.27.7.2 病理科应具有与其功能和任务相适应的工作场所。	【C】 病理科布局合理，符合生物安全的要求，设置细胞学制片室和病理档案室、标本存放室与诊断室等，污染区、半污染区和清洁区划分明确，有缓冲区，有严格的消毒及核查制度。	病理科	现场查看： 病理科布局及污染区、半污染区、清洁区、缓冲区的设置，消毒及核查制度的落实情况。	布局与分区是否合理？
3.27.7.3 病理科有必需的专业技术设备。	【C】 病理技术室专业技术设备配置： (1)液基薄层细胞检测设备、染色设备、冰箱恒温箱、烘烤箱或烤片设备、空调和排风设备等； (2)病理科医师每人配备双目光学显微镜1台。	病理科	现场查看： 查看病理专业设备配置情况（按照C核对）。	设备配置能否满足项目检测需要？
	【B】符合"C"，并 病理技术室专业技术设备配置： (1)石蜡切片机、冰冻切片机或快速石蜡设备、自动脱水机、组织包埋机、通风橱、一次性刀片或磨刀机、涂片机等； (2)标本存放室：专用标本存放柜。	病理科	现场查看： 查看病理专业设备配置情况（按照B核对）及标本存放间。	对标本的存放时间有何具体要求？

评审标准	评审要点	信息采集点	材料与核查	访谈要点
3.27.7.4 由具备病理学诊断所规定资质的医师从事诊断工作。	【C】 1. 病理科的人员配置合理，满足工作需要，有各级各类人员岗位职责； 2. 无病理执业证书和非病理专业技术任职资格的医师，不得出具病理报告，包括细胞病理学报告。	病理科	资料查阅： 1. 病理科人员名单、岗位职责； 2. 病理执业证书、职称证书、各类检测项目操作与发报告人员的授权文件。	无病理执业证书和非病理专业技术任职资格的医师，能否出具病理报告(包括细胞病理学报告)？
	【B】符合"C"，并 1. 出具病理诊断报告的医师具有临床执业医师资格并具备初级以上病理学专业技术职务任职资格，经过病理诊断专业知识培训或专科进修学习 1~3 年； 2. 快速病理诊断医师应当具有中级以上病理学专业技术任职资格，并有 5 年以上病理阅片诊断经历。	病理科	资料查阅： 1. 出具病理诊断报告的医师资质、职称，专业培训证书或进修证书； 2. 快速病理诊断医师的职称(中级)、工作年限(至少 5 年)。	对于从事快速病理诊断的医师的资质有何要求？
	【A】符合"B"，并 有完善的医师专业水平定期考核制度。	病理科	资料查阅： 病理医师定期考核制度与考核资料。	有无针对病理医师专业水平能力开展定期考核？
3.27.7.5 由具备病理专业资质的技术人员制作细胞涂片、冰冻切片、石蜡切片和免疫组化检测，其质量与时限符合相关规定。("免疫组化"可选)	【C】 1. 病理技术人员应当具有相应的专业学历，并接受继续教育与技能培训； 2. 细胞学涂片由具备病理专业资质的技术人员制作的，有质量要求与完成时限。	病理科	资料查阅： 1. 病理技术人员学历证书，继续教育与技能培训证书； 2. 细胞学涂片制作人员的资质，质量要求与完成时限。	细胞学涂片质量要求与完成时限具体是什么？
	【B】符合"C"，并 1. 有病理技术人员资格与分级授权管理制度与程序； 2. 冰冻切片、石蜡切片及免疫组化检测均是由具备病理专业资质的技术人员制作的，有质量要求与完成时限。	病理科	资料查阅： 1. 病理技术人员资质与分级授权管理制度； 2. 冰冻切片、石蜡切片及免疫组化检测技术人员资质，质量要求与完成时限。	冰冻切片、石蜡切片及免疫组化检测的质量要求与完成时限是什么？
	【A】符合"B"，并 对授权的工作人员有再评价、再授权。	病理科	资料查阅： 工作人员能力评价表、授权和再授权文件。	授权的依据是什么？

评审标准	评审要点	信息采集点	材料与核查	访谈要点
3.27.7.6 有医院感染控制与环境安全管理程序与措施，遵照实施并记录。环境保护及人员职业安全防护符合规定。	【C】 1. 有定期对取材室、切片室等进行甲醛、二甲苯浓度的检测报告，保证有害气体浓度在规定许可的范围，每年至少有一次院外年度检测报告； 2. 有对工作中产生的废弃有害液体统一回收的制度与程序，确保用专用仪器回收处理或具有资质的机构回收处理，严禁随意倾倒入下水道； 3. 严格区分污染区和非污染区； 4. 有完善的易燃品、剧毒化学品的登记和管理规范。	病理科	资料查阅+现场查看： 1. 定期对取材室、切片室等进行甲醛、二甲苯浓度检测的报告(院外机构检测每年至少一次)； 2. 废弃有害液体统一回收制度、交接登记； 3. 查看污染区、非污染区的分区与布局； 4. 查看危化品的管理情况和使用登记。	如何处理废弃有害液体？
	【B】符合"C"，并 病理科接触有害品的工作人员定期体检。	病理科	资料查阅： 病理科工作人员年度健康体检报告。	工作人员有无定期安排体检？
	【A】符合"B"，并 病理取材应按照P2级实验室设计，应有单独的洗手池和溅眼喷淋设备。	病理科	现场查看： 病理取材室(按照P2级实验室设计)、洗手与洗眼设施、紧急喷淋设施。	配置有哪些应急设施？
3.27.7.7 病理检查申请单必须完整填写患者相关的资料，字迹清晰、内容完整。	【C】 有病理申请书书写的相关规定要求： (1)患者姓名、性别、年龄、住院号、送检科室和日期； (2)患者临床病史和其他(检验、影像)检查结果、手术所见及临床诊断； (3)取材部位、标本件数； (4)既往曾做过病理检查者，需注明病理号和病理诊断结果； (5)结核、肝炎、HIV等传染性标本，需注明。	病理科	资料查阅： 病理申请单书写规范。	病理申请单的书写要求有哪些？结核、肝炎、HIV等传染性标本，在申请单上有无明确的注明？
	【B】符合"C"，并 随机抽查申请单均达到要求。	病理科	资料查阅： 随机抽查申请单，查看是否符合书写规范。	
	【A】符合"B"，并 信息系统支持病理科医师方便调取申请病理检查患者的相关病历资料。	病理科	资料查阅： 查看信息系统是否支持病理科医师调阅申请检查患者的有关病历资料。	信息系统是否支持病理科医师调阅受检患者的病历？

评审标准	评审要点	信息采集点	材料与核查	访谈要点
3.27.7.8 有制度保证从病理标本采集到标本运送到病理科不出现差错，除特别要求外，标本需用10%中性甲醛缓冲液固定。	【C】 1. 有标本采集、送达、固定时间记录（时间精确到分钟）及标本交接的相关规定与程序； （1）标本和申请单的核对人、标本的标记、标本传送人和病理科标本接收人应有登记和相关人员的签字。有标本和申请单交接等相关制度； （2）标本使用10%中性甲醛缓冲液固定，固定液的量不少于组织体积的3~5倍（要确保标本全置于固定液之中），特殊要求除外； （3）标本从离体到固定的时间不宜超过半小时； （4）空腔标本和大的实质性脏器标本必须及时切开，固定过夜，第二天取材； （5）原则上不接收口头申请的标本，特殊情况下，可先按流程接收和处理标本，需在限定的时间内（如24小时）补充书面病理申请单，否则不应出具书面病理报告。 2. 有不合格标本处理的制度与程序： （1）不合格标本包括：申请单与相关标本未同时送达病理实验室；申请单中填写的内容与送检标本不符合；标本上无有关患者姓名、科室等标志；申请单内填写的字迹潦草、不清；申请单中漏填重要项目；标本严重自溶、腐败、干涸等；标本过小，不能或难以制作切片；其他可能影响病理检查可行性和诊断准确性的情况。 （2）不能接收的申请单和标本需当即退回申请医师，不予存放，并记录。 （3）曾被拒收的标本再次送检合格，需在申请单上标注。	病理科	**资料查阅：** 1. 病理标本采集、送达、固定时间的记录，标本交接制度与流程； 2. 不合格标本处理制度与流程。	对病理标本采集、送达、固定时间及标本交接是如何规定的？不合格标本应怎样处理？
	【B】符合"C"，并 有完整的标本交接登记资料，定期对不合格标本发生原因进行总结分析，反馈到责任科室和个人。	病理科	**资料查阅：** 标本交接登记、定期对不合格标本原因的总结分析及反馈。	有无定期总结分析不合格标本的原因？是否反馈给临床科室？
	【A】符合"B"，并 标本交接制度与流程相关人员知晓率≥95%，并有效执行。	病理科、手术科室	**人员访谈：** 对手术科室与病理科相关人员进行访谈，了解其对标本交接制度与流程的知晓情况。	对病理科标本交接相关工作人员进行访谈，了解其对标本交接制度与流程的知晓情况。

评审标准	评审要点	信息采集点	材料与核查	访谈要点
3.27.7.9 病理标本检查和取材规范、有质控措施和记录。（可选）	【C】 1. 取材前阅读申请单中的内容，初步判断病变的性质； 2. 核对申请单的编号与标本的编号、标本的份数是否相符，申请单与标本应有双标识和双核对； 3. 标本检查和取材应按照有关操作规程进行； 4. 有标本观察的文字记录； 5. 有取材工作记录单，取材结束后必须核对组织块； 6. 组织块的编号应该每块分别编号，一一对应； 7. 取材后剩余的标本在标本柜中妥善保存至病理报告发出后的2周； 8. 剩余的病理标本按"医疗废物"的规定处理，不可随意丢弃。	病理科	**现场查看+资料查阅：** 1~6. 查看病理标本核对和取材操作流程； 7~8. 剩余标本的保存期、到期后医废交接记录。	取材后剩余标本在标本柜中需要保存多久？到期后剩余标本应如何处理？
3.27.7.10 常规病理制片应按照相应的规范、有质量控制措施和记录。（可选）	【C】 1. 有对蜡块、切片、取材工作记录单三相核对的规定与程序： （1）针对不同组织（如小活检、骨组织、淋巴结等），优化制片、染色流程，保证切片质量； （2）制片过程中如出现异常，应立即与有关的病理医师联系，并报告科主任，查清事实，采取相应的补救措施。常规制片应在取材后1~2个工作日内完成； 2. 腔镜小的活检、穿刺等需连续切片不少于6片。	病理科	**资料查阅+现场查看：** 1. 常规病理制片规范，蜡块、切片、取材工作记录单三相核对规定； 2. 查看小组织连续切片与制片数量。	常规制片应在取材后几个工作日内完成？小的活检、穿刺等连续切片不得少于几片？
	【B】符合"C"，并 常规切片的优良率应≥90%。	病理科	**资料查阅：** 常规切片优良率统计表。	经自查与统计，常规切片优良率是多少？
	【A】符合"B"，并 常规切片的优良率应≥95%。	病理科	**资料查阅：** 同B。	

评审标准	评审要点	信息采集点	材料与核查	访谈要点
3.27.7.11 有制度保证术中快速病理（含快速石蜡）诊断的规范、准确。（可选）	【C】 1. 有保证术中快速病理诊断合理使用指征的规定与程序。 2. 有术中快速病理诊断的操作规定与程序： （1）在术前向患者或其近亲属、授权委托人告知术中快速病理诊断的局限性，签署术中快速病理诊断知情同意书； （2）对于难以明确诊断、交界性病变、送检组织不适宜等状况，病理医师可以不作出明确诊断，等待石蜡切片报告； （3）术中快速病理诊断报告必须采用书面形式（可传真或网络传输），为防止误听和误传，严禁采用口头或电话报告的方式； （4）从标本接收到发出报告的时间，应在病理申请单上注明。术中快速病理诊断报告书应由病理医师签署全名。	病理科	资料查阅： 1. 术中快速病理诊断使用指征规定； 2. 术中快速病理诊断操作规定与流程；其他相关资料，如术前签署的术中快速病理诊断知情同意书、延迟发放报告的情况说明、书面的术中快速病理诊断报告、标本接收时间与发报告时间的注明等。	在术前是否向患者或其近亲属告知并签署术中快速病理诊断知情同意书？术中快速病理诊断报告是以何种形式反馈给临床科室的？
	【B】符合"C"，并 1. 有单件标本的冰冻切片制片应在 15 分钟内完成的规定与程序； 2. 有病理诊断报告在 30 分钟内完成的规定与程序。	病理科	资料查阅： 1. 单件标本快速冰冻切片制片完成时限的规定； 2. 术中快速冰冻切片病理诊断报告时限的规定。	术中快速冰冻切片病理诊断报告在多长时间内完成并发放？
	【A】符合"B"，并 术中快速病理诊断准确率应≥95%。	病理科	资料查阅： 术中快速病理诊断准确率自查统计表。	术中快速病理诊断准确率是多少？
3.27.7.12 有制度保证特殊染色操作规程。（可选）	【C】 有特殊染色技术员经过专门培训与授权的规定与程序： （1）每一批次的特殊染色必须设阳性对照，可利用组织中的内对照； （2）每种特殊染色，必须有本实验室的操作规程和技术规程； （3）更换新的染色试剂后，必须使用染色阳性和阴性组织进行验证，并有相应的文字记录和染色切片档案，相关档案保留 2 年； （4）特殊染色时所产生的有毒的污染性液体应专门回收，严禁随处倾倒。	病理科	资料查阅： 特殊染色专业技术人员的培训或进修证、授权规定、授权文件；特殊染色的操作规程。	更换新的染色试剂后，有无使用已知的阳性和阴性组织进行验证？
	【B】符合"C"，并 特殊染色结果不能作为最终诊断，必须由病理医师结合形态学综合判断。	病理科	资料查阅： 报告单上，特殊染色结果不作为病理最终诊断结果的标注。	特殊染色结果能否作为最终诊断依据？
	【A】符合"B"，并 特殊染色质量达到室间质评的合格标准，有相关操作规定与流程。	病理科	资料查阅： 特殊染色室间质评资料、操作规定与流程。	特殊染色质量是否达到室间质评的合格标准？

评审标准	评审要点	信息采集点	材料与核查	访谈要点
3.27.7.13 有制度保证免疫组织化学染色操作的规范和准确。（可选）	【C】 1. 有免疫组化技术员经过专门培训与考核授权的相关规定与程序。 2. 有相关操作规定与程序文件； (1) 每一批次的免疫组化染色必须设阳性对照，可利用组织中的内对照； (2) 必须建立本实验室每种免疫组化染色的操作规程，并及时更新； (3) 更换抗体后，需要有用阳性和阴性组织进行有效性验证，并有相应的文字记录和染色切片档案，相关档案保留2年； (4) 免疫组化染色过程中产生的有毒液体（如DAB）应专门回收，严禁随处倾倒； (5) 病理医师必须熟悉各种抗体染色结果，阳性信号表达部位、其诊断应用范围，以期做到正确的结果判读； (6) 单纯的免疫组化染色结果不能作为最终诊断，必须由病理医师结合形态学综合判断。	病理科	资料查阅： 1. 免疫组化专业技术人员的培训或进修证、考核与授权规定、授权文件； 2. 免疫组化操作规程、相应的报告单和染色切片档案、有毒残液交接登记等。	免疫组化染色结果能否作为最终诊断依据？更换抗体后，是否使用已知的阳性和阴性组织进行验证？
	【B】符合"C"，并 免疫组化染色的质量要达到室间质评的合格标准。	病理科	资料查阅： 免疫组化染色的质量标准、室间质评资料。	免疫组化染色质量是否达到室间质评的合格标准？
3.27.7.14 病理实验室应有仪器、试剂的管理制度和完善的记录。	【C】 1. 有仪器设备的运行、维修档案； 2. 有完整的试剂登记、有效期和使用档案； 3. 有冰箱运行温度记录； 4. 有仪器设备、试剂使用制度与程序。	病理科	资料查阅： 1. 仪器设备运行和维护保养记录； 2. 试剂登记、使用档案； 3. 冰箱运行温度记录； 4. 仪器设备、试剂管理制度。	存放试剂的冰箱有无运行温度记录？
	【B】符合"C"，并 有因病理仪器、试剂所致的安全事件报告、调查和处理流程。	病理科、医学装备科、药学部	资料查阅： 不良事件报告管理制度及相应流程、病理科仪器、试剂所致不良事件报告表（含职能部门调查和处理记录）。	病理科仪器、试剂所致不良事件是否上报？有无调查和处理流程？

续表

评审标准	评审要点	信息采集点	材料与核查	访谈要点
3.27.7.15 病理诊断应按照相应的规范，有复查制度、科内会诊制度。	【C】 1. 有规范病理诊断的相关制度与流程； 2. 病理医师进行诊断前，核对申请单和切片核查是否相符； 3. 阅读申请单上所有填写的内容，对于不清楚的内容及时联系送检医师； 4. 病理医师负责对出具的病理诊断报告解释说明，常规诊断报告准确率≥95%； 5. 因特殊原因迟发报告，应向临床医师说明迟发的原因； 6. 有科内疑难病例会诊制度，并有相应的记录和签字。	病理科	资料查阅： 1. 病理诊断相关制度与流程； 2~3. 核对制度； 4. 质控自查的常规诊断报告准确率统计表； 5. 迟发报告的原因说明； 6. 科内疑难病例会诊制度与会诊记录。	病理医师进行诊断前，应核对什么？因特殊原因导致迟发报告，应如何处理？
	【B】符合"C"，并 1. 常规诊断报告准确率≥97%； 2. 相关主管职能部门对相关制度落实有监管，重点是冰冻与石蜡诊断质量。	病理科1、医务科2	资料查阅： 1. 质控自查的常规诊断报告准确率统计表； 2. 职能部门针对病理诊断质量（重点是冰冻与石蜡诊断）的督导检查记录（含问题）、整改通知、改进措施、病理科反馈的改进情况清单。	经质控自查的常规诊断报告准确率是多少？职能部门有无定期对冰冻与石蜡诊断质量进行督导检查？问题是否得到改进？
	【A】符合"B"，并 常规诊断报告准确率≥99%。	病理科	资料查阅： 同B1。	

注释：常规诊断报告准确率是指出具的常规病理石蜡诊断报告与临床疾病诊断之间的符合程度，计算公式的分子为病理常规诊断报告与临床诊断相符的例数，分母为所有病理常规诊断报告总例数。

评审标准	评审要点	信息采集点	材料与核查	访谈要点
3.27.7.16 病理诊断报告书应准时、规范、文字准确，字迹清楚。	【C】 1. 对病理诊断报告内容与格式有明确规定： (1)病理号、送检标本的科室、患者姓名、性别、年龄、标本取材部位、门诊号和(或)住院号； (2)标本的大体描述、镜下描述和病理诊断； (3)其他需要报告或建议的内容； (4)报告医师签名(盖章)，报告时间； (5)病理诊断报告内容的表述和书写应准确和完整，用中文或者国际通用的规范术语； 2. 有病理诊断与临床诊断不符合时，涉及病变部位或病变性质，需重新审查； 3. 明文规定严禁伪造病理诊断报告，不得向临床医师和患方提供有病理医师签名的空白病理学报告书。	病理科	资料查阅： 1. 病理诊断报告内容与格式的规定； 2. 病理诊断报告审查制度； 3. 关于严禁伪造病理诊断报告、不提供有医师签名的空白病理报告书的规定。	有无病理诊断报告的内容与格式规定？病理诊断与临床诊断不符合时应如何处理？
	【B】符合"C"，并 1. 病理诊断报告应在5个工作日内发出≥85%，疑难病例和特殊标本除外； 2. 原始样品过小或在采集过程中挤压严重，或取材代表性不够，影响正确的诊断，均需在报告中说明。	病理科	资料查阅： 1. 5个工作时限日内病理诊断报告的发出率统计表； 2. 因标本原因可能影响诊断正确性，明确在病理诊断报告中的说明。	5个工作时限日内病理诊断报告的发出率是多少？因标本原因可能影响诊断正确性的，是否在病理诊断报告中说明？
	【A】符合"B"，并 病理诊断报告在5个工作日内发出≥95%，病理报告书书写内容与格式全部符合规范。	病理科	资料查阅： 5个工作时限日内病理诊断报告的发出率统计表，并随机抽查病理报告的书写内容与格式。	经质控自查，目前病理报告书写内容与格式的规范率是多少？

评审标准	评审要点	信息采集点	材料与核查	访谈要点
3.27.7.17 有病理诊断报告补充或更改或迟发的管理制度与程序。	【C】 有病理诊断报告补充、更改或迟发的管理制度与程序： (1)病理报告发出后，如发现非原则性的问题，可以补充报告的形式进行修改； (2)病理报告发出后，如发现原则性的问题则须做出更改并立即通知临床医生。	病理科	资料查阅： 病理诊断报告补充、更改、迟发管理规定与流程。	如何补充、更改病理诊断报告？
	【B】符合"C"，并 由于某些原因(包括深切片、补取材检测、特殊染色、免疫组织化学染色、脱钙、疑难病例会诊或传染性标本延长固定时间等)延迟取材、制片，或是进行其他相关技术检测，不能如期签发病理学诊断报告书时，需以口头或书面告知有关临床医师或患方，说明迟发病理学诊断报告书的原因，有记录。	病理科	资料查阅： 病理科迟发报告登记本(含原因记录)。	对于迟发报告有无向临床医师或患方说明原因？
	【A】符合"B"，并 每一份补充或更改的病理报告均遵循了病理报告补充或更改的制度与审核批准流程，并需在病理档案中有完整记录。	病理科	资料查阅： 补充或更改的病理报告时，相关的审核签字与归档记录。	请描述补充或更改的病理报告的审核批准流程。
3.27.7.18 有保证细胞学诊断规范、准确的相关制度。	【C】 1. 有细胞学标本采集的相关规范。穿刺细胞学标本的采集，由具备操作资质的病理学医师或临床医师执行，并严格执行无菌操作； 2. 对细胞学筛查与细胞学诊断有相关的制度与流程： (1)核对申请单与涂片是否相符； (2)细胞病理诊断报告在2个工作日内发出，疑难病例和特殊病例除外； (3)细胞学筛查工作由具有资质的筛查人员进行，由病理医师复审签字发出； (4)细胞病理学诊断报告的签发必须由具有资质的病理医师完成。	病理科	资料查阅： 1. 细胞学标本采集规范； 2. 细胞学筛查与细胞学诊断相关制度与流程(含申请单与涂片的核对、报告时限规定、诊断报告复核制度、细胞学筛查及细胞病理学诊断报告人员资质的规定)。	细胞学筛查与细胞学诊断人员是否有授权文件？
	【B】符合"C"，并 对细胞病理学诊断报告的签发有授权，抽查达到规定要求≥90%。	病理科	资料查阅： 细胞病理学诊断报告授权文件、经授权签发的诊断报告占全部诊断报告的比例。	经授权签发的细胞病理学诊断报告占全部诊断报告的比例是多少？

评审标准	评审要点	信息采集点	材料与核查	访谈要点
3.27.7.19 有病理医师与临床医师随时沟通的相关制度与流程，解释病理检查结果，为临床诊断与外科手术方案提供支持。	【C】 1. 有病理医师与临床医师随时沟通的相关制度与流程，并落实； 2. 有完整资料证实上述制度得到有效执行。	病理科	资料查阅： 1. 病理医师与临床医师沟通协调制度、科间沟通协调登记本； 2. 同 1。	有无病理医师与临床医师沟通协调机制？沟通是否顺畅？
	【B】符合"C"，并 定期（至少每季度一次）召开临床病理讨论会。	病理科	资料查阅： 临床病理讨论会记录。	有无定期召开临床病理讨论会？多久召开一次？

3.27.8　放射影像和超声影像等医学影像科室的服务项目满足临床诊疗需要，提供 24 小时急诊影像服务。制定相应的制度、流程、诊疗常规和标准操作规程，并遵照实施。提供规范的医学影像诊断报告。

评审标准	评审要点	信息采集点	材料与核查	访谈要点
3.27.8.1 医学影像科室通过医疗机构执业诊疗科目许可登记。放射影像符合《放射诊疗管理规定》等要求，取得"放射诊疗许可证"等相应资质，提供诊疗服务满足临床需要。	【C】 1. 医学影像科室通过医疗机构执业诊疗科目许可登记。放射影像符合《放射诊疗管理规定》等要求，取得"放射诊疗许可证"等相应资质； 2. 提供医学影像服务项目与本院功能任务一致，能满足临床需要； 3. X 线摄影、超声检查提供"24 小时×7 天"的急诊检查服务。	医学影像科	资料查阅： 1. 医疗机构执业许可证、放射诊疗许可证、辐射安全合格证； 2. 医学影像服务项目清单； 3. DR、超声工作人员排班表（24 小时×7 天）。	DR、超声检查项目，能否提供 24 小时×7 天服务？
	【B】符合"C"，并 有明确的服务项目、时限规定并公示，普通项目当日完成检查并出具报告，能遵循执行。	医学影像科	现场查看： 公示的各类检查服务项目及报告时限、诊断报告单（注明的检查时间与报告时间）。	对普通检查项目的报告时限有何规定？
	【A】符合"B"，并 PACS 系统运行良好，图像清晰，方便医生工作站调阅。	医学影像科	现场查看： 查看 PACS 系统运行状况及图像质量。	
3.27.8.2 科室有必要的紧急意外抢救用的药品器材，相关人员具备紧急抢救能力，有与临床科室紧急呼救与支援的机制与流程。	【C】 1. 科室有紧急意外抢救预案，有必要的紧急意外抢救用的药品器材； 2. 有与临床科室紧急呼救与支援的机制与流程。	医学影像科	资料查阅： 1. 查看紧急意外情况的抢救预案及抢救车（含药品器械）； 2. 紧急意外情况的处置流程与急诊、会诊制度。	出现紧急意外情况应如何处理？
	【B】符合"C"，并 科室指定专人负责应急管理，有演练，急救药品器材具有可及性和质量保证。	医学影像科	资料查阅+现场查看： 科室应急管理负责人、预案的培训与演练记录、抢救车中急救药品与器械的配置。	
	【A】符合"B"，并 相关职能部门履行监管职责，有记录。	医务科	资料查阅： 职能部门针对科室应急管理开展督导检查的记录（含问题）、整改通知、改进措施、受检科室反馈的改进情况清单。	职能部门有无针对医学影像科应急管理开展督导检查？问题是否得到改进？

注释：紧急意外主要指患者在接受检查过程中发生晕厥、抽搐、过敏、呼吸困难、心脏骤停、猝死、意外伤害等事件。

评审标准	评审要点	信息采集点	材料与核查	访谈要点
3.27.8.3 建立健全各项规章制度和技术操作规程,落实岗位职责,有质量控制措施。	【C】 1. 建立各项规章制度、诊疗常规和技术操作规程; 2. 有各级各类人员岗位职责; 3. 有质量控制措施及质量指标。	医学影像科	**资料查阅:** 1~2. 科室各项规章制度、诊疗常规、技术操作规程、岗位职责; 3. 质控指标、质控记录。	科室质控指标有哪些?有无定期监测?
	【B】符合"C",并 1. 员工知晓各项规章制度和本人岗位职责,掌握岗位相关的技术操作规程,并能够认真遵守和执行; 2. 有大型影像设备检查阳性率统计数据与分析报告(近3年),大型X线设备检查阳性率≥50%。	医学影像科	**资料查阅:** 1. 查看各项规章制度的落实情况、技术操作规程的依从性; 2. 大型影像设备检查阳性率统计与分析报告(近3年,另单独统计大型X线设备)。	目前大型影像设备检查阳性率是多少?有无近3年的统计与分析报告?
	【A】符合"B",并 根据国家相关要求和工作需要,及时对各项规章制度、岗位职责和技术操作规程进行完善和修订。	医学影像科	**资料查阅:** 及时完善和修订的科室规章制度、岗位职责、技术操作规程。	科内相关制度、岗位职责、技术操作规程是否根据国家相关要求及时完善和修订?
3.27.8.4 定期校正放射诊疗设备、超声检查设备及其相关设备的技术指标和安全、防护性能,并符合有关标准与要求。	【C】 定期对放射诊疗设备、超声检查设备及其相关设备进行校正和维护,技术指标和安全、防护性能符合有关标准与要求。	医学影像科	**资料查阅:** 设备定期校正记录、设备维护保养记录、辐射环境检测评估报告。	设备是否定期校正并有记录?多久进行一次辐射环境检测评估?
	【B】符合"C",并 有专职/兼职人员负责对设备进行定期校正和维护,并有记录,设备运行完好率在95%以上。	医学影像科	**现场查看:** 同C,且设备运行完好率在95%以上。	是否对设备进行定期维护保养?维护保养的内容有哪些?
	【A】符合"B",并 每件设备的定期校正和维护均落实到人(有清单,设备有标牌提示)。	医学影像科	**资料查阅+现场查看:** 同C,且有设备定期校正和维护责任人,设备状态标识。	针对每件设备的校正和维护保养,是否指定责任人?
3.27.8.5 采用多种形式,开展图像质量评价活动。	【C】 采取多种形式,开展图像质量评价活动。	医学影像科	**资料查阅:** 图像质量评价记录。	图像质量评价方法有哪些?
	【B】符合"C",并 将图像质量评价的结果纳入对部门服务质量与相关人员技术能力评价的内容。	医学影像科	**资料查阅:** 图像质量评价与专业技术人员能力评价挂钩的资料或记录。	评价结果与专业技术人员能力评价是否挂钩?
	【A】符合"B",并 有评价结果分析与持续质量改进措施,不断提高影像图像质量。	医学影像科	**资料查阅:** 图像质量评价结果的分析、改进措施、体现改进成效的案例。	针对存在的问题有无改进措施?是否有体现改进效果的案例?

评审标准	评审要点	信息采集点	材料与核查	访谈要点
3.27.8.6 医学影像诊断报告及时、规范，有审核制度与流程。	【C】 1. 科室有诊断报告书写规范、审核制度与流程； 2. 影像报告由具备资质的医学影像诊断专业医师出具； 3. 诊断报告按照流程经过审核，有审核医师签名。	医学影像科	资料查阅： 1. 诊断报告书写规范、诊断报告审核制度与流程； 2. 诊断报告医师的资质、授权文件。 现场查看： 3. 诊断报告审核签发流程。	出具的诊断报告是否均经过审核者审核并签名？
	【B】符合"C"，并 1. 有提供影像报告时限要求，报告时间，普通报告精确到"时"，急诊报告精确到"分"。 2. 影像报告书写质量优良达90%以上。 3. 诊断质量： （1）医学影像诊断与手术后符合率≥90%； （2）医学影像报告漏诊、误诊率小于万分之一。	医学影像科	现场查看+资料查阅： 1. 公示的各类检查服务项目报告时限、诊断报告中相关时间的记载（精确到时、分）； 2. 定期质控自查的诊断报告书写质量优良率统计表； 3. 质量控制记录本中的监测记录（医学影像诊断与手术后符合率、医学影像报告漏诊、误诊率）。	急诊影像报告的出具时限是多久？医学影像诊断与临床术后诊断的符合率是多少？目前经科内质控统计的漏诊、误诊率是多少？
	【A】符合"B"，并 科质控小组每月对诊断报告质量进行分析评价，落实改进措施，改进有成效。	医学影像科	资料查阅： 科室质控小组每月对诊断报告质量的自查与分析评价记录（含问题与改进措施），体现改进成效的 PDCA 案例。	科室有无定期对诊断报告质量开展自查？针对存在的问题有无改进措施？
3.27.8.7 有重点病例随访与反馈制度，有疑难病例分析与读片会。	【C】 1. 有重点病例随访与反馈相关制度； 2. 有专人负责并定期召开疑难病例分析与读片会； 3. 临床医师参加的疑难病例分析与读片会由放射科主任主持，有记录。	医学影像科	资料查阅： 1. 重点病例随访与反馈制度、重点病历随访登记本； 2~3. 疑难病例分析与读片会议记录。	有无开展重点病例的随访与反馈？有无定期召开疑难病例分析与读片会？是否邀请临床医师参加会议？
	【B】符合"C"，并 有重点病历随访与反馈、疑难病例分析读片会的完整资料。	医学影像科	资料查阅： 同 C1、C2。	有无重点疾病随访的记录。
	【A】符合"B"，并 1. 通过重点病例随访分析评价，改进诊断工作，提高诊断质量； 2. 疑难病例分析与读片会参加人员覆盖科室80%人员。	医学影像科	资料查阅： 1. 重点病例随访情况的定期分析评价资料； 2. 疑难病例分析与读片会会议签到。	针对重点病例的随访情况，有无定期分析评价？

评审标准	评审要点	信息采集点	材料与核查	访谈要点
3.27.8.8 有医学影像设备定期检测、放射安全管理等相关制度，医学影像科通过环境评估。（放射影像适用）	【C】 1. 有放射安全管理相关制度与落实措施； 2. 有医学影像科通过环境评估的环评报告，对超过标准的设备或场所及时处理的完整资料； 3. 专人负责安全管理，有放射废物处理登记和监管记录； 4. 在影像检查室门口设置电离辐射警告标志。	医学影像科	资料查阅+现场查看： 1. 放射安全管理制度与防护措施； 2. 辐射环境检测评估报告、超标情况的整改和验收资料； 3. 安全管理负责人，放射废物处理登记和监管检查记录； 4. 影像检查室门口电离辐射警告标识。	多久进行一次辐射环境检测评估？有无超标环境的整改和验收资料？
	【B】符合"C"，并 有专人负责安全管理工作，至少每季度有一次常规安全检查，并根据检查结果，持续改进安全管理。	医学影像科	资料查阅： 科室季度安全检查记录（含问题与改进措施、改进结果）。	有无专人负责科内安全管理工作？多久检查一次？针对存在的问题有无改进措施？改进效果如何？
3.27.8.9 有受检者和工作人员防护措施。（放射影像适用）	【C】 1. 有完整的放射防护器材与个人防护用品，保障医患防护需要（包括床边移动 X 线检查）； 2. 有受检者的防护措施，对受检者敏感器官和组织进行屏蔽防护（包括床边移动 X 线检查）； 3. 影像科人员按照规定佩戴个人放射剂量计； 4. 由专人负责对放射剂量计进行收集、发放和监测结果反馈、登记工作； 5. 影像科人员按照规定每年进行健康检查。	医学影像科	现场查看+资料查阅： 1. 查看放射防护器材与防护用品； 2. 查看受检者是否使用的防护用品； 3. 查看影像科人员是否规范佩戴放射剂量计； 4. 专人收集、发放放射剂量计并定期监测反馈结果； 5. 影像科人员年度健康体检报告。	在进行放射诊断检查时，是否主动告知辐射对健康的影响？是否对受检者敏感器官和组织采取防护措施？
	【B】符合"C"，并 1. 影像检查前医务人员主动告知辐射对健康的影响，指导受检者进行防护； 2. 有员工放射剂量监测数据分析和针对超标原因的改进措施。	医学影像科	现场查看+资料查阅： 1. 查看检查前医务人员的主动告知与指导受检者防护情况； 2. 个人放射剂量监测结果的分析及超标情况下的改进措施。	放射人员佩戴的放射剂量计，其监测结果多久反馈一次？有无发现超标情况？针对超标情况有无原因分析和改进措施？
	【A】符合"B"，并 有完整的放射人员放射防护档案与健康档案。	医学影像科	资料查阅： 放射员工放射防护档案与健康档案。	放射人员有无放射防护档案与健康档案？

评审标准	评审要点	信息采集点	材料与核查	访谈要点
3.27.8.10 制定放射安全事件应急预案并组织演练。（放射影像适用）	【C】 1. 各相关人员熟悉放射安全事件应急预案、相关流程以及本部门、本科室和本人职责，有放射安全事件应急预案； 2. 有辐射损伤的具体处置流程和规范。	医学影像科	资料查阅： 1. 放射安全事件应急预案、处置流程； 2. 辐射损伤处置流程和规范。	请简述辐射损伤的处置流程？
	【B】符合"C"，并 进行放射安全事件应急预案综合演练，有整改措施并组织落实。	医学影像科	资料查阅： 放射安全事件应急预案的演练记录、针对演练不足方面的整改措施及落实记录。	针对放射安全事件应急预案有无培训和演练？有无根据演练存在的不足，提出改进措施？改进效果如何？

3.27.9　由具备法定资质的卫生技术人员实施脑电图检查、心电图检查和腔镜检查等特殊诊疗服务，由具备专业资质的执业医师出具诊断报告，解读检查结果。

评审标准	评审要点	信息采集点	材料与核查	访谈要点
3.27.9.1 特殊检查室卫生技术人员应依法获得资质，负责日常管理及医疗业务工作。	【C】 1. 对特殊检查部门的各级各类人员均有明确的资质与能力要求： (1)特殊检查室人员按照相关规定接受特殊检查专业技能培训，依法取得执业资格与授权的人员、专业技师，应有专业资格证书； (2)人员数量、人员梯队与所承担的任务相适应，能完成日常工作中常规操作及疑难病例处理； (3)所有人员经过岗前培训。 2. 相关人员知晓本部门、本岗位职责和履职要求。	特殊检查室	资料查阅： 1. 特殊检查部门人员资质资料(含执业资格证书、培训证书、职称证书)与岗位说明书； 2. 对相关人员进行访谈，了解其履职要求。	特检室人员是否接受过特殊检查专业技能培训？
	【B】符合"C"，并 1. 特殊检查室负责人必须是有经验的特殊检查专业或经过特殊检查技术培训的主治医师以上职称； 2. 无非卫生技术人员执业或执业范围与注册项目不符的情况。	特殊检查室	资料查阅： 1. 特殊检查室负责人的执业经历、培训经历、职称； 2. 查看工作人员的执业资格证、执业注册证。	目前特检室负责人的职称是什么？
	【A】符合"B"，并 相关职能部门按照规定和制度实行监督检查，对存在的问题与缺陷提出整改措施，改进有成效。	医务科	资料查阅： 职能部门针对特检室日常制度落实情况的督导检查记录(含问题、改进措施)，受检科室反馈的改进清单，体现改进成效的案例。	职能部门是否定期对特检室制度落实情况进行督导检查？是否有改进？

续表

评审标准	评审要点	信息采集点	材料与核查	访谈要点
3.27.9.2 由具备专业资质的执业医师出具诊断报告，解读检查结果。	【C】 1. 有出具诊疗报告，解读检验结果的相关规定； 2. 各种诊疗报告签署和发出均由具备专业资质的执业医师执行。	特殊检查室	资料查阅： 1. 出具诊疗报告与解读检验结果规定； 2. 诊断报告签发人的医师资格证、医师执业注册证、诊断报告授权文件。	从事心血管内科诊疗工作的执业医师能否出具心电图诊断报告单？医院有无授权文件？
	【B】符合"C"，并 无不具备资质人员签发报告。	特殊检查室	现场查看： 同 C2。	
	【A】符合"B"，并 相关职能部门履行监管职责，对存在的问题与缺陷提出整改措施，对整改情况进行追踪与成效评价，有记录。	医务科	资料查阅： 对依据授权签发诊断报告情况的督导检查记录（含问题）、整改通知、改进措施、受检科室反馈的改进情况清单。职能部门对改进情况跟踪并核实的记录。	职能部门是否定期对依据授权签发诊断报告的情况进行督导检查？问题是否得到改进？

3.27.10 落实输血管理的法律法规和临床输血技术规范，制定输血管理文件并实施。落实临床用血申请及审核制度，履行用血报批手续，严格掌握输血适应证，做到安全、有效、科学用血。有控制输血严重危害（SHOT）的方案并实施。

评审标准	评审要点	信息采集点	材料与核查	访谈要点
3.27.10.1 依据输血管理的法律、法规和临床输血技术规范制定输血管理文件。	【C】 1. 依据《中华人民共和国献血法》《医疗机构临床用血管理办法（试行）》和《临床输血技术规范》等有关法律和规范，制定相关管理制度； 2. 有临床输血管理组织和职能管理部门，履行对全院临床输血监管指导工作职能并有活动记录； 3. 有组织全院性输血相关的法律法规、规范、制度的培训记录； 4. 有《临床输血管理实施细则》和考核办法。	输血科	资料查阅： 1. 临床输血管理相关制度； 2. 输血管理委员会与输血科成立文件、委员会会议记录、监管记录； 3. 组织全院性输血相关法律法规、规范、制度培训的记录； 4.《临床输血管理实施细则》和考核办法。	是否成立输血管理委员会与输血科？有无组织开展全院性输血相关法律法规、规范、制度的培训？有无临床输血管理考核办法？
	【B】符合"C"，并 1. 临床输血管理组织按照输血工作的相关管理要求，开展质量管理工作，对存在的问题有改进措施并得到落实； 2. 相关职能部门进行督导检查，对存在的问题进行追踪与改进成效评价，有记录。	输血科、医务科	资料查阅： 1. 输血管理委员会会议记录、对存在问题的原因分析与研究，改进措施； 2. 职能部门检查记录，对改进措施的落实情况跟踪并核实的记录。	输血管理委员会每年召开几次会议？研究了哪些问题？提出了哪些改进措施？职能部门对改进措施的落实情况跟踪并核实了吗？
	【A】符合"B"，并 1. 临床医护人员对输血相关制度知晓率≥95%，并严格落实； 2. 有全院输血管理工作的定期总结、分析、反馈和持续改进。	输血科	访谈+资料查阅： 1. 对临床医护人员进行访谈，了解其对输血相关制度的知晓情况； 2. 全院输血管理工作的定期总结分析、反馈和体现改进成效的案例。	有无全院输血管理工作的定期总结分析？输血相关质量监测指标有无持续改善？

注释：《医疗机构临床用血管理办法》第八条规定，二级以上医院和妇幼保健院应当设立临床用血管理委员会，负责本机构临床合理用血管理工作。主任委员由院长或者分管医疗的副院长担任，成员由医务部门、输血科、麻醉科、开展输血治疗的主要临床科室、护理部门、手术室等部门负责人组成。医务、输血部门负责临床合理用血日常管理工作。依据《临床输血技术规范》第四条规定，二级以上医院应设置独立的输血科（血库），负责临床用血的技术指导和技术实施，确保贮血、配血和其他科学、合理用血措施的执行。

续表

评审标准	评审要点	信息采集点	材料与核查	访谈要点
3.27.10.2 有临床输血反应处理规范和应急用血预案、采集血标本等制度与流程，并遵循。	【C】 1. 有临床输血具体制度与规范： (1)有输血不良反应处理规范； (2)有应急用血预案； (3)有用血申请流程，用血流程和输血管理流程； (4)有采集血标本的流程。 2. 有相关制度、流程的培训与教育，并有记录。	输血科	资料查阅： 1. 临床输血管理相关制度与临床输血技术规范(含输血不良反应处理规范、应急用血预案、用血申请流程、用血流程和输血管理流程)； 2. 上述相关制度、流程的培训记录。	是否组织过临床输血管理相关制度与规范的培训？
	【B】符合"C"，并 各临床科室(如各手术科室、急诊室等主要用血部门)按照制度和流程要求，落实输血管理相关制度。	临床科室	资料查阅+现场查看： 查看病历中输血的指征、输血治疗知情同意书。用血申请单、领用前核对、输血前复温、发血时再核对与登记、输血前双人核对、输血时观察、血袋回收等制度与流程落实情况。	输血指征有哪些？输血前，是否签署输血知情同意书？
	【A】符合"B"，并 相关职能部门督导检查，对存在的问题进行追踪，持续改进有成效。	输血科 医务科	资料查阅： 职能部门定期对输血相关制度和流程执行情况的督导检查记录(含问题)、整改通知、改进措施、受检科室反馈的改进情况清单；体现改进成效的 PDCA 案例。	职能部门是否定期对输血相关制度和流程落实情况开展督导检查？针对问题有无改进措施？改进效果如何？
3.27.10.3 输血科/血库人员结构、房屋设施和仪器设备均符合规定要求。(可选)	【C】 1. 输血科/血库人员具备输血、检验、医疗、护理等专业知识，并接受相关理论和实践技能的培训和考核； 2. 输血科/血库工作人员无影响履行输血专业职责的疾病或者功能障碍； 3. 输血科/血库的房屋设置远离污染源，布局应符合卫生学要求，污染区与非污染区分开，至少应设置储血室、发血室、相容性检测实验室； 4. 必备基本设备：2℃~6℃储血专用冰箱、-20℃以下专用低温冰箱、2℃~8℃试剂冰箱、2℃~8℃标本冰箱、血小板保存箱、溶浆机(血浆解冻箱)、血型血清学离心机、标本离心机、恒温水浴箱、显微镜、专用取血箱、计算机及输血管理信息系统等； 5. 血液保存环境条件符合规定。	输血科	资料查阅： 1. 输血科人员接受输血相关理论、技能培训和考核的资料； 2. 输血科人员健康体检报告； 现场查看： 3. 输血科房屋设置、布局(要求两区三室)； 4. 基本设备设施清单； 5. 不同类型冰箱及温度监测记录。	储血冰箱的温度是如何监测的？如何确保血液保存环境温度符合规定？

评审标准	评审要点	信息采集点	材料与核查	访谈要点
3.27.10.4 具备为临床提供24小时供血服务的能力，满足临床工作需要。	【C】 与指定供血单位签订供血协议，能"24小时×7天"供血。	输血科	**资料查阅：** 与指定供血单位签订的供血协议。	有无与指定供血单位签订供血协议？
	【B】符合"C"，并 有应急用血的后勤(通信、人员、交通)保障能力。	输血科	**现场查看：** 应急用血后勤保障情况。	应急用血能否及时保障到位？
3.27.10.5 开展对临床医师输血知识的教育与培训，开展临床用血评价，促进临床合理用血。	【C】 为临床医护人员提供输血知识的教育与培训，每年至少一次。	输血科	**资料查阅：** 提供输血知识培训的记录。	是否为临床医护人员提供输血知识培训？
	【B】符合"C"，并 相关职能部门每月公布各临床科室及医师用血情况。	输血科	**资料查阅：** 每月用血情况通报。	有无每月临床用血情况通报？
	【A】符合"B"，并 临床输血管理组织每季度对各临床科室及医师合理用血情况进行评价。(用近3年案例说明)	输血科	**资料查阅：** 输血管理委员会每季度对合理用血情况的分析评价(近3年)。	输血管理委员会有无定期对合理用血情况进行分析评价？
3.27.10.6 执行输血前相关检测规定，输血前向患者及其近亲属告知输血的目的和风险，并签署《输血治疗知情同意书》。	【C】 1. 按照相关规定，对准备输血的患者进行血型及感染筛查(肝功能、乙肝五项、HCV、HIV、梅毒抗体)的相关检测； 2. 医师向患者、近亲属或委托人充分说明使用血液成分的必要性、使用的风险和利弊及可选择的其他办法，并记录在病历中； (1)取得患者或委托人知情同意后，签署《输血治疗知情同意书》； (2)同意书中明确其他输血方式的选择权； (3)《输血治疗知情同意书》入病历保存； (4)因抢救生命垂危的患者等特殊情况需紧急输血，不能取得患者或者其近亲属意见的，经院长或者授权的负责人批准后实施。	临床科室	**资料查阅：** 1. 输血前，血型及感染筛查检验单； 2. 输血治疗知情同意书。	输血前，是否对患者进行感染筛查？
	【B】符合"C"，并 对特殊情况下的紧急输血有相关规定与批准流程。	输血科	**资料查阅：** 特殊情况下紧急输血规定与批准流程。	请描述特殊情况下患者紧急输血的批准流程？
	【A】符合"B"，并 1. 输血前检测率100%； 2. 输血治疗知情同意书签署率100%。	临床科室、输血科	**资料查阅：** 1. 输血前检测率统计； 2. 输血治疗知情同意书签署率统计。	患者输血前，感染筛查的检测率是多少？输血前的输血治疗知情同意书的签署率是多少？

评审标准	评审要点	信息采集点	材料与核查	访谈要点
3.27.10.7 有临床用血前评估和用血后效果评价制度，严格掌握输血适应证，做到安全、有效、科学用血。	【C】 1. 对输血适应证有严格的管理规定； 2. 根据患者病情和实验室检测指标进行输血指征综合评估，记入病历； 3. 有用血后效果评价管理要求。	临床科室	资料查阅： 1. 输血的适应证规定； 2. 病历中输血指征的评估记录； 3. 患者用血后，需进行效果评价的规定。	在输血前，是否根据患者病情和实验室检测指标进行输血指征评估？评估结果是否记录到病历里？
	【B】符合"C"，并 临床科室能将用血后效果评价的结果记入病历。	临床科室	资料查阅： 病历中用血后效果评价的记录。	用血后有无效果评价？评价记录到病历里了吗？
	【A】符合"B"，并 相关职能部门按规定管理输血适应证，每季度有输血适应证评价与分析用血趋势。（用近 3 年案例说明）	输血科、医务科	资料查阅： 针对输血适应证落实情况的督导检查记录、每季度输血适应证评价与用血趋势分析（近 3 年）。	职能部门是否每季度进行输血适应证评价与用血趋势分析？
3.27.10.8 输血治疗病程记录完整详细。	【C】 1. 输血治疗病程记录完整详细，至少包括输血原因，输注成分、血型和数量，输注过程观察情况，有无输血不良反应等内容； 2. 记录输血方式与输血后的效果评价。	临床科室	资料查阅： 1. 输血治疗病程记录； 2. 病历中关于输血方式与输血后效果评价的记录。	输血治疗病程记录须记录哪些内容？（输血原因、输注成分、血型和数量，输注过程观察情况，有无输血不良反应等）
	【B】符合"C"，并 手术输血患者其手术记录、麻醉记录、护理记录、术后记录中出血与输血量要完整一致；输血量与发血量一致。	临床科室	资料查阅： 查看手术输血患者的手术记录、麻醉记录、护理记录、术后记录，关于出血与输血量是否一致。	手术输血患者的输血量与出血量是否一致？
	【A】符合"B"，并 1. 有输血治疗病程记录质量的督导检查和改进措施； 2. 输血治疗病程记录 100% 符合规范要求。	输血科 1 医务科 2	资料查阅： 1. 职能部门针对输血治疗病程记录的督导检查记录（含问题）、整改通知、改进措施、受检科室反馈的改进情况清单； 2. 抽查输血治疗病程记录规范率统计表。	职能部门有无定期对输血治疗病程记录进行督导检查？问题是否得到改进？目前输血治疗病程记录规范率是多少？

评审标准	评审要点	信息采集点	材料与核查	访谈要点
3.27.10.9 落实临床用血申请、申请审核制度，履行用血报批手续。	【C】 有输血申请审核登记和用血报批登记制度。 (1)输血申请单审核率为100%； (2)大量用血报批审核率100%； (3)用血的申请单格式规范、书写规范、信息记录完整； (4)临床单例患者用全血或红细胞超过10U履行报批手续，需要科室主任签名，报医务科批准。	输血科	资料查阅： 输血前申请审核制度和用血报批登记制度，以及以下统计： (1)输血申请单审核率统计表； (2)大量用血报批审核率统计表； (3)用血的申请单格式规范率统计表； (4)全血或红细胞使用超过10U的审批率统计表。	临床单例患者全血或红细胞使用超过10U，是否履行了报批手续？
	【B】符合"C"，并 紧急用血必须履行补办报批手续。	输血科、医务科	资料查阅： 紧急用血审批流程和审批单。	请简述紧急用血审批流程？
	【A】符合"B"，并 医务科对临床履行用血报批情况进行评价，有对存在的问题提出整改的记录。	医务科	资料查阅： 职能部门对临床履行用血报批情况进行评价，对存在的问题提出改进措施。	职能部门是否定期对临床履行用血报批情况进行评价？针对存在的问题，有无改进措施？
3.27.10.10 做好血液入库、贮存和发放管理。(可选)	【C】 1. 有血液库存管理，包括血液预订、接收核对、入库、贮存、出库等内容； (1)血液的出入库记录完整率为100%； (2)血液有效期内使用率为100%； (3)用血的发血单、输血记录单格式和书写规范、信息记录完整。 2. 对血库领出血液进行检查核对。 (1)按规定检查从血库领取的血液必须核对已和受血者作过交叉配血试验的血袋，并确认受血者是否正确； (2)血液发出前，必须书面确认用于输血的血液，以及供血者和受血者的血型无误； (3)血液发出前，还要检查全血和成分血是否发生溶血、是否有细菌污染迹象，以及其他肉眼可见的任何异常现象； (4)由血库发血者和临床科室领血者共同按规定或流程执行核对。	输血科	资料查阅： 1. 血液库存管理制度及血液预订、接收核对、入库、贮存、出库等流程； 2. 血液领出的核对程序。	血液库存管理包括哪些内容？对血库领出血液进行检查核对的内容有哪些？
	【B】符合"C"，并 科室能按照制度和流程要求检查落实情况，对存在的问题及时整改。相关职能部门按照制度和流程落实监督检查，并有改进措施。	输血科、医务科	资料查阅： 输血科对血液入库、出库、贮存等管理制度、流程落实情况的自查记录(含问题与改进措施)。职能部门针对相关制度流程落实情况的督导检查记录(含问题)、整改通知、改进措施、受检科室反馈的改进情况清单。	科室和职能部门有无定期对制度和流程落实情况进行检查？针对存在的问题有无改进措施？

评审标准	评审要点	信息采集点	材料与核查	访谈要点
3.27.10.11 有输血前的检验和核对制度，实施记录及时、规范，并保存。	【C】 1. 有输血前的检验和核对制度，实施记录及时、规范，且保存。 （1）凡遇输血史、妊娠史或短期内需要接受多次输血的患者，应告知患者，并建议筛选不规则抗体； （2）按照要求规范开展输血前检验项目：血型（包括 RhD）交叉配血、输血感染性疾病免疫标志物等指标； （3）交叉配血必须采用能检查不完全抗体的介质或实验方法； （4）血液发出后，受血者和献血血标本于 2℃～6℃保存至少 7 天； （5）输血前，两名医护人员再次核对交叉配血报告单及血袋各项内容，执行双人、双核对、签字制度。 2. 临床输血记录合格率和保存完整率为 100%。	临床科室、输血科 2	资料查阅+现场看看： 1. 输血前检验和核对制度、输血时双核对签字制度、输血前的不规则抗体、感染性疾病、血型（RHD）筛查单、血液出库核对登记、受血者和献血血标本留样； 2. 月临床输血记录合格率、受血者和献血血标本保存完整率统计表。	对于输血前检验和核对分别有哪些要求？
	【B】符合"C"，并 科室按照制度和流程要求检查落实情况，对存在的问题及时整改。	临床科室、输血科	资料查阅： 科室定期对输血相关制度和流程的落实情况的自查记录（含问题与改进措施）。	科室有无定期对制度和流程落实情况进行自查？针对存在的问题有无改进措施？
	【A】符合"B"，并 相关职能部门履行监管职责，对存在的问题有追踪。	医务科	资料查阅： 职能部门监管记录，包括对存在的问题改进情况的追踪记录。	
3.27.10.12 有血液贮存质量监测与信息反馈的制度。（可选）	【C】 1. 有血液贮存质量监测与信息反馈的制度。 2. 使用血液存放环境符合规定，有监测记录。 （1）不同血型的全血、成分血分型分层存放或在不同冰箱存放，标识明显； （2）贮血冰箱有不间断的温度监测与记录； （3）血液保存温度和保存期符合要求； （4）贮血冰箱定期消毒，记录保存完整； （5）贮血冰箱定期进行细菌监测，记录保存完整。 3. 输血器械符合国家标准，"三证"齐全。 （1）血袋按规定保存、销毁，有记录； （2）一次性输血耗材进行无害化处理，有记录。	输血科	资料查阅： 1. 血液贮存质量监测与信息反馈制度。 现场查看： 2. 血液贮存环境、不间断温度监测记录、标识、保存期、冰箱定期消毒记录、冰箱定期细菌监测记录、输血器械"三证"查验记录、血袋保存记录、医废交接记录。	对于不同血型的全血、成分血的贮存有哪些要求？贮血冰箱有无定期进行细菌监测？回收的空血袋需要保存多久？
	【B】符合"C"，并 科室检查制度落实情况，对存在的问题及时整改。	输血科	资料查阅： 输血科对上述制度落实情况的自查记录（含问题与改进措施）。	科室有无开展血液贮存质量监测？针对存在的问题有无改进措施？
	【A】符合"B"，并 相关职能部门履行监管职责，对存在的问题有追踪。	医务科	资料查阅： 职能部门针对各项制度落实情况的督导检查记录（含问题）、整改通知、改进措施、输血科反馈的改进情况清单，以及对改进措施的落实情况跟踪并核实的记录。	职能部门是否定期对血液贮存质量监测制度的落实情况进行督导检查？问题是否得到改进？

评审标准	评审要点	信息采集点	材料与核查	访谈要点
3.27.10.13 有临床输血过程的质量管理监控及效果评价的制度与流程。	【C】 1. 有明确规定的流程，确保患者输血过程中的安全； 2. 明确规定输血前在患者的床旁由两名工作人员准确核对受血者和血液信息； 3. 明确规定从取血到输血结束的最长时限； 4. 在血液输注过程中不得添加任何药物。	临床科室	资料查阅+现场查看： 1. 输血前核对制度、输血流程； 2. 查看输血前床旁核对； 3. 取血到输血结束的最长时限规定(4小时)； 4. 在血液输注过程中不添加任何药物。	床旁输血应怎样核对？对从取血到输血结束的最长时限有何规定？
	【B】符合"C"，并 1. 制定使用输血器和辅助设备(如血液复温)的操作规程与流程； 2. 输血全过程的信息应及时记录于病历中。	输血科1、临床科室2	资料查阅： 1. 血液复温操作规程、输血器操作流程； 2. 输血过程的病历记录。	血液复温一般由哪个部门完成？有无操作规程？
	【A】符合"B"，并 严密监护输血全过程，及时发现输血不良反应，按规定及时处理。	临床科室	资料查阅： 输血不良反应处置预案。	发生输血不良反应时应如何处置？是否对预案进行过培训和演练？
3.27.10.14 有应急用血预案，并能得到落实。	【C】 有紧急抢救配合性输血管理应对预案。 (1)紧急抢救配合性输血管理； (2)紧急抢救输血非同型管理； (3)有配血、储血设备故障的应急管理； (4)夜间、节假日输血管理。	输血科	资料查阅： 紧急抢救配合性输血应急预案、配血及储血设备故障应急预案、夜间及节假日紧急调血预案、紧急抢救配合性输血管理规定、紧急抢救输注非同型血的管理规定。	紧急抢救配合性输血管理规定有哪些？
	【B】符合"C"，并 明确紧急用血的批准及执行部门的职责，相关科室/部门有保障措施。	医务科、输血科	资料查阅+现场查看： 紧急用血流程与审批单，人员、车辆、通信保障措施。	有无医院紧急用血流程？由谁审批？能否及时到位？
	【A】符合"B"，并 对近3年信息与案例，评价本院紧急用血的执行情况，与本院规定的要求保持一致。	输血科	资料查阅： 对近3年紧急用血案例的总结与评价，以验证制度、预案、流程执行的依从性、一致性。	有无近3年紧急用血案例的总结与评价资料？

评审标准	评审要点	信息采集点	材料与核查	访谈要点
3.27.10.15 有控制输血严重危害（SHOT）的方案与实施情况记录。	【C】 相关医务人员熟悉输血严重危害（SHOT）方案、处置规范与流程，知晓率 100%。 （1）监测输血的医务人员经培训，能识别潜在的输血不良反应症状。 （2）有确定识别输血不良反应的标准和应急措施。 （3）发生疑似输血反应时医务人员有章可循，并应立即向医务科和患者的主管医师报告。 （4）一旦出现可能为速发型输血反应症状时（不包括风疹和循环超负荷），立即停止输血，并调查其原因。要有调查时临床及时处理患者的规范。 （5）医务科应根据既定流程调查发生不良反应的原因，确定是否发生了溶血性输血反应。立即查证： ①患者和血袋标签确认输给患者的血是与患者进行过交叉配血的血； ②查看床旁和实验室所有记录，是否可能将患者或血源弄错； ③肉眼观察受血者发生输血反应后的血清或血浆是否溶血。如果可能，该标本应和受血者输血前的标本进行比较； ④用受血者发生输血反应后的标本做直接抗人球蛋白试验。 （6）实验室应制定加做其他相关试验的要求，以及做相关试验的标准。 （7）上述试验结果记录到受血者的临床病历中。 （8）输血后献血员和受血者标本应依法至少保存 7 天，以便出现输血反应时重新进行测试。	输血科、医务科	资料查阅： 医院控制输血严重危害（SHOT）预案与流程，以及以下： （1）医务人员输血监测的培训记录； （2）输血不良反应标准和识别、处理流程； （3~5）输血不良反应应急处置程序。	请简述输血不良反应的识别标准，输血不良反应处置规范。医务科在调查输血不良反应的原因并确定是否发生了溶血性输血反应的同时，应立即查证哪些内容？
	【B】符合"C"，并 医务科对输血不良反应评价结果的反馈率为 100%。	医务科	资料查阅： 输血不良反应评价结果的反馈率统计表。	输血不良反应评价结果是否反馈给临床科室？
	【A】符合"B"，并 医务科对输血严重危害（SHOT）案例，运用质量管理工具展示管理成效的变化趋势，有季度通报、半年小结、年度总结报告，并对公开的数据质量和结果的可靠性承担责任。	医务科	资料查阅： 输血不良反应情况的季度通报、半年小结、年度总结，针对输血不良反应的监测记录、分析与改进措施、体现改进前后监测数据变化的改进案例。	是否定期对输血不良反应进行监测？针对发生的案例有无定期分析与提出改进措施？有无体现改进成效的案例？

评审标准	评审要点	信息采集点	材料与核查	访谈要点
3.27.10.16 有输血相容性检测的实验室的管理制度。	【C】 1. 有输血前的检测管理制度； 2. 用于输血相容性检测的试剂应符合相应标准； 3. 用于输血相容性检测的仪器设备符合相应要求。	输血科	资料查阅： 1. 输血前检测制度； 2. 查看输血相容性检测的试剂清单、"三证"审验资料、批准文号、室内质控记录； 3. 输血相容性检测的仪器设备清单、校正和维保记录。	有无输血前检测制度？输血相容性检测仪器设备、试剂是否符合相应标准？
	【B】符合"C"，并 输血相容性检测报告内容完整性100%。	输血科	资料查阅： 查验输血相容性检测报告内容的完整性。	报告单的内容是否填写完整？
3.27.10.17 做好相容性检测质量管理，开展室内质量控制，参加输血相容性检测室间质评。	【C】 建立和实施与检测项目相适应的室内质量控制流程，应包括： (1) 质控品的技术规则定义； (2) 质控品常规使用前的确认； (3) 实施质控的频次； (4) 质控品检测数据的适当分析方法； (5) 质控规则的选定； (6) 试验有效性判断的标准； (7) 失控的判定标准、调查分析、处理和记录。	输血科	资料查阅： 输血相容性检测项目室内质控标准与质控流程。	输血相容性检测项目室内质控流程应包括哪些内容？
	【B】符合"C"，并 参加本地区室间质量评价应当按常规检测方法与常规检测标本同时进行，不得另选检测系统，保证检测结果的真实性。	输血科	资料查阅： 参加本地区室间质量评价的资料。	是否参加过本地区室间质量评价？是否按常规检测方法与常规检测标本同时进行？
	【A】符合"B"，并 参加省级室间质量评价机构组织的输血前相关血液检测室间质量评价，成绩合格。	输血科	资料查阅： 参加省级室间质量评价机构组织的相关血液检测室间质评的资料及合格证。	是否参加过省级室间质量评价机构组织的质量评价？成绩是否合格？

3.28　病历(案)管理

评审标准	评审要点	信息采集点	材料与核查	访谈要点

3.28.1　病历(案)管理符合《中华人民共和国侵权责任法》《医疗事故处理条例》《病历书写基本规范》、《电子病历基本规范(试行)》和《医疗机构病历管理规定》等有关法规、规范。

评审标准	评审要点	信息采集点	材料与核查	访谈要点
3.28.1.1 按照《医疗机构病历管理规定》等有关法规、规范的要求,设置病案科(室)。	【C】设置病案科(室),配置病案管理人员满足工作需要,形成梯队,非相关专业的人员<50%。	病案科/室	**现场查看+资料查阅:** 病案科室设置情况、工作人员名单(含毕业专业)及有关专业技术资格证书复印件等。	病案科(室)工作人员有几名,是否满足工作需要?高级、中级、初级职称人员是否形成了梯队?相关专业的人员比例是多少?
	【B】符合"C",并配设计算机系统等相应的设施、设备。	病案科/室	**现场查看:** 病案管理设施、设备配置情况。	使用了哪些与病案管理相关的软件?
	【A】符合"B",并由取得医疗、护理或管理中级以上职称,且从事病案管理五年以上的人员负责病案科(室)。	病案科/室	**资料查阅:** 同 C。	病案科/室负责人的职称是什么?该负责人从事病案管理工作的年限是多久?

注释:相关专业人员包括医疗、护理、卫生管理、统计、信息、管理、图书档案、计算机等专业人员。

评审标准	评审要点	信息采集点	材料与核查	访谈要点
3.28.1.2 制定病案管理、使用等方面的制度、规范、流程等执行文件,并对相关人员进行培训与教育。	【C】1. 有病案工作制度和人员岗位职责;2. 有病案工作流程;3. 建立门(急)诊病历和住院病历编号制度,为同一患者建立唯一的标识号码;4. 工作人员知晓本岗位职责和履职要求,熟悉病案管理的相关法律法规和规章。	病案科/室	**资料查阅+访谈:** 1. 病案工作制度和岗位职责;2. 病案工作流程;3. 病历编号制度及门诊病历、住院病历的编号;4. 访谈病案管理人员的履职要求。	请描述贵院的病案管理工作流程。同一患者病历编号是唯一的吗?非患者本人前来调阅、复印病案有哪些具体要求?
	【B】符合"C",并1. 有人员培训的规划;2. 有参加病案专业继续教育的记录;3. 病案科(室)对制度和流程落实情况进行检查,对存在的问题与缺陷有改进措施。	病案科/室	**资料查阅:** 1. 病案管理人员培训的规划;2. 病案管理人员参加继续教育的记录;3. 科内对制度、流程落实情况的自查表、改进情况清单。	对于病案管理人员是否进行培训规划?是否参加本专业继续教育?对病案管理制度和流程落实情况是否进行过自查?是否有改进措施?
	【A】符合"B",并1. 病案管理人员均接受规范培训,并有记录。2. 相关职能部门有监管,对改进措施进行追踪与成效评价。	病案科/室1、医务科2	**资料查阅:** 1. 参加规范培训的记录或证书;2. 职能部门对制度和流程落实情况的督导检查记录,包括存在的问题、改进措施、整改后病案科反馈的情况;职能部门后续的追踪核实情况记录。	职能部门是否对病案管理制度和流程落实情况定期开展督导检查?是否包括存在的问题、改进措施、整改后的情况反馈。

3.28.2 门诊、急诊、抢救、留观、住院病历书写符合《病历书写基本规范》要求，按现行规定保存病历资料，保证可获得性。有病历书写质量的评估机制，定期提供质量评估报告。保护病案及信息的安全，防止丢失、损毁、篡改、非法借阅、使用和患者隐私的泄露。

评审标准	评审要点	信息采集点	材料与核查	访谈要点
3.28.2.1 按规定为门诊、急诊、住院患者写书病历记录。	【C】 1. 医师要按照规范书写门诊、急诊、住院患者病历； 2. 保存每一位来院就诊者的基本信息。	临床各科室1、病案科/室2	资料查阅： 1. 抽查门诊、急诊、住院患者病历若干份； 2. 电脑上查看就诊患者基本信息保存情况。	是否保存每一位来院就诊患者的基本信息？
	【B】符合"C"，并 住院患者的姓名索引： （1）患者个人的基本信息； （2）项目包括：姓名、性别、出生日期（或年龄）； （3）使用二代身份证采集身份证号、住址甚至照片信息； （4）联系人、电话、住院科室等详细信息。	病案科/室	资料查阅： 同C2。	住院患者的姓名索引信息是否全面？
	【A】符合"B"，并 相关职能部门对病历书写质量整改措施进行追踪与成效评价，持续改进病历质量。	病案科/室 医务科	资料查阅： 病案科、医务科对病历书写质量的检查和评价记录，包括存在的问题、改进措施、整改后反馈的情况，以及体现改进成效的具体案例。	对病历书写质量有无开展质控检查？抽样率是多少？合格率是多少？针对不合格病历有无整改措施？有无体现改进成效的具体案例？
3.28.2.2 为每位门诊、急诊患者建立就诊记录或急诊留观病历。	【C】 1. 对门诊、急诊患者至少保存包括患者姓名、就诊日期、科别等基本信息； 2. 为急诊留观患者建立病历； 3. 急诊病房的病历按照住院病历规定执行。	门诊各诊室1、急诊科1、2、3	资料查阅： 1. 工作站电脑上查看就诊患者基本信息保存情况； 2. 抽查急诊留观患者病历若干份； 3. 抽查急诊病房住院病历的书写情况。	急诊留观患者是否建立了留观病历？是否有急诊病房？急诊病房是否按照住院病历规定进行书写的？
	【B】符合"C"，并 建立门诊、急诊医师工作站，有处方及检查化验报告等查询功能。	门诊各诊室	现场查看：医师工作站软件的功能。	医师工作站系统有无处方及检查报告的查询功能？
	【A】符合"B"，并 相关职能部门要对病历质量整改措施进行追踪与成效评价，持续改进病历质量。	医务科	资料查阅： 医务科定期对门诊病历、急诊留观病历、急诊病房病历的检查和评价记录，包括存在的问题、改进措施、整改后反馈的情况；以及体现改进成效的具体案例。	针对不合格病历有无改进措施？有无体现改进成效的具体案例？

评审标准	评审要点	信息采集点	材料与核查	访谈要点
	【C】 1. 为每位住院患者建立病历，并保存； 2. 有唯一识别病案资料的病案号； 3. 每位住院患者有姓名索引系统，内容至少包括姓名、性别、出生日期（或年龄）、身份证号； 4. 已建立电子病历的妇幼保健院，应当将病历标识号码与患者身份证明编号相关联，使用标识号码和身份证明编号均能对病历进行检索。	临床各科室 1，病案科/室	**现场查看+个案追踪：** 查看病案库房、归档病案的唯一识别号情况。记录住院患者姓名索引系统中若干患者信息，追踪归档病历并核实，包括病历标识号与患者身份证号的关联情况是否真实。	识别病案资料的病历标识号是唯一的吗？信息系统是否将病历标识号与患者身份证号相关联，并均能实现病历检索？
3.28.2.3 为每位住院患者建立并保存病案。	【B】符合"C"，并 1. 在规定时限内为患者及时调取住院病历，保证患者就诊时对所需病案的可及性； 2. 通过一个病案的编号可获得所有历史诊疗记录； 3. 保证病案的完整性、连续性。	病案科/室	**现场查看+个案追踪：** 住院病历调取流程，判定时限及可及性；在姓名索引系统中选择 3～5 名慢性病住院患者，记录其姓名与病案的编号，分别再查询其历次住院的病历（电子病历或纸质均可），判定病案的可及性、连续完整性。	是否能够通过一个病案编号获得所有的历史诊疗记录？
	【A】符合"B"，并 相关职能部门有监督，病案管理有持续改进。	医务科	**资料查阅：** 医务科对病案唯一识别号、可及性、完整性监管评价记录，包括存在的问题、改进措施、整改后反馈的情况；以及体现改进成效的具体案例。	是否定期对病案管理情况开展监管检查？针对存在的问题与缺陷有无整改措施并落实？

注释：唯一识别病案资料的病案号：一名患者在一家医院只有一个病案号（无论住院多少次）。

评审标准	评审要点	信息采集点	材料与核查	访谈要点
3.28.2.4 住院病案首页应有主管医师签字，应列出患者所有与本次诊疗相关的诊断与手术、操作名称。	【C】 1. 病案首页上，各级医师签字符合病案首页填写相关要求，体现三级医师负责制； 2. 病案首页诊断填写完整，主要诊断的正确率达到100%。	病案科/室	病资料查阅： 1. 选择若干份病案首页，查看三级医师负责制体现情况； 2. 选择若干份病案首页，查看诊断填写与主要诊断正确率情况。	病案首页是否体现出体现三级医师负责制？病案首页填写情况是否有定期质量控制？目前主要诊断的正确率是多少？
	【B】符合"C"，并 1. 病案首页中的疾病诊断顺序、主要诊断与主要手术、操作选择应符合国家卫计委与国际疾病分类规定要求； 2. 病案首页中的诊断可在病程、检查化验报告中获得支持依据； 3. 病历中各种手术与操作并发症、使用药物及器材所致不良反应、病程记录或检查化验报告所获得的诊断应规范地填写在病案首页中，无遗漏； 4. 有临床科室自查及相关主管职能部门督查，有整改措施。	临床科室病案科/室4	资料查阅： 1. 病案首页中的ICD编码的正确填写情况； 2. 诊断依据的获得与支持情况； 3. 并发症、不良反应的填写情况； 4. 临床科室自查记录、病案科日常对病案的检查和评价记录，包括存在的问题、改进措施、临床科室整改后反馈的情况。	ICD编码与主要诊断的对应是否准确？编码员是否对其开展检查？并发症和不良反应填写是否规范？临床科室质控医师有无对出科病案开展自查？病案科有无针对病案首页填写开展日常检查与评价？针对问题有无整改？
	【A】符合"B"，并 相关职能部门对整改措施落实情况进行追踪与评价，监管与持续改进有成效。	病案科/室	资料查阅： 职能部门对整改措施落实情况的检查和评价记录，以及体现改进成效的具体案例。	对整改措施落实情况有无追踪与评价？有无能体现改进效果的案例？

注释：主要诊断是指患者住院过程中对身体健康危害最大，花费医疗资源最多，住院时间最长的疾病诊断。外科的主要诊断是指患者住院接受手术进行治疗的疾病，产科的主要诊断是指产科的主要并发症或伴随疾病。主要手术操作的选择要与主要诊断相对应，一般是本次住院期间风险最大、难度最高、花费最多的手术或操作。

| 3.28.2.5 病程记录及时、完整、准确，符合原国家卫计委《病历书写基本规范》。 | 【C】
1. 病程记录及时、完整、准确，符合《病历书写基本规范》；
2. 病程记录根据病情观察、查房情况结合检查结果有分析、有判断，体现医疗组三级医师的诊断思路和处理方案。 | 临床科室、病案科/室 | 资料查阅：
1. 抽查若干份病程记录判定；
2. 三级医师的查房记录和相应的诊疗方案。 | 医院是否每年都举办《病历书写基本规范》的培训？病区各诊疗小组是否满足三级医师查房的要求？ |
| | 【B】符合"C"，并
科室质量小组对本科室医师书写的病程记录进行评价，促进提高病程记录质量。 | 临床科室 | 资料查阅：
临床科室质控小组对出科病案的检查与评价记录。 | 所有的出科病案是否都经过临床科室质控小组的检查与评价？ |

评审标准	评审要点	信息采集点	材料与核查	访谈要点
3.28.2.6 保持病案的可获得性。	【C】 1. 保持病案的可获得性。 (1) 有方法(如病案示踪系统)控制每份病案的去向; (2) 病案如果没有其他替代品,如影像、缩影,病案则不能打包存放或远距离存放(委托存放)。 2. 有 3 年病案存放的发展空间。 3. 对未归的病案有催还的实际记录。 4. 对借阅病案的使用期限和使用范围有明确的规定。 5. 患者出院后,住院病历在 7 个工作日之内回归病案科(室)达 ≥90%。	病案科/室	**现场查看+资料查阅:** 1. 病案示踪系统,病案的影像、缩微等替代方法使用情况; 2. 病案库满足近 3 年病案存放空间; 3. 病案借阅登记与催还登记; 4. 病案管理规定(有使用范围、期限); 5. 病历在 7 个工作日内回归病案科率统计表。	有无借后未还的病案?医院对病案借阅的使用范围和期限有无规定?是否有催还记录?出院病历在 7 个工作日内回归病案科率是多少?
	【B】符合"C",并 1. 患者出院后,住院病历在 3 个工作日之内回归病案科(室)达 ≥90%; 2. 病案科(室)与相关职能部门对患者出院后病历未能及时回归病案科(室)的科室进行追踪、分析、改进管理,保障回归率。	病案科/室 医务科 2	**资料查阅:** 1. 病历在 3 个工作日内回归病案科率统计表; 2. 未按时回归病案登记与统计、定期分析的记录、改进措施。	出院病历在 3 个工作日内回归病案科率是多少?针对未按时回归的病案是否定期统计、分析?有无改进措施保障回归率?
	【A】符合"B",并 患者出院后,住院病历在 2 个工作日之内回归病案科(室)达 ≥95%,在 7 个工作日内回归病案科(室)达 100%。	病案科/室	**资料查阅:** 住院病历在 2 个工作日之内及 7 个工作日内回归病案科率统计表。	出院病历在 2 个工作日内回归病案科率是多少?
3.28.2.7 有保护病案及信息安全的相关制度,有应急预案。	【C】 1. 病案科(室)工作人员知晓保护病案及信息安全的相关制度有应急预案; 2. 有管理制度规范与程序,防止病案丢失、损毁、篡改、非法借阅、使用和患者隐私的泄露; 3. 病案科(室)有防盗、防尘、防湿、防霉、防蛀、防高温措施; 4. 配置相应的消防器材,消防安全符合规范。	病案科/室	**资料查阅+现场查看:** 1. 病案保护及信息安全管理制度、病案科各类应急预案; 2. 同 C1; 3. 现场查看防盗、防尘、防湿、防霉、防蛀、防高温措施(含设备、设施); 4. 现场查看消防器材与设施的配备。	有无病案保护及信息安全的相关制度?有哪些应急预案?对库房温度、湿度有无监测?有无除湿器和空调?配置了哪些消防器材?
	【B】符合"C",并 科室定期进行安全检查,对存在的问题和缺陷及时改进。	病案科/室	**资料查阅:** 科室定期安全检查的记录(包括问题和改进情况)。	科室是否定期进行安全检查?问题和缺陷是否得到及时改进?
	【A】符合"B",并 相关职能部门履行监管职责,对存在的问题有追踪。	医务科	**资料查阅:** 职能科室定期安全检查的记录(包括问题和改进情况)。	职能部门是否定期开展安全检查?对存在的问题是否追踪其改进效果?

评审标准	评审要点	信息采集点	材料与核查	访谈要点
3.28.2.8 有《病历书写基本规范》的实施文件，发至每位医师。	【C】 1. 有《病历书写基本规范》的实施文件，每位医师均能方便获取； 2. 病历书写作为临床医师"三基"训练的主要内容之一； 3. 有病历书写的相关培训与训练计划。	病案科/室1，医务科2、3	资料查阅： 1. 下发的《病历书写基本规范》； 2. 临床医师"三基"训练计划、培训记录； 3. 同 C2。	培训针对《病历书写基本规范》是否开展过培训？是否纳入临床医师"三基"训练内容之一？
	【B】符合"C"，并 病历书写作为住院医师、进修生、研究生、实习生岗前培训的主要内容之一，考核合格后方可上岗。	医务科	资料查阅： 相关人员岗前培训的记录（含通知、签到、课件、考核成绩、培训效果小结）。	住院医师、进修生、研究生、实习生参加过上述培训和考核吗？
3.28.2.9 有病历质量控制与评价组织。	【C】 1. 有病历质量控制与评价组织，由具备主治医师以上资格且有5年以上管理住院病人临床工作经历的人员主持； 2. 有病历质量监控评价标准，相关医师均知晓标准内容。	病案科/室医务科2	资料查阅： 1. 病历质量控制与评价组织人员名单； 2. 病历质量评价标准。	病历质量控制与评价组织的主持人员是何职称？是否具有5年以上的临床工作经历？临床医师是否知晓病历质量监控评价标准？
	【B】符合"C"，并 各质量管理小组定期对病历质量进行检查与评价，作为医师考核内容。	临床各科室	资料查阅： 临床科室质控小组定期对病历质量的检查与评价记录。	临床科室质控小组是否对病历质量开展检查与评价？
	【A】符合"B"，并 1. 年度住院病案总检查数占总住院病案数≥70%，病历甲级率≥90%，无丙级病历； 2. 院科两级及时通报病历检查情况，反馈至各科室和责任医师，对存在的问题与缺陷及时改进。	病案科/室临床科室2	资料查阅： 1. 住院病案月检查情况统计表（含当月病案数、检查病案数、甲级病案数、丙级病历数）及相关占比； 2. 病历质量控制与评价组织定期的通报记录，临床科室月质控记录，包括检查发现的问题和改进情况。	年度住院病案总检查率是多少？病历甲级率是多少？有丙级病历吗？对病历质量检查的情况会进行通报吗？是否反馈至责任医师？是否对存在的问题与缺陷进行及时改进？

注释：3.28.2.7 病案相关应急预案，包括火灾、泛水、病案遭抢夺、病案紧急封存、信息系统宕机等。另有防盗、防尘、防鼠、放蛀、防潮、信息安全等防护措施。病案防潮、防高温措施：纸质资料保存温度的适宜范围是14~22℃，相对湿度为45%~60%。缩微病案储存室温度为18~22℃，相对湿度为35%~45%，避免光照胶片。光盘病案需要有包装盒保护起来，要远离磁场，避免光照，避免高温、潮湿等。

续表

评审标准	评审要点	信息采集点	材料与核查	访谈要点
3.28.2.10 有病案服务管理制度，有借阅、复印或复制病历资料的规定，为本院医务人员及管理人员、患者及其代理人、有关司法机关及医疗保险机构人员提供病案服务。	【C】 1. 有病案服务管理制度，有明确的服务规范与程序，有借阅、复印或复制病历资料的规定； 2. 病案服务限于相关医务人员及管理人员，患者及其代理人，公安机关，检察院、法院等有关司法机关，医疗保险机构相关人员； 3. 依照法律法规和规章为患者及其代理人、司法机关和医疗保险机构人员提供病案服务，履行借阅、复印或复制申请核查与病案信息核查； 4. 有完整的病案服务登记信息，包括借阅人、借阅与归还时间、借阅目的以及复印或复制的内容，保留相关借阅、复印或复制人的申请、身份证明、单位介绍信等资料； 5. 履行借阅、复印或复制申请核查与病案信息核查职责。	病案科/室	资料查阅： 1. 病案服务管理制度、服务规范、服务流程； 2~5. 病案服务登记信息及留存的相关委托书、证明、介绍信、申请等材料。	病案服务限于哪些人员？借阅、复印病案或者申请信息核查需要提供哪些材料？
	【B】符合"C"，并 1. 确定的特定范围内住院病历，借阅、复印或复制病案有批准制度与程序； 2. 有院内回避与保护患者隐私的规范与措施。	病案科/室	资料查阅： 1. 住院病历借阅、复印、批准制度； 2. 院内回避办法、保护患者隐私措施。	住院病历借阅、复印、复制需要哪个部门批准？院内回避适用于哪些情形？
	【A】符合"B"，并 相关职能部门对病案服务有监管，保障病案依法借阅、调取、复印便捷。	医务科	资料查阅： 病案服务监管记录。	职能部门日常是如何监管病案服务的？

3.28.3 采用国家卫生计生行政部门发布的疾病分类 ICD-10 与手术操作分类 ICD-9-CM-3 对出院病案进行分类编码，建立科学的病案库管理体系，包括病案编号及示踪系统，出院病案信息的查询系统。推进电子病历的建设。

评审标准	评审要点	信息采集点	材料与核查	访谈要点
3.28.3.1 采用国家卫生计生行政部门发布的疾病分类 ICD-10 与手术操作分类 ICD-9CM-3，对出院病案进行分类编码。（★）	【C】 1. 对出院病案进行疾病分类，编码符合国家规定； 2. 疾病分类编码人员有资质与技能要求。	病案科/室	资料查阅： 1. 病案首页上的疾病分类编码； 2. 编码人员的资质证书。	科内有几名持证的编码员？是否按照 ICD-10、ICD-9 开展疾病编码？
	【B】符合"C"，并 病案科（室）定期与不定期对疾病分类编码员的准确性进行评价、指导，提高编码质量。	病案科/室	资料查阅： 病案科对疾病分类编码的准确性进行核查与评价的记录。	针对编码的准确性是否开展日常核查和评价的？
	【A】符合"B"，并 医师熟悉疾病分类与手术操作分类，有本院信息系统的支持。	临床各科室	现场查看： 医院信息系统是否支持疾病分类编码。	医院信息系统是否支持疾病分类编码与手术操作分类编码？

注释：编码参照疾病分类 ICD-10-《疾病分类与代码（修订版）》（GB/T 14396—2016），手术分类 ICD-9-CM-3 执行。

评审标准	评审要点	信息采集点	材料与核查	访谈要点
	【C】 1. 有出院病案信息的查询系统; 2. 病案首页内容完整、准确; 3. 病案首页全部资料信息录入查询系统,至少能为评审提供 2 年以上完整信息。	病案科/室	**现场查看:** 1. 病案信息查询系统; **资料查阅:** 2. 病案首页信息的填写情况; 3. 运用病案信息查询系统查询及显示近 2 年的住院患者信息。	病案信息查询系统能否查询和提供近 2 年内的完整住院患者信息?
3.28.3.2 建立出院病案信息的查询系统。	【B】符合"C",并 查询系统资料完整、功能完善: (1)根据病案首页内容的任意项目,单一条件查询住院患者的病案信息; (2)根据病案首页内容的两个或两个以上的项目,复合查询住院的病案信息。	病案科/室	**现场查看:** 运用病案信息查询系统演示单一条件查询、复合查询的功能。	病案信息查询系统能否满足单一条件查询和复合查询?
	【A】符合"B",并 提供 3 年内完整病案首页信息。	病案科/室	**现场查看:** 运用病案信息查询系统查询及显示近 3 年的住院患者信息。	病案信息查询系统能否查询和提供近 3 年内完整的住院患者信息?
3.28.3.3 电子病历符合《电子病历基本规范(试行)》。 (可选)	【C】 建立电子病历系统。电子病历系统应符合《病历书写基本规范》与《电子病历基本规范(试行)》要求。	病案科/室 医务科	**现场查看:** 电子病历系统及其功能。	有无建立电子病历系统?系统是否符合《病历书写基本规范》与《电子病历基本规范(试行)》的要求?
	【B】符合"C",并 有基于电子病历的临床信息系统,电子病历系统具备病案质量控制功能。	病案科/室 医务科	**现场查看:** 演示电子病历系统的病案质量控制功能。	电子病历系统是否具备病案质控功能?
	【A】符合"B",并 信息系统能满足病案基本信息的采集,医疗保健质量指标数据的统计与分析。	病案科/室 医务科	**现场查看:** 演示基于电子病历的相关统计软件功能。	相关软件能否满足病案基本信息的采集,质量指标的统计与分析?

3.29　护理管理

评审标准	评审要点	信息采集点	材料与核查	访谈要点
3.29.1　建立二级(院-科室)护理管理组织体系,实施护理垂直管理,按照《护士条例》的规定,实施护理管理工作。				
3.29.1.1 建立二级(院-科室)护理管理组织体系,实施护理垂直管理。	【C】 1. 建立二级(护理部-护士长)护理管理组织,实施护理垂直管理; 2. 护理部负责全院护理人员的继续教育与培训; 3. 护理部负责全院护理工作的质量管理。	护理部	资料查阅: 1. 医院护理垂直管理组织架构图; 2. 医院护理人员继续教育培训计划与实施记录; 3. 医院设立护理质量管理组织文件及年度护理质控标准、检查与考核记录。	医院是否建立护理管理组织?是否实施护理垂直管理?有无护理人员的继续教育与培训计划?有无年度护理质控工作方案?是否执行?
	【B】符合"C",并 护理部负责对全院护理人员进行绩效考核与薪酬分配。	护理部	资料查阅: 护理人员绩效考核与薪酬分配方案。	有无全院护理人员绩效考核与薪酬分配方案?多久考核一次?
	【A】符合"B",并 1. 二级(院-科室)护理管理组织体系完善,有效运行; 2. 与相关科室及职能部门有联系会议或其他协调机制。	护理部	资料查阅: 1. 院-科室护理管理组织人员名单与岗位职责; 2. 护理部门与相关部门的联席会议记录。	涉及多部门协同的问题,是否与相关部门有联席会议机制来解决?
3.29.1.2 有护理质量与安全管理组织,职责明确,有监管措施。	【C】 1. 在机构质量与安全管理委员会下设护理质量管理组织,人员构成合理、职责明确; 2. 有质量管理工作制度及年度护理质量工作计划。	护理部	资料查阅: 1. 医院设立护理质量管理委员会的文件、职责; 2. 质量管理办法、年度护理质量工作计划。	医院护理质量管理委员会由哪些部门成员组成?有无护理质量管理办法、年度护理质量工作计划?
	【B】符合"C",并 1. 护理质量管理委员会定期召开会议; 2. 护理质量工作计划落实到位; 3. 设专职人员负责护理质量管理,有考核记录。	护理部	资料查阅: 1. 护理质量管理委员会会议记录; 2. 随机抽取护理年度质量工作计划中的2项任务,核对其完成情况; 3. 核查专职人员对护理质量工作,考核记录。	医院护理质量管理委员会一年召开几次会议?年度护理质量工作计划能够落实到位吗?有无专人负责护理质量工作计划的落实?有无定期考核的记录?
	【A】符合"B",并 对各科室护理质量管理成效有评价,有再改进的具体措施。	护理部	资料查阅: 月护理质量评价分析(通报或简报亦可),包括对存在的问题、缺陷提出的改进措施。	是否定期进行护理质量评价和通报?针对问题和缺陷是否有改进措施?

评审标准	评审要点	信息采集点	材料与核查	访谈要点
3.29.1.3 按照《护士条例》的规定，实施护理管理工作。	【C】 1. 按照《护士条例》的规定，制定相关制度，实施护理管理工作； 2. 依法执行护理人员准入管理。	护理部	资料查阅： 1. 护理相关制度与管理办法； 2. 护理人员准入管理制度、在岗护理人员执业注册名单、校验记录。	医院制定了哪些与《护士条例》相关的制度？对护理人员准入是否实行监管？
	【B】符合"C"，并 相关职能部门对《护士条例》执行及制度落实情况的监督检查。	护理部	资料查阅： 职能部门相关的督导检查记录。	对《护士条例》执行及制度落实情况是否开展了检查？
	【A】符合"B"，并 相关职能部门对落实情况进行追踪与成效评价，有持续改进。	护理部	资料查阅： 职能部门对改进情况的追踪核实的记录，体现改进成效的 PDCA 案例。	是否有改进措施？有无改进成效？

注释：护理人员准入管理主要包括护士执业资格准入、特殊岗位(预防接种、特种设备作业等)和特殊专业(至少应包括助产、重症医学专业、手术室专业、新生儿专业、急诊急救专业)护士准入，有资质审核规定与入职程序。

3.29.2　从事护理工作的护士均应取得相应资质。有护士管理规定、岗位职责、岗位技术能力要求。

评审标准	评审要点	信息采集点	材料与核查	访谈要点
3.29.2.1 有护士(含助产士)管理规定，对各项护理工作有统一、明确的岗位职责，有聘用护士资质、岗位技术能力及要求，有考评和监督。	【C】 1. 有适合本院实际情况的护士管理规定、岗位职责； 2. 各护理岗位人员符合相关岗位职责； 3. 有聘用护士的资质、岗位技术能力及要求； 4. 相关人员知晓本部门、本岗位的人员资质与履职要求。	护理部 1，人事科 2、3，临床科室 4	资料查阅+访谈： 1. 护理人员管理规定、各级护理人员岗位职责； 2. 在岗护理人员分布表； 3. 医院聘用护理人员的规定、岗位说明书(含资质、岗位技术能力及要求)； 4. 访谈相关人员的履职要求。	随机询问不同岗位(或不同班次)护士：各自具体的岗位职责是什么？
	【B】符合"C"，并 有相关职能部门(人事科、护理部)及用人科室共同管理的用人机制。	护理部、人事科	资料查阅： 护理人员资质、考核、评价、聘用相关资料。	目前实行的是何种用人管理方式？
	【A】符合"B"，并 对护士管理工作有追踪和评价，持续改进有成效。	护理部、人事科	职能部门依据岗位职责的要求，对人员资质的符合情况进行监管(有资料)，并对改进情况追踪与核实的记录。	现有人员的资质与岗位要求是否相符？

评审标准	评审要点	信息采集点	材料与核查	访谈要点

3.29.3　护士资源配备与机构的功能和任务一致，有护理单元护士的配置原则。以护理工作量为基础，对护理人力资源实行弹性调配，有紧急状态下调配预案。

评审标准	评审要点	信息采集点	材料与核查	访谈要点
3.29.3.1 有护理单元护士人力配置的依据和原则，合理调配护士人力，满足临床工作需要。	【C】 1. 护理部管理全院护士，掌握全院护理岗位和护士分布情况，按照医院的规模合理配置护士； 2. 护理部制订有护士人力调配方案或措施，可以对全院护士进行调配； 3. 护士分管患者护理级别符合护士能级水平； 4. 每位护士平均负责病人数≤10人，并体现护士能力与病人危重程度相符的原则。	护理部1，人事科2，临床各科室3、4	资料查阅： 1. 护理单元设置、护理人员配置名单； 2. 护士机动库名单、护理人力资源紧急调配方案； 3. 护士能级与护理级别对应管理规定； 现场查看： 4. 责任护士平均负责的病人数、护士能级与患者的护理级别相符情况。	对人事科、护理部人员进行访谈：目前全院床护比是多少？护理人员是否满足临床工作需要？有无护士机动库？有无护士人力资源紧急调配方案？ 对责任护士进行访谈：您的护士能级是几级？目前您所负责的患者中，医嘱下达的是何级别的护理？您负责的患者总数是多少？
	【B】符合"C"，并 每位护士平均负责病人数≤8人，并体现护士能力与病人危重程度相符的原则。	临床科室	现场查看： 同C4。	病区中，其他责任护士所负责的患者数是多少？
	【A】符合"B"，并 1. 能够依据护士能力、专业特点，合理配置护理人力资源，效果良好； 2. 每位护士平均负责病人数≤6人。	护理部1，人事科1，临床科室2	现场查看： 随机抽查ICU、手术室、急诊科等护理人员配备情况，护士资质、能力与岗位专业要求是否相符。	平均每位护士负责的患者总数是多少？

续表

评审标准	评审要点	信息采集点	材料与核查	访谈要点
3.29.3.2 根据收住患者特点、护理等级比例、床位使用率，合理配置人力资源。	【C】 1. 根据护理工作量、患者病情和床位使用率(加床情况)，合理配置护理人力，可动态达到以下标准： (1)医疗保健一线护士占全院护士总数的比例≥95%； (2)全院病区护士与实际开放床位比≥0.4∶1； (3)手术室护士与手术床之比≥2.5∶1； (4)母婴同室病房、新生儿病房护床比≥0.6∶1； (5)NICU、PICU护床比≥1.5∶1； (6)每2张待产床应配1名助产士，每张产床应配备3名助产士。 2. 有护理岗位说明书，包括工作任务和任职条件，有实例可查。 3. 护士专业技术职称聘任符合机构聘任制度规定。	护理部2，人事科1、3，临床各科室1	资料查阅： 1. 统计医院实际开放床位数、员工总数、在岗护理人员数、手术床数、母婴同室病床数、新生儿病床数、NICU床位数、PICU床位数、待产床位数、助产士数，计算相关比例； 2. 护理人员岗位说明书； 3. 专业技术人员职称聘任制度、院内专技职称聘任文件。	全院实际开放床位是多少？病区配置护士有多少人？全院病区护士与实际开放床位比是多少？手术室护士与手术床之比是多少？新生儿病房护床比是多少？每张待产床配置几名助产士？每张产床配置几名助产士？护理岗位说明书是否包括工作标准和任职条件？
	【B】符合"C"，并 1. 病房护士总数与实际开放床位比大于0.5∶1(床位使用率≥93%)，或病房护士总数与实际开放床位比不低于0.6∶1(床位使用率≥96%，床位使用率≥96%，每增加3%使用率，护士配置增加0.1；平均住院日小于10天)； 2. 基于护理工作量配置护士。	护理部、人事科	资料查阅： 同C1，并计算结果与B核对；床位使用率、平均住院日统计表、护理人员调配排班表。	能否基于护理工作量合理配置护士？
	【A】符合"B"，并 能够依据专业特点，合理配置护理人力资源，效果良好。	护理部、人事科、临床科室	资料查阅： 同B，并核实专业相符情况。	护士资质与专科专业的要求是否匹配？

注释：C1(1)中"医疗保健一线护士"，《卫生部关于实施医院护士岗位管理的指导意见》(卫医政发〔2012〕30号)指出医院护理岗位设置分为护理管理岗位、临床护理岗位和其他护理岗位。护理管理岗位是从事医院护理管理工作的岗位，临床护理岗位是为患者提供直接护理服务的岗位，其他护理岗位是为患者提供非直接护理服务的岗位。标准中医疗保健一线护士是指前两类。

续表

评审标准	评审要点	信息采集点	材料与核查	访谈要点
3.29.3.3 对护理人力资源实行弹性调配，有紧急状态下调配预案。	【C】 1. 有为实行弹性护理人力资源调配的人员储备； 2. 有保障实施弹性人力资源调配的实施方案； 3. 有紧急状态下护理人力资源调配预案。	护理部、人事科	资料查阅： 1. 护士机动库名单； 2. 弹性调配实施方案； 3. 紧急状态下护理人力资源调配预案。	医院有无建立护士机动库？有多少人？有无实行弹性人力资源调配机制？有无紧急状态下护理人力资源调配预案？
	【B】符合"C"，并 1. 根据收住患者特点、护理等级比例、床位使用率，在部分科室或部分专业实行弹性人力资源调配； 2. 有护士储备，可供紧急状态或特殊情况下调配使用。	护理部、人事科	个案追踪： 随机抽查 2 个工作量超负荷的病区，查看弹性调配人员的排班表。	该紧急调配是应对哪类事件？
	【A】符合"B"，并 护士由护理部门统一调配，效果良好。	护理部	资料查阅： 紧急（或应急）状态下调配流程、调配通知书。	紧急调配是由哪个部门管理的？用人科室反映的效果如何？

注释：弹性调配指根据不同护理技术要求、护理工作量对护理人员进行调配，调配的模式包括科内和科间弹性调配，科间调配由护理部实施。紧急状态下调配预案是指为应对突发公共卫生事件、大型医疗抢救、传染病爆发及其他紧急状态而制定的紧急护理人力调配预案。

3.29.4 建立绩效考核制度，将考核结果与护士的评优、评先、晋升、薪酬分配相结合，实现同工同酬，优劳优得，多劳多得，调动护士积极性。

评审标准	评审要点	信息采集点	材料与核查	访谈要点
3.29.4.1 建立绩效考核制度，将考核结果与护士的评优、晋升、薪酬分配相结合，实现优劳优得，多劳多得，调动护士积极性。	【C】 1. 有基于护理工作量、质量、患者满意度、护理难度及技术要求绩效考核方案； 2. 有保障护士实行同工同酬，并享有相同的福利待遇和社会保险的制度； 3. 绩效考核方案能够体现优劳优得，多劳多得，调动护士积极性； 4. 绩效考核方案制定应充分征求护士意见。	护理部，财务科 2	资料查阅： 1. 护理人员绩效考核方案； 2. 报酬发放明细表（含五金交纳）； 3. 同 C1； 4. 针对绩效考核方案收集护士意见情况及职代会表决情况（决议）。	医院的绩效考核方案是否兼顾不同岗位工作量、质量、满意度、护理难度及技术要求？护士是否执行同工同酬并享有相同的福利和社会保险？方案能否体现优劳优得，多劳多得？方案执行前是否征求过护士群体的意见？职代会是否表决过？
	【B】符合"C"，并 1. 绩效考核方案能够通过多种途径方便护士查询，知晓率≥80%； 2. 绩效考核结果与评优、晋升、薪酬挂钩； 3. 护士每年离职率≤10%。	护理部，人事科 2、3	资料查阅： 1. 绩效考核方案的公示； 2. 绩效考核结果运用的相关资料； 3. 人事科关于护士年度离职的记录（计算离职率）。	哪里可以查询绩效考核方案？考核结果是否与评优、晋升、薪酬挂钩（案例）？近两年护士年度离职人数是多少？
	【A】符合"B"，并 1. 相关职能部门履行监管职责，有定期监管检查，并有分析、反馈和改进措施； 2. 护士每年离职率≤5%。	护理部，人事科 2	资料查阅： 1. 职能部门监管或检查记录（包括存在问题的分析、反馈和改进措施）； 2. 资料同 B3。	职能部门是否定期对同工同酬、绩效考核存在的问题进行分析、反馈，并制定改进措施以不断完善？

评审标准	评审要点	信息采集点	材料与核查	访谈要点
3.29.5 有护士在职继续教育计划、保障措施到位，并有实施记录。				
3.29.5.1 有护士在职继续教育培训和考评。	【C】 1. 有护士在职继续教育培训与考评制度； 2. 有护士在职继续教育计划，并由护理部和专人负责落实； 3. 有开展培训的经费、设备设施等资源保障。	护理部	资料查阅： 1. 护理人员继续教育与考评制度； 2. 护士继续教育计划、在职教育培训与考评资料； 3. 培训经费支出明细表，培训设备、设施清单。	有无护士继续教育计划？年度用于继续教育的经费支出有多少？培训所需的设备、设施是否完备？
	【B】符合"C"，并 1. 培训与考评结合临床需求，充分体现不同专业、不同层次护士的特点，并与评优、晋升、薪酬挂钩； 2. 常规培训经费列入年度预算。	护理部1、人事科1、财务科2	资料查阅： 1. 资料同C2； 2. 培训经费列入医院年度财务预算表。	护士继续教育计划是否结合临床专业与护理层次制订？考评结果与哪些方面挂钩？培训经费是否列入年度预算？
3.29.5.2 落实专科护理培训要求，培养专科护理人才。	【C】 1. 根据本院功能及需要，培养临床所需的专科护士； 2. 有开展专科护士日常训练所需的师资、设备、设施等资源保障； 3. 按照《专科护理领域护士培训大纲》等要求，有本院专科护士培训方案和培养计划，并落实。	护理部	资料查阅： 1. 医院专科护士名册； 2. 专科护士培训师资、设备、设施清单； 3. 专科护士培训方案、计划及相关培训资料。	医院有多少名专科护士？分别是哪些专业？是否有专科护士培训计划？师资、设备、设施是否满足培养需要？
	【B】符合"C"，并 有培训效果的追踪和评价机制。	护理部	资料查阅： 同C3，包括培训小结、评价分析、考试成绩。	培训效果如何？
	【A】符合"B"，并 1. 取得地市级以上卫生计生行政部门批准的专科护士培训基地的资质； 2. 根据评价结果，持续改进培训工作，效果良好。	护理部	资料查阅： 1. 专科护士培训基地批准文件； 2. 培训工作总结(含分析评价、改进措施、改进后的效果)。	有无专科护士培训基地的批准资质？是否定期分析评价并持续改进培训中的不足？

评审标准	评审要点	信息采集点	材料与核查	访谈要点
3.29.6　实行护理目标管理责任制，岗位职责明确，落实护理常规、操作规程等，有相应的监督与协调机制。				
3.29.6.1 实行护理目标管理责任制、岗位职责明确。	【C】 1. 有全院护理管理目标及各项护理标准并实施； 2. 相关人员知晓上述内容并履行职责。	护理部、临床各科室	**资料查阅+访谈：** 1. 医院护理管理目标、护理标准和考核办法； 2. 对临床护理人员进行访谈，了解其对上述内容的知晓情况。	是否制定了护理管理目标？科室护理管理目标有哪些？
	【B】符合"C"，并 1. 科室护士长负责落实本科护理管理目标并按标准实施护理管理； 2. 相关职能部门对科室护理管理目标、护理质量执行有定期的检查、评价、分析、反馈，有整改措施。	临床各科室1、护理部2	**资料查阅：** 1. 科室护理目标管理月考核评价记录； 2. 职能部门护理质量检查记录（含评价与分析）、整改通知（含整改措施）、受检科室整改后反馈的改进情况清单。	是否定期自查本科室护理管理目标和护理标准的落实情况？护理部是否定期对上述内容开展督导检查？是否针对检查发现的问题提出整改措施？
	【A】符合"B"，并 对护理管理目标及各项护理标准落实情况有追踪和成效评价，有持续改进。	护理部	**资料查阅：** 对改进效果追踪和核实的记录，及体现改进成效的案例。	问题都能得到改进吗？护理部是否针对改进效果进行追踪核实？
3.29.6.2 落实护理常规、操作规程等，有相应的监督。	【C】 1. 有护理常规和操作规程并及时修订； 2. 对护理核心制度（分级护理、查对、交接班、安全输血等制度）和岗位职责有培训、考核； 3. 相关护理人员掌握上述内容并执行。	护理部、临床各科室3	**资料查阅：** 1. 护理常规与操作规程（最新修订的）； 2. 护理核心制度培训、考核的资料，岗位职责培训记录； 3. 对护理人员进行随机访谈，了解其对C2的知晓情况。	最新的护理常规和操作规程是何时修订的？针对护理核心制度是否开展过培训与考核？
	【B】符合"C"，并 1. 对开展的新项目、新技术有相应的专科护理常规补充和完善； 2. 护理单元对护理常规、操作规程、护理核心制度落实情况有自查、分析、反馈及整改； 3. 护理部履行监管职责，有定期检查、分析、反馈，有改进措施。	护理部1、3，临床各科室2	**资料查阅：** 1. 新项目、新技术的专科护理常规（补充）； 2. 护理单元对护理常规、操作规程、护理核心制度落实情况的自查记录（含分析、反馈、改进措施）； 3. 护理部督导检查记录（含评价与分析）、整改通知（含整改措施）、受检科室整改后，反馈的改进情况清单。	科室是否定期对护理常规、操作规程、护理核心制度落实情况开展自查？对发现的问题是否及时分析和整改？护理部是否定期对上述内容开展督导检查？是否针对检查发现的问题提出整改措施？
	【A】符合"B"，并 护理常规、操作规程、护理核心制度落实好，持续改进有成效。	临床各科室	**现场查看+资料查询：** 护理操作是否规范，护理核心制度是否落实，以及体现改进成效的案例。	有无体现改进效果的案例？

注释：3.29.6.2 C2 中"护理核心制度"：除标准中列出的分级护理制度、查对制度、值班和交接班制度、安全输血制度外，还应包括医疗核心制度中与护理工作有关的制度，如会诊制度、疑难病例讨论制度、急危重患者抢救制度、手术安全核查制度、新技术和新项目准入制度、危急值报告制度、病历管理制度、信息安全管理制度。

评审标准	评审要点	信息采集点	材料与核查	访谈要点
3.29.6.3 有危重患者护理常规及技术规范、工作流程及应急预案，对危重患者有风险评估和安全防范措施。	【C】 1. 护理人员知晓并掌握危重患者管理制度、护理常规及技术规范，工作流程及应急预案； 2. 密切观察危重患者的病情变化，实施风险评估和安全防范措施。	临床各科室	**资料查阅：** 1. 危重患者管理制度、护理常规及技术规范、工作流程、应急预案； **现场查看：** 2. 护士是否根据危重患者的病情变化采取针对性的护理措施。	对责任护士进行访谈：新入院的患者需要做哪些风险评估？针对长期卧床的危重患者需要做哪些安全防范措施？
	【B】符合"C"，并 根据专科特点，使用恰当的质量监测指标并实施监测。	临床各科室	**资料查阅：** 科室护理质量监测指标、护理质控分析与评价记录。	科内护理质量监测指标有哪些？是否每月都进行了分析评价？
	【A】符合"B"，并 护士依据患者护理需求，掌握风险评估和提供安全防范措施的服务，随机抽查至少3个不同专业类型病区的危重症患者进行证实。	临床各科室	**资料查阅+现场查看：** 患者风险评估表，床头警示标识，以及根据护理级别、病情所采取的防范措施。	病区的危重症患者是否都做了风险评估？分别执行了哪些防范措施？

注释：C2 中对危重患者病情变化的风险评估主要包括病情评估(包括各系统的全面评估和生命体征监测、特殊指标监测，如有创血压监测、心电监测、血糖监测、血氧饱和度监测等)和高危因素风险评估(包括压疮、跌倒、坠床、管路滑脱、误吸以及手术后并发症，如肺栓塞、深静脉血栓、出血或血肿、伤口裂开等)。护理人员对危重患者进行风险评估，是为了及时对患者的病情作出监测与判断，为临床医生及时诊治提供支持。

评审标准	评审要点	信息采集点	材料与核查	访谈要点
3.29.6.4 有保障常用仪器、设备和抢救物品使用的制度与流程。	【C】 1. 有保障常用仪器、设备和抢救物品使用的制度与流程； 2. 护士按照使用制度与操作规程熟练使用胎心监护仪、输液泵、注射泵、心电监护仪、除颤仪、吸引器等常用仪器和抢救设备。	护理部1、临床各科室2	**资料查阅：** 1. 仪器、设备维护保养制度及简易操作流程，抢救车管理规定； **现场查看：** 2. 选择护士若干名，抽查仪器设备操作的准确与熟练度。	如何保障仪器、设备的正常使用？如何确保抢救物品、药品的正常有效？是否对护士进行过关于仪器和抢救设备使用的培训？
	【B】符合"C"，并 对使用中可能出现的意外情况有处理预案及措施。	临床各科室	**资料查阅：** 患者在病区突发病情变化的有关应急预案。	病区有应急预案吗？演练过吗？

3.29.7 根据分级护理的原则和要求，实施护理措施，有护理质量评价标准，有质量可追溯机制。

评审标准	评审要点	信息采集点	材料与核查	访谈要点
3.29.7.1 根据分级护理的原则和要求，实施护理措施，有护理质量评价标准，有质量可追溯机制。	【C】 1. 依据《综合医院分级护理指导原则》及《护理分级》标准的规定，制定本院实施分级护理的制度； 2. 有护理级别标识，患者的护理级别与病情相符； 3. 护理人员掌握细化后的分级护理内容，能够充分体现本科室疾病特色。	护理部1，临床各科室2、3	资料查阅： 1. 分级护理制度； 现场查看： 2. 住院患者一览表、床头卡上的护理级别标识； 个案追踪： 3. 选择若干份住院患者病历，查阅护理文书中的生活自理能力评估表，并结合病历中的诊断、病情评估，评价医嘱下达的护理级别的准确性。	如何确定患者的护理级别？各级别护理分别有哪些要求？
	【B】符合"C"，并 有护理质量评价标准，有质量可追溯机制。	护理部、临床各科室	资料查阅： 护理质量评价标准、护理质量检查记录、临床科室护理质控记录本。	对分级护理落实情况有无开展日常检查？有评价标准和检查记录吗？

3.29.8　实施"以服务对象为中心"的整体护理工作模式，优质护理服务落实到位，保障措施得力。

评审标准	评审要点	信息采集点	材料与核查	访谈要点
3.29.8.1 实施"以服务对象为中心"的整体护理，为患者提供适宜的护理服务。（★）	【C】 根据"以服务对象为中心"的整体护理工作模式，制定实施方案，体现护理人员工作中的责任制。	护理部、临床各科室	资料查阅： 责任制整体护理实施方案。	责任制整体护理实施方案对责任护士有哪些要求？
	【B】符合"C"，并 责任护士每天评估患者，掌握所负责患者的诊疗护理信息，有效开展健康教育、康复指导和心理护理： （1）一般资料：床号、姓名、性别、年龄、主管医师； （2）主要诊断、第一诊断； （3）主要病情：住院原因、目前身体状况、临床表现、饮食、睡眠、大小便、活动情况、心理状况等； （4）治疗措施：主要用药和目的、手术名称和日期； （5）主要辅助检查的阳性结果； （6）主要护理问题及护理措施； （7）病情变化的观察重点。	临床各科室	现场查看： 责任护士的工作内容是否按要求落实。	对责任护士进行访谈：负责病区多少名患者？主要的工作内容有哪些？
	【A】符合"B"，并 依据患者的个性化护理需求制订护理计划，护理人员掌握相关的知识，随机抽查至少3个不同专业类型病区危重症和手术患者进行证实。	临床各科室	个案追踪： 抽查3个不同专业类型病区危重症和手术患者运行病历若干份，查阅护理计划，并核实护理计划的落实情况。	是否根据患者病情需要制订个性化护理计划？护理计划能否都落实？

评审标准	评审要点	信息采集点	材料与核查	访谈要点
3.29.8.2 优质护理服务落实到位。（★）	【C】 1. 有优质护理服务规划、目标及实施方案； 2. 对护士长有明确考核内容。	护理部	资料查阅： 优质护理服务规划、优质护理服务目标、优质护理服务实施方案、护士长考核办法。	优质护理服务目标是什么？对护士长如何考核？
	【B】符合"C"，并 1. 护理部有推进开展优质护理服务的保障制度和措施。 2. 本院支持保障措施，至少包含以下要求，但不限于 (1) 本院消毒供应室/中心能够为病房提供下收下送服务； (2) 病房使用的口服药品、静脉用药等由院方统一配送； (3) 患者陪检(急危重症除外)不需护士负责； (4) 送标本不需护士负责； (5) 院方补充护理辅助用具，方便临床使用。 3. 优质护理服务病房覆盖率≥50%。	护理部、临床各科室	资料查阅： 1. 开展优质护理服务的相关保障制度和措施； 现场查看： 2. 落实下收下送、用药配送、陪检陪送、标本送检、护理辅助用具配置等情况； 3. 优质护理服务病区覆盖范围(用实际开展数/病房总数)。	有哪些推进优质护理服务的保障制度和措施？供应室能否落实下收下送？病区用药、陪检陪送、标本送检是否均由病区护士完成？目前开展优质护理服务病房的数量是多少？
	【A】符合"B"，并 有优质护理服务的目标和内涵，相关管理人员知晓率≥80%，护理人员知晓率100%，优质护理服务病房覆盖率80%。	护理部、院办、各职能部门、临床各科室	人员访谈： 对院长、职能部门相关负责人、护理部主任、科护士长、护士进行访谈(详见右侧内容)。	优质护理服务的目标是什么？内涵有哪些？

3.29.9　建立并落实护理查房、护理会诊和护理病例讨论制度。

评审标准	评审要点	信息采集点	材料与核查	访谈要点
3.29.9.1 定期进行护理查房、护理病例讨论。对疑难护理问题组织护理会诊。	【C】 1. 有定期护理查房、病例讨论制度； 2. 有对疑难护理问题进行护理会诊的工作制度； 3. 明确护理会诊人员的资质要求。	护理部、临床各科室	资料查阅： 1. 护理查房制度、病例讨论制度； 2. 护理会诊制度； 3. 同 C2。	科室是否定期开展护理查房？针对疑难护理问题是否组织过护理会诊？对护理会诊人员有何资质要求？
	【B】符合"C"，并 落实护理查房、病例讨论和护理会诊，解决患者实际问题(用近两年数据、案例)。	护理部、临床各科室	资料查阅： 护理查房记录、病例讨论记录、护理会诊记录。	有无近两年护理查房、病例讨论、护理会诊的统计？近两年数据对比结果如何？

223

3.29.10　对产房、产科病房、新生儿病房、手术室、重症监护病室、消毒供应室/中心等特殊护理单元进行护理质量管理与监测。

评审标准	评审要点	信息采集点	材料与核查	访谈要点
3.29.10.1 有产房、产科病房、新生儿病房、重症监护病室护理管理制度、规范、岗位职责、工作流程、护理常规，有突发事件的应急预案或流程。	【C】 1. 产房、产科病房、新生儿病房、重症监护病室有工作制度，岗位职责，护理常规及专业技术规范； 2. 有突发事件的应急预案，突出专科性，对应急预案有培训； 3. 护理人员知晓制度、规范、岗位职责、突发事件的应急预案或流程与履职要求。	护理部、产房、产科病房、新生儿病房、重症监护病室	资料查阅： 1. 产房、产科病房、新生儿病房、重症监护病室的工作制度，岗位职责，护理常规及技术规范； 2. 病区突发事件应急预案及培训记录； 3. 对护士进行访谈，了解其对上述内容的知晓情况。	科室制度、岗位职责、护理常规及专业技术规范是否健全？有无突发事件应急预案？是否演练过？
	【B】符合"C"，并 1. 护理人员岗位职责落实到位，对突发事件的应对能力有考核； 2. 工作制度、岗位职责和护理常规及时修订。	产房、产科病房、新生儿病房、重症监护病室	现场查看+资料查阅： 1. 抽查护理人员岗位职责落实情况，查阅突发事件应对能力的护理人员考核成绩； 2. 同 C1，且有修订文本。	是否结合突发事件应急演练给护理人员的应对能力评价打分？科室工作制度、岗位职责和护理常规等是否最新制订的版本？
	【A】符合"B"，并 对科室落实"工作制度，岗位职责，护理常规、专业技术规范"的成效与"突发事件的应急预案"演练效果有评价与持续改进的具体措施。	产房、产科病房、新生儿病房、重症监护病室	资料查阅： 科室护理质控记录、应急预案演练记录（含评价与改进措施）。	针对制度与落实情况，以及预案和演练情况，有无定期评价？针对发现的问题，有无体现改进效果的案例？
3.29.10.2 产房、产科病房、新生儿病房、重症监护病室护理人员经专业理论与技术培训，考核合格，实施责任制护理。	【C】 1. 产房、产科病房、新生儿病房、重症监护病室护理人员通过专业理论与技术培训，考核合格； 2. 产房、产科病房、新生儿病房、重症监护病室实施责任制护理。新生儿病房 1 名护士平均负责≤6 名普通患儿或≤3 名重症患儿。	护理部、产房、产科病房、新生儿病房、重症监护病室	资料查阅： 1. 专科护士培训、考核资料； 2. 科室责任护士排班表、新生儿病区患者一览表（统计后计算）。	对各科室专科护士进行随机访谈：是否参加过专科理论与技术培训？考核是否合格？对新生儿病房责任护士进行访谈：现负责照护患儿数量（以及重症数）？
	【B】符合"C"，并 护理人员按工作年限或职称分层培训，考核合格。	护理部、产房、产科病房、新生儿病房、重症监护病室	资料查阅： 同 C1。	护士是如何分层开展培训的？
	【A】符合"B"，并 1. 对落实产房、产科病房、新生儿病房、重症监护病室护理人员配置与能力有评价与持续改进的具体措施； 2. 新生儿病房 1 名护士平均负责≤4 名普通患儿或≤2 名重症患儿。	护理部、产房、产科病房、新生儿病房、重症监护病室	资料查阅： 1. 各专科护理人员配置花名册（含职称、专科能力），人员能力评价考核记录，改进措施； 2. 同 C2，统计后计算。	对护理人员的能力有无定期考核与评价？专科护理人员的能力是否满足工作需要？有无具体改进措施？

续表

评审标准	评审要点	信息采集点	材料与核查	访谈要点
3.29.10.3 有护理专项质量管理考核标准、培训及记录。安全措施落实到位。	【C】 1. 有重症患者护理规范、护理质量专项考核标准，有培训； 2. 有安全管理制度，有培训； 3. 100%使用腕带识别身份； 4. 护理人员知晓质量与安全管理主要内容与履职要求。	护理部、重症监护病室	资料查阅： 1. 重症患者护理规范、护理质量考核标准、上述内容培训记录； 2. 护理安全管理制度及培训记录； 现场查看+访谈： 3. 患者腕带使用情况； 4. 访谈护理人员（详见右侧内容）。	是否有重症患者护理规范、护理质量考核标准？对护理安全管理制度与上述内容组织过培训吗？科室护理质量与安全管理的主要内容有哪些？
	【B】符合"C"，并 1. 护理措施和安全措施落实到位； 2. 科室定期进行自查，对存在问题有改进措施； 3. 相关职能部门定期进行检查，对存在的问题，及时反馈，并提整改意见。	护理部3，重症监护病室1、2	资料查阅： 1~2. 科室护理质量自查记录表、护理质控记录本； 3. 护理部督导检查记录、整改通知（含整改措施）、受检科室整改后反馈的改进情况清单。	科室针对护理措施和安全措施落实情况是否定期进行自查？发现哪些问题？有无改进措施？职能部门是否定期检查？提出了哪些整改意见？
	【A】符合"B"，并 按照专项护理质量管理考核标准，有考核评价与持续改进的具体措施。	护理部	资料查阅： 职能部门的考核评价记录，并针对问题的改进措施及改进后反馈的改进清单。	有无专项护理质量考核评价记录？针对评价中发现的问题，有无具体的改进措施？
3.29.10.4 提高手卫生依从性；新生儿暖箱、奶瓶、奶嘴消毒规范；有传染病患者隔离护理措施。	【C】 1. 每个房间内至少设置1套洗手设施、干手设施或干手物品，洗手设施为非手触式； 2. 工作流程符合医院感染控制原则； 3. 按规范消毒新生儿暖箱、奶瓶、奶嘴，有监测记录； 4. 高危新生儿和疑似传染病的新生儿采取隔离措施，标识清晰。	新生儿病房	现场查看+资料查阅： 1. 洗手池、洗手液、洗手图、干手纸或干手设施、非手触式龙头； 2. 场所分区（清洁区、污染区、缓冲区、通道）及隔离区域的设置、场所标识； 3. 新生儿暖箱、奶瓶、奶嘴消毒与监测记录； 4. 隔离区域及标识。	怎样清洁、消毒新生儿暖箱、奶瓶、奶嘴？怎样进行监测？对高危新生儿和疑似传染病的新生儿应怎样隔离并管理？
	【B】符合"C"，并 1. 新生儿暖箱、奶瓶、奶嘴有细菌培养监测，并达标； 2. 有工作人员手细菌培养监测，并达标。	新生儿病房	资料查阅： 1. 新生儿用品细菌培养监测报告； 2. 工作人员手细菌培养监测报告。	对暖箱、奶瓶、奶嘴进行的细菌培养监测结果是否合格？工作人员手细菌培养监测合格吗？
	【A】符合"B"，并 有专人负责医院感染监控工作，有监测记录，定期分析和改进。	新生儿病房	资料查阅： 新生儿病室院感监测登记本（含分析、改进措施）。	院感监测了哪些指标？是否对指标结果进行了分析？是否有改进措施？

注释：《新生儿病室建设与管理指南（试行）》第二十一条规定："对患具有传播可能的感染性疾病、有多重耐药菌感染的新生儿应当采取隔离措施并作标识。"

评审标准	评审要点	信息采集点	材料与核查	访谈要点
3.29.10.5 手术室建筑布局合理、分区明确，标识清楚、符合功能流程合理和洁污区域分开的基本原则。	【C】 1. 手术室布局合理，分区明确，标识清楚，洁污区域分开； 2. 各工作区域功能与实际工作内容保持一致； 3. 医务人员知晓各工作区域功能及要求并有效执行。	手术室	现场查看： 1. 查看清洁区、污染区、缓冲区、通道情况及隔离手术间的设置、各部位标识； 2. 查看辅助区（包括更衣室、办公室、休息室、值班室、卫生间）、工作区（包括手术准备室、外科洗手区、手术间、麻醉恢复室、无菌物品存放间、器械处理间等）情况； 3. 依据区域功能查看人员遵循院感制度情况。	手术室布局是否符合院感要求？工作区、辅助区是怎样设置分布的？
	【B】符合"C"，并 相关职能部门定期进行检查，对存在的问题，及时反馈，并提整改意见。	院感办、护理部	资料查阅： 职能部门督导检查记录，整改通知（含整改措施），科室整改后反馈的改进情况清单。	职能部门是否定期进行督导检查？发现了哪些问题？提出了哪些整改意见？
	【A】符合"B"，并 持续改进有成效。	手术室、院感办、护理部	资料查阅： 针对职能部门检查发现的问题，所做的 PDCA 改进案例。	针对问题，有无具体的改进案例？

续表

评审标准	评审要点	信息采集点	材料与核查	访谈要点
3.29.10.6 建立手术室各项规章制度、岗位职责及操作常规，有考核及记录。工作人员配备合理。	【C】 1. 有手术室管理制度、工作制度、岗位职责和操作常规。相关护理人员知晓手术室相关制度和岗位职责； 2. 根据手术量及工作需要，配备护理人员、辅助工作人员和设备技术人员。手术室护士与手术台之比不低于3∶1； 3. 明确各级人员的资质及岗位技术能力要求； 4. 手术室工作经历2年以内护理人员数占总数的比例≤20%。手术室护士长具备主管护师以上职称和5年以上手术室工作经验； 5. 按照《专科护理领域护士培训大纲》等要求，有手术室护理人员培训方案和培养计划。对手术室各级各类人员实施相关培训。	手术室	资料查阅： 1. 手术室管理制度、工作制度、岗位职责和操作常规； 2. 手术室护理人员名单（含学历、职称、职务、工作年限），人数与手术台比； 3. 各级各类护理人员岗位说明书； 4. 从C2中统计并计算比例； 5. 各级各类护理人员培训计划、培训记录。	科室制定了哪些管理制度、工作制度、岗位职责和操作常规？请问您是什么岗位？职责是什么？参加了哪些培训？对护士长进行访谈：科室有多少台手术台？多少名护士？手术室工作经历在2年内的护士有多少人？占总护理人数比例是多少？如何培训科室护士？
	【B】符合"C"，并 1. 保证手术室护理队伍的稳定性，手术室工作经历2年以内护理人员数占总数≤10%； 2. 对新入职手术室护理人员有考核；手术室护理人员培训能体现内容与资质要求相符合。	手术室	资料查阅： 1. 同C4，统计并计算比例； 2. 新入职护理人员考核资料、培训计划、培训记录。	手术室对新入职护士有无考核？有无后期的培训计划？
	【A】符合"B"，并 有培训效果的追踪和评价，持续改进培训工作，效果良好。	手术室	资料查阅： 培训小结（含分析评价）、所做的PDCA改进案例。	根据培训效果的评价，有无发现问题？有无具体的改进案例？

227

评审标准	评审要点	信息采集点	材料与核查	访谈要点
3.29.10.7 手术室执行《手术安全核查制度》,有患者交接、安全核查、安全用药、手术物品清点、标本管理等安全制度,遵医嘱正确用药,有突发事件的应急预案。	【C】 1. 有手术患者交接制度并执行; 2. 执行《手术安全核查制度》,有医生、麻醉师、护理人员对手术患者、部位、术式和用物等相关信息核查制度及相关落实情况记录; 3. 有手术中安全用药制度和麻醉及精神药品、高危药品等特殊药品管理制度,有实施记录; 4. 有手术患者标本管理制度,规范标本的保存、登记、送检等流程,有实施记录; 5. 遵医嘱正确为手术患者实施术前与术中用药(包含使用预防性抗菌药)和治疗服务; 6. 有手术物品清点制度,有实施记录。	手术室、麻醉科、手术科室	资料查阅: 1. 手术患者交接制度、交接登记; 2. 手术安全核查制度、手术安全核查表; 3. 术中安全用药制度、麻醉及精神药品管理制度、高警示药品管理制度、特殊药品管理制度及相关记录; 4. 标本管理制度、标本登记制度、送检流程、标本登记本; 5. 医嘱制度、口头医嘱制度及医嘱执行记录; 6. 手术物品清点制度、手术安全核查表。 现场查看: 手术患者交接、身份核对、手术安全核查。	手术患者要交接的内容有哪些?手术安全核查时,医生、麻醉师、护理人员应分别核对哪些内容?精神药品、高危药品是如何标识和管理的?基数是多少?账物是否相符?对于一类切口术前预防性使用抗菌药有何要求?什么状况下适用于术中再次使用抗菌药物?如何执行口头医嘱?
	【B】符合"C",并 有突发事件的应急预案、有演练记录。	手术室、麻醉科、手术科室	资料查阅: 手术室内突发事件应急预案和演练记录。	科室有哪些突发事件的应急预案?是否演练过?

注释:手术安全核查是由具有执业资质的手术医师、麻醉医师和手术室护士三方(以下简称三方),分别在麻醉实施前、手术开始前和患者离开手术室前,共同对患者身份和手术部位等内容进行核查的工作。手术安全核查由三方按照"三步安全核查",共同执行并逐项填写"手术安全核查表"。术中用药、输血的核查是由麻醉医师或手术医师根据情况需要下达医嘱并做好相应记录,由手术室护士与麻醉医师共同核查。住院患者"手术安全核查表"应归入病历中保管,非住院患者"手术安全核查表"由手术室负责保存一年。手术科室、麻醉科与手术室的负责人是本科室实施手术安全核查制度的第一责任人。

评审标准	评审要点	信息采集点	材料与核查	访谈要点
3.29.10.8 根据《医院感染管理办法》《医院手术部(室)管理规范(试行)》《医务人员手卫生规范》《医疗废物管理条例》等要求，建立手术室感染预防与控制管理制度及质量控制标准，并有培训、考核及监督。	【C】 1. 有手术室感染预防与控制管理制度及质量控制标准，并对工作人员进行培训、考核及监督，有记录； 2. 定期对感染、空气质量、环境等进行监测，有记录； 3. 有医疗设备、手术器械及物品的清洁、消毒、灭菌及存放规定； 4. 有手术室自行消毒灭菌的手术器械及物品制度、流程及质量控制标准； 5. 有手术室工作区域定期清洁消毒制度、流程及质量控制标准； 6. 有医务人员手卫生规范和医疗废物管理制度； 7. 有医务人员职业卫生安全防护制度及必要防护用品； 8. 护理人员知晓手术室感染预防管理方面的主要内容与履职要求； 9. 医疗废物处理符合规范，有交接记录。	手术室、手术科室	资料查阅+访谈： 1. 手术室感染预防与控制制度、质量控制指标，以及制度培训、考核资料； 2. 手术室院感监测登记本（含分析、改进措施）； 3. 设备维护保养制度、手术器械及物品灭菌管理规定、物品存放规定； 4. 自行消毒灭菌的手术器械及物品管理制度、灭菌物品监测制度，物品清洁、消毒、灭菌流程以及质量控制标准； 5. 手术间及工作区域清洁、消毒制度及流程、质量控制标准、手术间及工作区清洁消毒登记； 6. 医务人员手卫生规范、外科洗手流程、医疗废物管理制度； 7. 医务人员职业卫生安全防护制度、防护用品清单； 8. 对护士进行访谈，了解其对上述制度与管理要求的知晓情况； 9. 医疗废物处理登记本。	手术室有哪些感染预防与控制管理制度？是否对工作人员进行培训和考核？有无院感质量控制标准？定期开展了哪些监测？有无自行消毒和灭菌的手术器械及物品？如何确保其消毒、灭菌达到合格？手术间消毒效果监测是否合格？请简述外科洗手流程？医疗废物分为哪几类？科室日常配备有哪些职业防护用品？
	【B】符合"C"，并 1. 认真执行职业防护制度，处理相关物品及器械时，应穿戴适宜的防护用具，防护措施落实到位； 2. 对感染控制制度的执行有监管，手卫生的执行率达100%，记录存在的问题与缺陷； 3. 定期对消毒及感控工作开展监测评价。	手术室、院感办2、3	现场查看： 1. 医护人员在工作区域的个人防护情况，并抽查防护用品的"三证"和有效期； 资料查阅： 1. 医护人员手卫生督导检查记录； 3. 同C2。	对于手卫生规范是否开展过培训？医护人员的手卫生正确率和依从性执行率分别是多少？定期开展了哪些院感监测项目？
	【A】符合"B"，并 利用评价结果持续改进消毒及感控工作，效果良好。	手术室、院感办	资料查阅： 根据检测评价结果，针对问题具体改进的案例。	针对监测中发现的问题，有无具体的改进案例？

评审标准	评审要点	信息采集点	材料与核查	访谈要点
3.29.10.9 消毒供应室/中心建筑布局合理，设施、设备完善，符合相关规范要求。工作区域划分符合消毒隔离要求。	【C】 1. 消毒供应室/中心相对独立，周围环境清洁，无污染源； 2. 内部环境整洁，通风、采光良好，分区(辅助区域、工作区域等)明确并有间隔； 3. 配置有基本消毒灭菌设备、设施。根据工作岗位的不同需要，配备相应的个人防护用品； 4. 污染物品由污到洁，不交叉、不逆流。污染物品有污物通道，清洁物品有清洁物品通道； 5. 护理人员知晓供应室洁污区分开流程规定与履职要求。	供应室	**现场查看：** 1. 供应室的位置、布局、周围环境； 2. 内部分区、间隔、通风、采光； 3. 查看设备、设施能否满足消毒和灭菌需要，以及工作人员的防护； 4. 查看物品由污到洁的处理流程、空气流向，污、洁物品通道是否交叉； **人员访谈：** 5. 对工作人员进行访谈，了解其对物品消毒、灭菌流程、消毒与灭菌监测制度、岗位职责的知晓情况。	供应室基本消毒灭菌设备、设施是否齐备？请谈一谈供应室物品由污到洁的处理流程。处理流程中洁、污物品是否交叉？洁、污通道是否分开？
	【B】符合"C"，并 1. 辅助区域包括工作人员更衣室、值班室、办公室、休息室、卫生间等。工作区域包括去污区、检查、包装及灭菌区和无菌物品存放区； 2. 根据本院消毒供应室/中心的规模、任务及工作量，合理配置清洗消毒设备及配套设施，符合规范要求； 3. 去污区、检查、包装及灭菌区和无菌物品存放区之间有实际屏障。去污区与检查、包装及灭菌区之间有洁、污物品传递通道；并分别设人员出入缓冲间(带)。缓冲间(带)应设洗手设施，无菌物品存放区内不应设洗手池； 4. 上述感染控制制度与措施有监管，记录存在的问题与缺陷。	供应室、院感办4	**现场查看：** 1. 辅助区域、工作区域设置与间隔； 2. 同C3； 3. 查看工作区域间实际屏障，洁、污物品传递通道，缓冲间与洗手设施，无菌物品存放间等； **资料查阅：** 4. 职能部门督导检查记录、包括存在的问题(含分析评价)、整改通知(含整改措施)、供应室整改后反馈的改进情况清单。	清洗、消毒、灭菌设备、设施的配置能否满足临床工作量的需求？有无工作人员出入的缓冲间(带)？缓冲间有无洗手设施？院感部门是否定期开展督导检查？
	【A】符合"B"，并 1. 对科室落实感染控制制度的成效有评价与持续改进的具体措施； 2. 感染控制制度与措施的执行率100%。	院感办、供应室	**资料查阅：** 1. 同B4； **现场查看：** 2. 结合布局合理性，设施、设备配置，操作流程的规范性，物品灭菌合格率的监测结果，综合判断。	针对督导检查发现的问题是否有改进措施？是否得到改进？物品灭菌合格率是多少？

评审标准	评审要点	信息采集点	材料与核查	访谈要点
3.29.10.10 消毒供应室/中心实施集中管理，合理配备工作人员，建立与其相适应的管理体制，符合国家管理消毒供应室/中心管理规范要求。	【C】 1. 根据本院规模和工作量合理配备人力，设专职护士长负责，并有监督； 2. 开展工作人员业务技能培训，确保满足岗位需求； 3. 相关部门保障物资、水电气供应，设备运行正常；相关设备出现故障时，能够及时处理； 4. 有对脆弱环节的应急预案。	供应室	**资料查阅+现场查看：** 1. 设置供应室护士长的文件； 2. 供应室工作人员名册及业务技能培训的资料； 3. 查看物资，水、电、气保障情况，故障及时处理情况； 4. 部门应急预案。	科室设置有护士长吗？对工作人员开展过业务技能培训吗？水、电、气日常保障正常吗？设备、设施出现故障时能否得到及时处理？
	【B】符合"C"，并 1. 临床科室可重复使用的消毒物品全部采取集中管理(回收、清洗、消毒及灭菌)完成； 2. 应急预案有定期演练。	临床各科室、供应室	**资料查阅：** 1. 消毒及灭菌物品发放登记本； 2. 部门应急预案的演练记录。	可重复使用的物品是否全部集中在供应室消毒及灭菌？部门有哪些应急预案？演练过吗？
3.29.10.11 消毒供应室/中心建立清洗、消毒、灭菌效果监测制度，加强质量管理。消毒供应室/中心行业标准要求，专人负责质量监测工作。	【C】 1. 有清洗、消毒、灭菌效果监测制度，有监测记录； 2. 专人负责质量监测工作，清洗、消毒、灭菌效果监测符合监测标准要求。	供应室	**资料查阅：** 1. 清洗、消毒、灭菌效果监测制度及监测记录本； **现场查看：** 2. 目测器械清洗效果是否达标，另抽查一种手术器械的灭菌效果生物监测结果。	清洗后，目测需要达到什么标准？每一批次的消毒与灭菌效果是否均有监测和记录？
	【B】符合"C"，并 质量控制过程的记录符合追溯要求。	供应室	**资料查阅：** 同C1，有保留的每批次记录和监测显示。	监测是否发现有未达到灭菌要求的物品？是如何处理的？
	【A】符合"B"，并 1. 相关职能部门对科室落实监测制度的成效有评价与监督，体现持续改进，有记录； 2. 信息系统能自动记录并监测清洗、消毒和灭菌过程。	供应室 院感办 1	**资料查阅：** 1. 职能部门对监测制度落实情况开展的督导检查记录，并针对发现的问题分析、整改通知(含整改措施)，供应室整改后反馈的改进情况清单； **现场查看：** 2. 工作过程的信息化记录与监测记录。	职能部门对监测情况定期开展督导检查吗？针对问题有无改进？有无信息化系统支持记录和监测？

评审标准	评审要点	信息采集点	材料与核查	访谈要点

3.29.11　有护理安全(不良)事件与隐患信息主动报告制度,进行根本原因分析,改进措施到位。有紧急意外情况的应急预案和处理流程,开展培训与演练。

评审标准	评审要点	信息采集点	材料与核查	访谈要点
3.29.11.1 有主动报告护理不良事件制度与激励措施,进行根本原因分析,改进措施到位。	【C】 1. 实行非惩罚性制度,有护理人员主动报告的激励机制; 2. 有护理人员主动报告护理安全(不良)事件的教育和培训; 3. 有多种途径便于护理人员报告医疗安全(不良)事件; 4. 有针对不良事件案例成因分析及讨论记录; 5. 定期对护理人员进行安全警示教育。	护理部	资料查阅: 1. 不良事件报告制度; 2. 不良事件报告制度的教育或培训资料; 现场查看: 3. 报告形式与途径; 4. 职能部门对不良事件的调查分析、讨论记录; 5. 利用不良事件开展护理人员警示教育的资料。	院内不良事件上报是否采取非惩罚性激励机制?发现不良事件后如何上报?是否有信息化软件支持上报?职能部门接到不良事件报告后,有无跟进调查分析或组织讨论?是否开展安全警示教育,防止类似事件发生?
	【B】符合"C",并 1. 护理安全(不良)事件与医疗安全(不良)事件统一报告网络,统一管理; 2. 护理人员对不良事件报告制度的知晓率100%。	护理部、临床各科室2	现场查看: 1. 查看医院不良事件上报系统以及功能; 2. 对护理人员进行访谈,了解其制度的知晓情况。	医院如何对不良事件进行定义与分类?具体向谁报告?
	【A】符合"B",并 应用不良事件案例根本原因分析结果,修订护理工作制度或完善工作流程并落实培训。	护理部	资料查阅: 对不良事件的原因分析及落实相关整改措施(包括修订制度或流程、加强培训)的资料。	护理部是否根据不良事件的发生原因,不断完善相关制度与流程?
3.29.11.2 执行临床护理技术操作常见并发症的预防及处理指南。	【C】 1. 有护理技术操作培训计划并落实到位; 2. 将《临床护理技术操作常见并发症的预防与处理规范》相关要求的手册发至对应岗位的人员。	护理部	资料查阅: 1. 护理技术操作培训计划及培训记录; 2. 临床护理技术操作常见并发症预防与处理规范。	针对护理技术操作有无培训计划?如何预防专科常见的操作并发症?
	【B】符合"C",并 护理人员熟练掌握口腔护理、静脉输液、各种注射、鼻饲等常见技术操作及并发症预防措施及处理流程。	临床各科室	资料查阅: 同C1,且有考核成绩; 现场查看: 抽查口腔护理、静脉输液等操作。	如何预防静脉输液、鼻饲操作的并发症?上述并发症一旦出现应如何处理?

评审标准	评审要点	信息采集点	材料与核查	访谈要点
3.29.11.3 有重点环节应急管理制度，有紧急意外情况的应急预案及演练。	【C】 1. 有重点环节应急管理制度； 2. 对重点环节：包括患者用药、输血、治疗、标本采集、围手术期管理、安全管理等有应急预案； 3. 相关岗位护理人员均知晓。	护理部、临床各科室	资料查阅： 1. 诊疗过程中的重点环节应急管理制度； 2. 患者用药错误、输血不良反应、治疗突发意外、标本采集错误、围手术期病情突发变化、患者跳楼、走失等突发情况应急预案； 3. 应急预案培训及演练资料。	针对诊疗过程中的重点环节制订了哪些应急预案？组织过护理人员培训吗？演练过吗？
	【B】符合"C"，并 1. 应急预案有培训或演练； 2. 护士配制化疗药、锐器处理、为隔离患者实施治疗及护理时防护措施到位。	临床各科室	资料查阅： 1. 同C3； 现场查看： 2. 查看防护用品的配置与使用情况。	在配制化疗药、处理锐器时，个人需要做哪些防护？科内日常配备有哪些防护用品？
	【A】符合"B"，并 重点环节应急管理措施落实到位，紧急意外情况的应急预案及演练成效明显，并持续改进。	临床各科室	资料查阅： 近两年科内不良事件上报资料、应急预案的演练记录、评价记录落实的改进措施，及体现改进成效的案例。	是否针对应急演练过程中的不足，提出改进措施？
3.29.12　为服务对象提供心理与健康指导服务和出院指导。				
3.29.12.1 为服务对象提供心理与健康指导服务和出院指导。	【C】 1. 有符合专业特点的心理与健康指导、出院指导、健康促进等资料，方便护士使用； 2. 护理人员知晓主要内容。	临床各科室	资料查阅+访谈： 1. 专科健康教育处方、健康教育资料； 2. 对护理人员进行访谈，了解其对心理与健康指导内容的知晓情况。	科室能否为患者提供心理与健康指导和出院指导？有无开展健康促进的宣教？
	【B】符合"C"，并 能根据服务对象的需求通过多种方式将上述内容提供给服务对象。	临床科室	现场查看： 医院提供的健康宣教形式。	患者健康宣教的形式有哪些？

第4章 服务流程管理

4.1 预约诊疗服务管理

评审标准	评审要点	信息采集点	材料与核查	访谈要点
4.1.1 实施多种形式的预约诊疗服务与分时段服务，对门诊就诊者和出院复诊者实行中长期预约。				
4.1.1.1 实施多种形式的预约诊疗与分时段服务，对门诊就诊者和出院复诊者实行中长期预约。	【C】 1. 至少开展两种以上形式的预约诊疗服务，如电话、网络、微信、现场等预约形式； 2. 出院复诊者实行中长期预约。	门诊部	现场查看： 1. 门诊预约诊疗形式（至少2种），预约信息平台及预约登记的信息； 2. 出院复诊患者预约登记的相关信息。	医院目前有哪几种形式的预约诊疗服务？出院复诊患者能否实行中长期预约？
	【B】符合"C"，并 专家门诊、专科门诊、普通门诊、出院复诊均开展预约诊疗服务。	门诊部	现场查看： 预约信息平台登记的各类门诊预约信息。	专家门诊、专科门诊、普通门诊、出院复诊是否都能实现预约？
	【A】符合"B"，并 1. 有完善的出院复诊者预约服务管理，登记资料完整； 2. 门诊实行分时段预约诊疗服务。	门诊部	资料查阅： 1. 出院复诊患者预约服务登记信息； 2. 门诊分时段预约的登记信息。	是否实行分时段预约？

注释："中长期预约"：一般认为预约就诊时间在1周以内为近期预约，1周以上到1个月为中期预约，超过1个月的为长期预约。分时段预约是指按照每1小时作为一个时段来安排预约就诊。

评审标准	评审要点	信息采集点	材料与核查	访谈要点
4.1.2 有预约诊疗工作制度和规范，有操作流程，逐步提高预约就诊比例。				
4.1.2.1 有预约诊疗工作制度和规范，有可操作流程，提高预约就诊比例。	【C】 1. 有职能部门负责统一预约管理和协调工作； 2. 有相关工作制度和流程支持开展多模式的预约诊疗； 3. 有相关工作制度和流程支持与基层医疗保健机构合作开展预约转诊服务； 4. 就诊者有方便获取的门诊和预约服务信息的途径； 5. 有出诊医师管理措施，变动出诊时间提前公告。	门诊部	资料查阅： 1. 管理和协调的责任部门； 2. 预约诊疗工作制度、流程； 3. 与基层医疗机构签订的预约转诊协议或共用的预约转诊平台； 现场查看： 4. 门诊大厅、网站、App等各种载体公布的门诊医师出诊信息； 5. 载体提前发布的出诊医师变动公告与替换情况。	预约诊疗工作由哪个部门负责管理？服务流程是否顺畅？有无与基层医疗机构共用的预约转诊平台？门诊出诊信息提前在哪些载体发布？出诊医师变动时有无提前公告？有无替代措施？
	【B】符合"C"，并 有专人负责预约具体工作。	门诊部	现场查看： 开设的预约诊疗服务窗口。	有无专人负责预约诊疗？
	【A】符合"B"，并 1. 门诊预约率达到门诊量50%以上； 2. 孕产期保健复诊普遍实行预约诊疗。	门诊部	资料查阅： 1. 统计当月预约诊疗登记人数与当月门诊量，计算其占比； 2. 孕产期保健预约登记记录。	月门诊预约率占月门诊就诊量的比例能否达到50%？孕产期保健复诊预约率是多少？

续表

评审标准	评审要点	信息采集点	材料与核查	访谈要点
4.1.3 运用App、可穿戴设备等技术，推进"互联网+妇幼健康"，改善就诊体验，促进群众健康管理。				
4.1.3.1 运用App、可穿戴设备等技术，推进"互联网+妇幼健康"，改善就诊体验，促进群众健康管理。	【C】 1. 门诊候诊区域普遍提供免费无线网络环境； 2. 设立微信公众号或应用App，利用互联网加强孕产期营养、母乳喂养、儿童生长发育、科学育儿、青春期保健、男女生殖保健、更年期保健等保健知识的健康教育。	门诊部1、健康教育科2	现场查看： 1. 门诊候诊区域提供WiFi（免费）环境情况； 2. 单位微信公众号或App载体上开展健康宣教情况。	门诊候诊区域是否提供免费WiFi供上网？有无利用互联网开展健康宣教？具体有那些形式？
	【B】符合"C"，并 运用互联网提供在线预约诊疗、候诊提醒、缴费支付、诊疗报告查询、定期产检提醒、诊后随访等服务。	信息管理科	现场查看： 预约诊疗软件、门诊自助缴费、自助报告打印机、诊后随访App等服务功能。	门诊服务信息化程度如何？能支持和提供哪些便捷服务？
	【A】符合"B"，并 利用具有《医疗器械注册证》的可穿戴设备开展妇女儿童健康管理。	孕产保健部、儿童保健部	现场查看： 可穿戴设备、医疗器械注册证。	用于妇女、儿童健康管理的可穿戴设备有哪些？

4.2　门诊服务管理

评审标准	评审要点	信息采集点	材料与核查	访谈要点
4.2.1 根据妇女儿童特点，优化门诊布局结构，完善门诊管理制度，落实便民措施，减少等待时间，改善服务体验，实现保健人群和疾病人群相对分流。有相关措施支持门诊服务的持续改进。				
4.2.1.1 根据妇女儿童特点，优化门诊布局结构，完善门诊管理制度，落实便民措施，减少等待时间，改善服务体验，有相关措施支持门诊服务的持续改进。	【C】 1. 门诊布局科学、合理，流程有序、连贯、便捷； 2. 有门诊管理制度并落实； 3. 根据妇女儿童就诊人群特点，配置完善的服务设施，有各种便民措施； 4. 有缩短就诊者等候时间的措施； 5. 有急危重症者优先处置的相关制度与程序。	门诊部	现场查看+资料查阅： 1. 门诊布局与就诊流程情况； 2. 门诊各项管理制度（首诊负责制、预检分诊制度、急危重症患者优先处置制度、先抢救后付费管理规定等）； 3. 导医台、候诊椅、便民措施、儿童设施等； 4. 缩短就诊等候时间的措施； 5. 同2。	门诊有哪些便民措施？有哪些缩短患者等候时间的措施？有无急危重症患者优先处置的提示？
	【B】符合"C"，并 针对门诊重点区域和高峰时段有措施保障门诊诊疗的秩序和连贯性。	门诊部	资料查阅+现场查看： 门诊就诊高峰时段分流预案、重点区域排队叫号系统。	门诊就诊高峰来临时，医院如何应对？有无排队叫号系统保障就诊秩序？
	【A】符合"B"，并 有减少就医环节的信息支持系统，实行门诊分层挂号缴费，或科室、诊室直接挂号缴费，或自助挂号缴费，或微信挂号缴费等服务途径。	门诊部	现场查看： 门诊管理系统，病历、处方检查单信息化，门诊分层挂号、直接挂号、自助挂号与缴费系统。	为减少就医环节，医院有哪些信息系统支持？挂号、缴费是否便捷？

注释：门诊布局科学合理，是指布局原则上，疾病人群和健康人群分开，感染人群与非感染人群分开，儿童与成人分开、急诊与普通门诊分开。尽量考虑方便患者就诊，减少上下楼层间的奔波（挂号、就诊、收费、检查、取药）流程，缩短等候过程，改善患者就医体验。

续表

评审标准	评审要点	信息采集点	材料与核查	访谈要点
4.2.1.2 实现保健人群和疾病就诊者相对分流。	【C】 1. 儿童与成人分区就诊，相对独立； 2. 保健服务与疾病诊疗分区设置，相对独立； 3. 健康体检、保健服务、急诊、普通疾病就诊、传染病就诊人群合理分流； 4. 各区域标识醒目，指向清晰，方便就诊分流。	门诊部	现场查看： 1. 儿童与成人门诊就诊分区情况； 2. 保健服务与疾病门诊分区设置情况； 3. 健康体检、急诊、相对独立与分区情况，感染人群门诊与非感染人群门诊分区分流情况； 4. 各区域标识、标牌。	儿童与成人就诊是否分区？健康体检、保健服务、急诊、传染病门诊是否分区分流？
	【B】符合"C"，并 相关职能部门日常监管有记录，有改进，有落实。	门诊部	资料查阅： 职能部门督导检查记录、包括存在的问题、整改措施、改进情况。	是否定期对分区就诊设置、人员分流、标识标牌进行督导检查？对于发现的问题是否得到改进？

4.2.2 公开出诊信息，保障医务人员按时出诊，遇有医务人员出诊时间变更应提前告知就诊者或其家属。提供咨询服务，帮助就诊者有效就诊。

评审标准	评审要点	信息采集点	材料与核查	访谈要点
4.2.2.1 公开出诊信息，保障医务人员按时出诊。提供咨询服务，帮助就诊者有效就诊。	【C】 1. 以多种方式向就诊者提供出诊信息，并及时更新； 2. 医务人员按时出诊，特殊情况无法出诊应有替代方案并及时告知就诊者； 3. 有咨询服务，帮助就诊者有效就诊。	门诊部	现场查看： 1. 门诊大厅、网站、App等各种载体公布的门诊医师出诊信息； 2. 载体及时发布的出诊医师变动公告与替换情况； 3. 门诊导医台提供咨询与便民措施情况。	出诊信息公示的形式有哪些？人员无法出诊或人员发生变动时有无提前公示？
	【B】符合"C"，并 1. 医务人员完成本岗位诊疗工作后能主动指导就诊者进入下一诊疗环节； 2. 有奖惩措施和考核机制不断提高医务人员按时出诊率。	门诊部 1、2 临床各科室 1	现场查看： 1. 主动指导患者继续完成就诊流程情况； 资料查阅： 2. 出诊科室考勤记录、出勤有关奖惩办法。	医务人员完成本岗位诊疗工作后，能主动指导就诊者进入下一环节的流程吗？对门诊出诊情况有无考勤和考核？
	【A】符合"B"，并 1. 开展满意度调查等措施，不断改善门诊服务； 2. 医务人员出诊情况有登记与分析评价，持续改进出诊服务。	门诊部	资料查阅： 1. 门诊患者满意度调查和统计分析资料、改进措施； 2. 门诊出诊情况记录、月分析评价与改进措施。	定期开展门诊患者满意度调查吗？针对收集的意见，有无改进措施？对门诊出诊情况有分析评价吗？有无改进措施？

评审标准	评审要点	信息采集点	材料与核查	访谈要点

4.2.3　根据门诊流量调配医疗保健资源，做好门诊和辅助科室之间的协调配合。有门诊突发事件预警机制和处理预案，提高快速反应能力。

评审标准	评审要点	信息采集点	材料与核查	访谈要点
4.2.3.1 根据门诊流量调配医疗保健资源，做好门诊和辅助科室之间的协调配合。	【C】 1. 有门诊流量实时监测措施； 2. 有医疗保健资源调配方案； 3. 有门诊与辅助科室之间的协调机制。	门诊部、医技各科室 3	资料查阅： 1. 门诊流量实时监测方法； 2. 门诊就诊高峰时段分流预案、门诊无法出诊的替代流程； 3. 门诊部与各科室联席会议记录、科间沟通协调登记本。	门诊流量可以实现实时监测吗？是否有医疗资源调配方案？门诊与辅助科室之间有无沟通协调机制？
	【B】符合"C"，并 1. 门诊满足就诊需要，无院方原因出现退号现象； 2. 普通医技检查能满足门诊需要，当日完成检查和报告。	门诊部、医技各科室 2	资料查阅： 1. 退号登记（有原因注明）； 2. 核查医技科室检查报告单上的检查时间、报告时间。	是否出现过由于医院原因而产生退号的情况？医技科室检查当日能否出具检查报告？

注释：门诊流量实时监测，指利用软件系统随时监测医院各科室的已挂号人数、已就诊人数、未就诊人数。根据实时监测情况，适度调配病区医生支援门诊医生，防止出现就诊人群大量等待。

评审标准	评审要点	信息采集点	材料与核查	访谈要点
4.2.3.2 有门诊突发事件预警机制和处理预案，提高快速反应能力。	【C】 1. 有应急预案，包括建立组织、设备配置、人员技术培训、通讯保障、后勤保障等； 2. 有确保应急预案及时启动、快速实施的程序与措施。	门诊部	资料查阅+现场查看： 1. 门诊突发事件应急预案、处置流程； 2. 门诊突发事件应急响应机制。	门诊突发事件应急预案有哪些？有无应急响应机制？
	【B】符合"C"，并 1. 有门诊突发事件预警系统，能有效地识别预警信息； 2. 工作人员能够及时识别预警信息并熟练掌握各种突发事件报告和处理流程。	门诊部临床各科室 2，医技各科室 2	资料查阅： 1. 预警信息识别方法； 2. 突发事件应急预案培训及演练记录。	工作人员能够及时识别预警信息吗？是否知晓报告和处理流程？是否培训和演练过？
	【A】符合"B"，并 1. 根据预警级别，及时启动应急预案，有案例证实在启动应急预案后，相关部门能积极响应； 2. 有应急事件分析评价，持续改进应急管理。	门诊部	资料查阅： 1. 门诊启动应急预案的案例； 2. 应急事件的记录表（含时间、事由、经过、人员到场处理情况、结果、分析评价、改进措施）。	有无应急预案启动的案例？对该应急事件的处置有无分析评价？有无改进措施？

注释：门诊突发事件应急预案，一般包括停电、停水、火灾、泛水、医疗设备故障、信息系统故障、患者跌倒、患者突发病情变化、患者突发呼吸心跳骤停、发生医疗纠纷、地震等应急预案，应结合医院的风险评估来科学制定相关应急预案。

4.3　急诊服务及绿色通道管理

评审标准	评审要点	信息采集点	材料与核查	访谈要点
4.3.1　设置急诊室，提供妇产科、儿科"24 小时×7 天"连贯不间断的急诊服务，合理配置产科和儿科急诊人力资源，配备经过专业培训、胜任急诊工作的医务人员，配置急救设备和药品。				
4.3.1.1 设置急诊室，急诊服务布局，设备、设施符合产科和儿科服务特点。	【C】 1. 急诊服务布局、设备、设施满足产儿科服务需求； 2. 在挂号、检验、药房、收费等窗口有抢救患者优先的措施； 3. 急诊服务区域，标识醒目，救护车与急诊室有效衔接，急诊室与病房服务连续畅通； 4. 各项规章制度、岗位职责和相关技术规范、操作规程具有专科特点。	急诊科 1、3、4、门诊部 2	**现场查看：** 1. 查看急诊服务布局、设备、设施配置情况； 2. 检验、药房、收费窗口处"急诊患者优先"的标识； 3. 查看急诊"红、黄、绿"三区的标识、急诊通道情况； **资料查阅：** 4. 急诊服务相关规章制度、岗位职责、技术规范、操作规程。	各服务窗口是否执行"急诊患者优先"？急诊服务区域是如何分区的？患者从急诊收治到病房的流程是否连续畅通？
	【B】符合"C"，并独立设置急诊科。	急诊科	**现场查看：** 急诊科独立配置情况设备人员。	急诊科是否独立设置？专职医护人员各有多少？
	【A】符合"B"，并急诊科符合《急诊科建设与管理指南（试行）》和《医院感染管理办法》的相关基本要求。	急诊科	**现场查看+资料查看：** 面积、布局、设备、设施配置，人员资质等。	车辆、设备、设施是否满足需要？人员数量和资质是否满足需要？
注释：急诊服务区域从功能结构上分为"三区"：(1) 红区：抢救监护区，适用于 1 级和 2 级病人处置，快速评估和初始化稳定；(2) 黄区：密切观察诊疗区，适用于 3 级病人，原则上按照时间顺序处置病人，当出现病情变化或分诊护士认为有必要时可考虑提前应诊，病情恶化的病人应被立即送入红区；(3) 绿区：即 4 级病人诊疗区。				
4.3.1.2 应当配备数量适当、经过专业培训、具备独立工作能力的医护人员。	【C】 1. 急诊室有妇产科、儿科医师； 2. 急诊室固定的急诊护理人员不少于在岗护理人员的 60%； 3. 医护人员能够熟练、正确使用急诊室内的各种急救设备。	急诊科	**资料查阅：** 1. 急诊科医护人员花名册（执业类别、工作年限）； 2. 同 1； 3. 急救设备培训及考核记录。	急诊科医师分别由哪些专业人员组成？固定的护理人员有多少？对于急救设备的使用是否进行过培训吗？
	【B】符合"C"，并 1. 无毕业三年以下医护人员独立执业； 2. 急诊医护人员全部经过急诊专业培训，考核合格，有记录； 3. 急诊医师具备独立抢救常见急危重症患者的能力，熟练掌握心肺复苏和电复律的使用。	急诊科	**资料查阅：** 1. 同 C1； 2. 急诊专业培训、考核相关资料； 3. 抽考急诊常见病种抢救流程、CPR 或电复律操作。	对医护人员进行访谈，是否参加过急诊专业的培训或进修？有无考核记录？

评审标准	评审要点	信息采集点	材料与核查	访谈要点
4.3.1.3 合理配置产科、儿科急救仪器设备及药品。	【C】 1. 仪器设备及药品配置结合产儿科服务特点，参考《急诊科建设与管理指南（试行）》的基本标准； 2. 保障急救用仪器设备及药品，急救设备处于功能状态、性能完好、置于功能位置，满足急救需要； 3. 各种急救设备操作常规随设备存放。	急诊科	资料查阅： 1. 科室设备、仪器、物品、备用药品清单； 现场查看： 2. 急救设备仪器是否处于待用状态，药品的种类、存放、标识与效期； 3. 操作常规随设备存放情况。	急救与生命支持类设备有哪些？抢救车上的药品、备用药品是否与基数相符？品种是否满足抢救需要？
	【B】符合"C"，并 1. 急救设备有专人保养维护； 2. 急救药品有专人管理； 3. 急救设备有应急调配机制； 4. 相关职能部门履行监管责任，对存在的问题与缺陷有改进措施。	急诊科、药学部4、医学装备科4	资料查阅： 1. 设备维护保养记录本； 2. 急救药品交接记录本； 3. 急救与生命支持类设备紧急调配预案； 4. 职能部门对上述内容的督导检查记录，包括存在的问题、整改措施、改进情况。	科内各类急救设备日常是如何保养的？急救药品是否有专人定期检查和管理？医院是否有急救与生命支持类设备紧急调配预案？调配过吗？有无职能部门定期监管与检查？
4.3.1.4 急诊抢救团队应提供连贯不间断的急诊服务，急诊抢救工作由相应专业主治医师以上人员主持与负责。	【C】 1. 急诊抢救工作由相应专业主治医师以上人员主持与负责； 2. 急诊抢救团队涉及的各部门、各科室，有明确的职责分工与服务时限要求。	急诊科、临床各科室2、医技各科室2	资料查阅： 1. 急诊医师排班和急诊相关医疗文书； 2. 急救绿色通道管理办法（含各科室职责、服务时限要求）。	现有一产后大出血患者前来就诊，请问应如何组织抢救？
	【B】符合"C"，并 急诊抢救团队连贯不间断的急诊服务，至少做到： （1）药学、医学影像（普通放射、超声等）、临床检验、输血等部门能提供"24小时×7天"连贯不间断的急诊服务； （2）医疗器械部门及保障部门能提供"24小时×7天"连贯不间断的抢救设备、后勤保障支持服务。	急诊科、医技各科室(1)、医学装备科(2)、总务科(2)	现场查看： 医技各科室值班（含排班表）情况，医学装备科及保障部门保障支持情况。	医技各科室能否提供"24小时×7天"不间断的配合服务？装备与后勤保障能够随叫随到吗？医院对急诊检查报告的服务时限有何要求？

4.3.2 落实首诊负责制，与合作的医疗保健机构建立急诊、急救转接服务制度。

评审标准	评审要点	信息采集点	材料与核查	访谈要点
4.3.2.1 落实首诊负责制，与合作医疗机构、协作的医疗保健机构建立急诊、急救转接服务制度。	【C】 1. 有首诊负责制度，医务人员能熟知并执行； 2. 急诊患者、留观患者、抢救患者均有完整的符合规范的急诊病历，记录急诊救治的全过程； 3. 有急诊病历质量评价制度，评价结果纳入医师、护士个人的技能评价； 4. 有急诊与合作基层医疗机构、协作的三级医疗机构建立的急诊转接服务机制； 5. 转院的急危重症患者均有完善的病情与资料交接，保障患者得到连贯抢救。	急诊科、医务科4	资料查阅： 1. 首诊负责制度、急诊抢救制度、急诊留观制度； 2. 门诊和急诊病历、留观病历、抢救记录； 3. 急诊病历质量评价制度、评价记录、医护人员技能评价的记录； 4. 转诊制度及流程、与协作单位签订的转诊协议； 5. 转诊登记与病情交接。	首诊负责制度对医务人员有哪些要求？患者的抢救记录记载在哪里？急诊留观患者是否建立留观病历？是否定期对急诊病历质量进行评价？评价结果是否纳入医护人员个人的技能评价？是否与基层医院签订有急诊转接服务协议？
	【B】符合"C"，并 有急诊登记资料，能够对患者的来源、去向以及急救全过程进行追溯，开展质量评价。	急诊科	资料查阅： 急诊预检分诊登记本、急诊抢救登记本、转诊登记本、质量控制记录本。	患者的来源、最终去向都有记录可寻吗？有无抢救成功率的定期统计？
	【A】符合"B"，并 有与协作的三级医疗保健机构签订的急诊转接服务协议。	医务科	资料查阅： 与三级医疗保健机构签订的急诊转接服务协议。	有无与三级医院签订急诊转接服务协议？具体有哪些医院？
4.3.2.2 对急诊实施管理与协调。	【C】 1. 重大突发事件医疗抢救由院领导负责指挥协调； 2. 有关职能部门职责明确，负责协调急诊室日常管理； 3. 有紧急情况下各科室、部门的协调与协作流程； 4. 相关管理人员知晓本部门、本岗位的履职要求； 5. 重大突发事件医疗抢救有记录。	应急办1、2，医务科、护理部、药学部、医学装备科3、4，急诊科5	资料查阅： 1. 重大突发事件医疗救援记录表应急事件的记录表(含时间、事由、指挥者、人员到位情况、经过、结果、分析评价、改进措施)； 2. 重大突发事件医疗救援应急预案、职能部门的其中职责； 3. 了解医务科、护理部、药学部等相关职能部门的履职要求； 4. 急诊抢救登记本。	参与过突发事件的医疗救援吗？是否有医疗救援记录？是否有院领导具体指挥协调？有无职能部门参与协调？有无突发事件医疗救援的预案？
	【B】符合"C"，并 1. 每年有重大突发事件医疗抢救演练； 2. 有定期(每半年一次)对院内外紧急事件的反应能力进行评价的记录。	急诊科、医务科2	资料查阅： 1. 重大突发事件医疗抢救应急演练记录； 2. 院内外应急事件处置的评价记录。	是否组织过突发事件医疗救援预案的演练？每年都会组织吗？针对突发事件的医疗救援是否会定期进行综合评价？实际反应能力如何？
	【A】符合"B"，并 由院领导主持急危重症患者服务质量管理组织，有实施履职的记录。	医务科	资料查阅： 1. 设置急危重症患者服务质量管理组织的文件； 2. 上述组织的相关工作记录。	医院是否设立了急危重症患者服务质量管理组织？有无履职的相关记录？

续表

评审标准	评审要点	信息采集点	材料与核查	访谈要点

4.3.3 有急危重症患者优先处置的制度与程序，落实急会诊制度，先抢救后付费，及时救治急危重症患者。建立产科、儿科急危重症等重点病种的急诊服务流程与规范。

评审标准	评审要点	信息采集点	材料与核查	访谈要点
4.3.3.1 落实急诊、会诊制度，先抢救后付费，及时救治急危重症患者。（★）	【C】 1. 有急诊检诊、分诊制度并落实； 2. 根据就诊者病情危险程度评估结果，进行分级管理； 3. 有急诊抢救和会诊的相关制度。会诊人员资质、会诊到达时限符合要求； 4. 有急危重症患者优先处置的制度与程序； 5. 对需要紧急抢救的急危重症患者，实行先抢救后付费的制度与程序； 6. 相关人员均知晓掌握履职要求，就诊者分诊准确性≥90%。	急诊科	资料查阅： 1. 急诊预检分诊制度，急诊预检分诊登记本； 2. 急诊服务区的分区与分级管理； 3. 急诊抢救制度、急诊和会诊制度； 4. 急危重症患者优先处置制度； 5. 急诊绿色通道管理办法、流程； 现场查看： 6. 患者预检分诊及对应的分区救治的准确情况。	检伤分类标准是怎样规定的？分类后分别进入急诊哪些服务区？对急诊和会诊人员的资质有何要求？是否对急危重症患者优先处置？急危重症患者是否执行先抢救后付费？
	【B】符合"C"，并 1. 检诊、分诊人员经过培训，熟悉急诊检诊、分诊业务； 2. 检诊、分诊准确率不断提高，急危重症患者得到及时抢救； 3. 非急危重症患者得到妥善处置，有去向登记； 4. 切实落实急危重症患者优先处置制度。	急诊科	资料查阅： 1. 检诊分诊人员培训、考核记录； 2. 查看急诊预检分诊登记本、急诊抢救记录本； 3. 同2； 现场查看： 4. 急诊、医学影像、临床检验等部门对急危重症患者优先服务的落实情况。	检诊分诊人员经过培训吗？每月检诊分诊的准确率是多少？抢救成功率是多少？非急危重症患者有无去向登记？
	【A】符合"B"，并 科室每月对检诊分诊工作准确性和急危重症患者优先处置有评价，有改进。	急诊科	资料查阅： 对预检分诊工作、急危重症患者优先处置情况的月评价记录(含整改措施)。	对预检分诊工作的准确性，以及急危重症患者优先处置情况，有无月评价记录？

注释：落实急诊检诊、分诊制度，主要根据病人病情评估结果进行分级，共分为四级：1级/A级：濒危病人；2级/B级：危重病人；3级/C级：急症病人；4级/D级：非急症病人。检诊、分诊人员需经过培训，掌握履职要求，准确分流患者到对应的红(1、2级)、黄(3级)、绿(4级)区域诊治。

续表

评审标准	评审要点	信息采集点	材料与核查	访谈要点
4.3.3.2 对常见重点急危重症病种的急诊服务流程与服务时限有明文规定，能落实到位。（★）	【C】 1. 根据功能定位确定本院常见急危重症名单，制订各急危重症病种急诊服务流程及服务时限，相关科室人员知晓； 2. 急诊抢救团队涉及科室至少每半年一次进行"落实急诊服务流程、服务时限和获得院内关联部门连贯服务措施"的再培训与教育。	急诊科、医技各科室 2，医务科 2	资料查阅： 1. 重点病种的服务流程、抢救规范； 2. 急诊抢救团队医务人员参加急诊服务流程培训的资料。	急诊确定的重点病种（急危重症）有哪些？有无急诊服务流程与服务时限？急诊抢救团队涉及的科室是否接受过上述流程与服务时限的培训？
	【B】符合"C"，并 急诊服务体系中相关科室（包括急诊、各专业科室、各医技检查科室、药学部门以及挂号与收费等）责任明确，各司其职，确保患者能够获得连贯、及时、有效的救治。	急诊科、医技各科室、药学部	现场查看+资料查阅： 查看各医技科室、药学部等部门落实急诊优先、服务时限情况（含检查报告单上检查时间与报告时间）。	急诊服务体系中相关部门包括哪些？是否落实急诊患者优先？各相关部门的服务时限要求？
	【A】符合"B"，并 医务科、护理部履行监管责任，用关键质量指标与服务时限来管理与协调各个相关科室的及时服务。	医务科、护理部	资料查阅： 对重点病种急诊救治质量、急诊服务体系中相关科室的服务时限的督导检查记录。	急诊科有哪些关键质量指标？针对关键质控指标及相关科室服务时限是否进行了监管？
4.3.3.3 有急诊留观管理和优先住院的制度与流程。	【C】 1. 有急诊留观管理和优先住院的制度与流程； 2. 对急诊留观时间有不超过72小时的规定； 3. 控制≥80%患者留观时间不超过72小时； 4. 急诊医务人员与相关职能部门管理人员知晓相关要求。	急诊科，门诊部 2、4	资料查阅+访谈： 1. 急诊留观制度、急诊入院制度与流程； 2. 同1； 3. 急诊留观登记记录； 4. 对相关人员进行访谈，了解其对急诊留观时限的知晓情况。	急诊留观时限有何规定？80%患者都能落实吗？
	【B】符合"C"，并 1. 控制≥90%患者留观时间不超过72小时； 2. 对急诊留观时间超过72小时的患者≥90%有科主任查房记录； 3. 有制度与程序保证急诊处置后需住院治疗的患者能够及时收住院。	急诊科	资料查阅： 1. 同C3； 2. 急诊留观病历中，科主任查房记录； 3. 急危重症患者优先处置制度、急诊绿色通道管理办法。	急诊留观时间超过72小时的患者是否经科主任查房？
	【A】符合"B"，并 相关职能部门对超过72小时留观患者情况有监管。	门诊部	资料查阅： 职能部门日常监管记录。	需住院治疗的患者能够及时收住院吗？

4.4 住院、转诊、转科、转介流程管理

评审标准	评审要点	信息采集点	材料与核查	访谈要点
4.4.1 改善入院、出院、转诊、转科、转介服务流程，发挥保健优势，为就诊者提供全方位医疗保健服务。				
4.4.1.1 改善入院、出院、转诊、转科服务流程，方便就诊。	【C】 1. 执行留观、入院、出院、转科、转院的服务流程，有专人负责部门间协调； 2. 为就诊者入院、出院、转科、转院提供指导和各种便民措施； 3. 当科室无空床或医疗保健设施受限时有处理制度与流程，有告知患者原因和处理方案。	门诊部 医务科 财务科	资料查阅： 1. 留观、入院、出院、转科、转院制度与相应流程； 2. 为患者提供的入院、出院、转科、转院须知及咨询和办理窗口，公示办理流程、便民措施； 3. 科室无空床时的管理办法、抢救和生命支持类设备紧急调配预案。	具体由哪个部门负责协调留观、入院、出院、转科、转院工作流程？能为患者提供哪些便民措施？
	【B】符合"C"，并 院方有规范与程序支持，对住院床位实施统一管理与控制。	医务科	资料查阅： 住院床位统一调配管理方案。	科室没有空床或医疗设施有限时应如何处理？有无调配管理方案？
	【A】符合"B"，并 信息系统可支持，实现全院床位统一管理与患者流量控制。	财务科	现场查看： 信息系统对医院床位使用情况的实时监测。	信息系统是否支持床位使用情况的监测？
4.4.1.2 建立医疗保健服务转介制度和流程，发挥保健优势，为就诊者提供全方位医疗保健服务。	【C】 1. 有医疗保健服务转介制度与流程，评估就诊者情况，明确其需求，主动为就诊者提供适宜的转介服务。如妇产科门诊与住院对象转介到妇女保健或孕产保健科接受营养、心理、康复等保健服务；儿科门诊与住院对象转介到儿童保健科接受营养、心理、康复等保健服务； 2. 为就诊者提供转介指导包括转介科室的名称、联系方式、服务内容等； 3. 对员工进行培训，强化医务人员临床与保健相结合服务理念。	临床各科室、医务科3	资料查阅+现场查看： 1. 医疗保健服务转介制度与流程； 2. 查看转介服务情况及转介登记本； 3. 对员工进行上述制度、流程培训的记录。	能否为就诊者提供适宜的转介服务？有无具体登记？针对转介制度与流程是否开展过培训？
	【B】符合"C"，并 1. 医务人员知晓上述制度与流程，并落实； 2. 有数据证实本院医疗与保健服务双向转介比例持续提高。	临床各科室、医务科2	资料查阅： 1. 同C2； 2. 院内月双向转介例数统计表（由临床上报数据至医务科统计）。	对于医疗与保健服务双向转介情况有无数据统计？月数据显示比例是提高还是降低？

注释：转介服务是指院内临床、康复、中医、保健等专业科室间转送介绍诊疗对象，使其进一步接受诊疗服务的过程，目的是让服务对象得到优质、系统.连续、动态的医疗保健服务。

评审标准	评审要点	信息采集点	材料与核查	访谈要点
4.4.2 为就诊者提供办理入院、出院个性化服务。为急诊患者入院制定合理、便捷的入院流程。危重患者应先抢救并及时办理入院手续。				
4.4.2.1 为就诊者提供办理入院、出院手续个性化服务和帮助。	【C】 1. 办理入院、出院、转院手续便捷，分时段或床边办理出院手续，提供 24 小时服务； 2. 有为特殊就诊者(如残疾人、无近亲属陪护行动不便患者等)入院、出院提供多种服务的便民措施。	财务科 1、门诊部(导医台) 2	现场查看： 1. 服务窗口能否提供分时段办理、床边办理，以及 24 小时办理服务； 2. 为残疾人、行动不便患者提供的便民措施。	能否提供分时段或床边办理出院手续？对于行动不便患者办理入院、出院提供哪些便民措施？
4.4.2.2 有为急诊患者提供合理、便捷的入院流程，危重患者应先抢救并及时办理入院手续。	【C】 1. 有为急诊患者提供合理、便捷的入院流程； 2. 危重患者应先抢救并及时办理入院手续。	急诊科	资料查阅： 1. 急诊入院制度与流程； 2. 急危重症患者优先处置制度、急诊绿色通道管理办法、急诊绿色通道审批单。	危重患者是否实行先抢救、后付费流程？请描述急诊绿色通道的办理流程。
4.4.3 有严格的转诊、转科交接管理制度并记录，及时传递病历与相关信息。				
4.4.3.1 有严格的转诊、转科交接管理制度，及时传递病历与相关信息，为就诊者提供连续医疗保健服务。	【C】 1. 转诊或转科流程明确，实施患者评估，履行知情同意，做好相关准备，选择适宜时机； 2. 经治医师应向就诊者或近亲属告知转诊、转科理由以及不适宜的转诊、转科可能导致的后果，获取就诊者或近亲属、授权委托人的知情同意。	临床各科室	资料查阅： 1. 病人转诊、转科制度及流程，病历中有关患者病情评估的记录、知情同意书； 2. 同 1。	请描述具体转诊或转科的流程？是否告知并签署知情同意书？患者因自身疾病原因(昏迷、儿童)无法沟通和签署知情同意书时，应该怎么办？
	【B】符合"C"，并 有病情和病历等资料交接制度并落实，保障诊疗的连续性。	临床各科室	资料查阅： 转科制度、病人转科交接登记本。	转科时，具体要做好哪些交接？

续表

评审标准	评审要点	信息采集点	材料与核查	访谈要点
4.4.3.2 建立规范化危急重症患者转移时的交接过程。	【C】 1. 使用规定的模式、工具、方法，使危重症患者被规范地交接。 2. 有措施保障在危急重症患者聚集中的诊疗单元做到，至少应在，但不限于 （1）急诊抢救室、急诊留观室； （2）各科病区； （3）重症监护病房（室）； （4）手术室； （5）产房与新生儿室。 3. 相关人员知晓不同专业的诊疗单元交接记录内容的具体要求。	临床各科室	现场查看： 1. 查看危急重症患者交接的模式（至少医、护各1人）和工具； 2. 查看危急重症患者在相关区域的交接内容； 3. 转科制度与流程、交接内容的培训记录。	交接时，要核查、交接并记录哪些内容？
	【B】符合"C"，并 医务科、护理部履行协调与监管，有记录及改进的措施。	医务科、护理部	资料查阅： 职能部门的督导检查记录（含问题记录、整改通知、整改措施），受检部门反馈的改进情况报告。	职能部门对转科交接工作有无定期开展督导检查？发现存在哪些问题？有无改进措施并落实改进？
	【A】符合"B"，并 信息系统可提供床边移动工作站，支持重危症患者安全交接与诊疗信息即时转移。	临床各科室	现场查看： 床边移动工作站、诊疗信息的即时转移。	信息系统是否支持诊疗信息的转科交接？

4.4.4 对出院者进行健康教育和随访预约管理，告知出院后医疗、保健、护理、康复措施及相关知识。

评审标准	评审要点	信息采集点	材料与核查	访谈要点
对出院者进行健康教育和随访预约管理，告知出院后医疗、保健、护理及康复措施及相关知识。	【C】 1. 有出院者健康教育相关制度并落实； 2. 有出院者随访、预约管理相关制度并落实。	临床各科室、门诊部2	资料查阅： 1. 出院患者健康教育制度、出院小结、健康宣教记录； 2. 出院患者随访记录本、出院患者复诊预约登记。	出院时是否对患者进行过健康宣教？患者出院后，进行了哪些形式的随访？需要复诊的患者应如何预约来院？
	【B】符合"C"，并 1. 就诊者或其近亲属、授权委托人能知晓和理解出院后医疗、保健、护理和康复措施； 2. 开展多种形式的随访，不断提高随访率。	临床各科室	资料查阅： 1. 同C1； 2. 同C2。	目前出院患者的随访率是多少？

4.5　基本医疗保障服务管理

评审标准	评审要点	信息采集点	材料与核查	访谈要点
4.5.1　严格执行基本医疗保障制度，有便捷的服务流程，严格收费管理。				
4.5.1.1 严格执行基本医疗保障制度，有便捷的服务流程，严格收费管理。	【C】 1. 有指定相关部门或专人负责基本医疗保障管理工作； 2. 有基本医疗保障管理相关制度和相应保障措施； 3. 提供快捷的基本医疗保障预付服务。	医保管理科	资料查阅： 1. 明确医保管理部门与负责人的文件； 2. 各项医保管理制度及就诊保障措施； 3. 医院与医保基金管理机构签订的协议。	有无专门部门负责基本医疗保障管理工作？有哪些基本医疗保障措施？
	【B】符合"C"，并 实施"先诊疗后结算"等措施，方便就医。	医保管理科	资料查阅： "先诊疗后结算"形成的医保结算费用清单、其他（"三无"人员）费用清单。	如何实施"先诊疗后结算"？
4.5.2　公开医疗保健服务项目和收费标准，公示基本医疗保障支付项目。				
4.5.2.1 公开医疗保健价格收费标准和基本医疗保障支付项目。	【C】 1. 公开基本医疗保障服务项目和收费标准； 2. 公开基本医疗保障支付项目。	医保管理科	现场查看： 1. 门诊大厅、电子屏、公示栏、自助查询机上公示的医保服务项目、收费标准； 2. 费用一日清单。	医保服务项目和收费标准是以哪些载体形式公布的？能向患者提供一日清单吗？
	【B】符合"C"，并 提供查询方式。	医保管理科、临床各科室	现场查看： 临床各科室费用咨询员、医保咨询服务窗口、自助查询机。	患者有哪些费用查询方式？
4.5.3　保障各类基本医疗保障制度参加人员的权益，强化参保者知情同意。				
4.5.3.1 保障各类参加基本医疗保障人员的权益，强化参保者知情同意。	【C】 1. 维护参保人员的权益，提供基本医疗保障相关信息的咨询服务； 2. 对于基本医疗保障服务范围外的诊疗项目应事先征得参保者的知情同意。	医保管理科	资料查阅： 1. 同 4.5.2.1B； 2. 贵重药品、贵重耗材使用知情同意书、特殊检查、特殊治疗知情同意书。	临床科室能否为患者提供医保相关信息的咨询服务？对于医疗保障服务范围外的诊疗项目，有无事先征得患者的同意？

4.6 维护服务对象合法权益

评审标准	评审要点	信息采集点	材料与核查	访谈要点
4.6.1 有相关制度保证服务对象及其家属充分了解其合法权益。				
4.6.1.1 服务对象及其近亲属、授权委托人对其健康状况、诊断、医疗保健措施和医疗保健风险等具有知情选择的权利。有相关制度保证医务人员履行告知义务。（★）	【C】有维护服务对象合法权益的相关制度并落实。	医务科、临床各科室	资料查阅：保障患者合法权益的相关制度、医疗文书中相关记录。	有哪些保障患者合法权益的制度？
	【B】符合"C"，并医务人员尊重服务对象的知情选择权利，对服务对象或其近亲属、授权委托人进行健康状况、诊断、医疗保健措施和医疗保健风险告知的同时，能提供不同的诊疗方案。	临床各科室	资料查看：病历中各种谈话记录、各种知情同意告知书、治疗方案选择同意书，特殊检查、手术同意书等。	对患者进行访谈：医务人员是否尊重您的知情权、选择权？是否告知您健康状况、诊断、医疗保健措施和医疗风险？是否向您提供不同的诊疗方案供选择？
	【A】符合"B"，并服务对象或近亲属、授权委托人对医务人员的告知情况能充分理解，并在病历中体现。	临床各科室	资料查阅：同B。	在告知后签字了吗？
4.6.2 应向服务对象或其家属说明健康状况及处理方式、特殊治疗及处置，并获得其同意，相关内容有记录。				
4.6.2.1 向服务对象或其近亲属、授权委托人说明健康状况及处理方式、特殊治疗及处置，并获得其同意，说明内容应有记录。	【C】1. 医务人员在医疗保健活动中应当向服务对象或其近亲属、授权委托人说明健康状况和医疗保健措施。(1)需要实施手术、特殊检查、特殊治疗的，医务人员应当及时向患者说明医疗风险、替代医疗方案等情况，说明内容应有记录，并取得其书面同意；(2)不宜向服务对象说明的，应当向服务对象的近亲属或授权委托人说明，说明内容应有记录，并取得其书面同意；(3)知情同意书签署时间要求到分钟。2. 相关人员熟悉并遵循上述要求。	临床各科室	资料查阅：1. 知情同意告知制度，实施手术、特殊检查、特殊治疗前的知情同意告知书；2. 知情同意告知制度培训的记录。	对患者进行访谈：在实施手术、特殊检查、特殊治疗前，医务人员是否向患者说明医疗风险、替代医疗方案？告知后是否征得您的同意并签字？
	【B】符合"C"，并相关职能部门对上述工作进行督导、检查、总结、反馈，有改进。	医务科	资料查阅：职能部门督查记录，包括针对发现的问题下发的整改通知(含整改措施)，受检部门改进后，反馈的改进情况清单。	职能部门对上述工作督导检查了吗？针对发现的问题有无改进措施？

4.6.3 医护人员应接受过知情同意和告知方面的培训，能够使用服务对象及其家属易懂的方式、语言与其沟通，并履行书面同意手续。

评审标准	评审要点	信息采集点	材料与核查	访谈要点
4.6.3.1 医护人员应接受过知情同意和告知方面的培训，能够使用服务对象及其家属易懂的方式、语言与其沟通，并履行书面同意手续。	【C】 1. 对医务人员进行维护服务对象合法权益、知情同意以及告知方面培训； 2. 医务人员掌握告知技巧，采用服务对象易懂的方式进行沟通； 3. 服务对象知晓告知的主要内容； 4. 对实施手术、麻醉、高危诊疗操作、特殊诊疗、输血或使用血液制品、贵重药品、耗材等时履行书面知情同意手续。	医务科 1，临床各科室 2、3、4	资料查阅： 1. 职能部门组织的维护患者合法权益、知情同意告知制度的培训资料。 2~3. 查看医患沟通过程是否规范； 现场查看： 4. 病历中涉及手术、麻醉、特殊检查、特殊诊疗、输血、使用血液制品、贵重药品、耗材时，医患双方签署的知情同意告知书。	患者的合法权益有哪些？职能部门是否组织过维护患者合法权益与知情同意告知制度的培训？
	【B】符合"C"，并 知情同意书签署规范，内容完整，合格率100%。	临床各科室	资料查阅： 同 C4。	知情同意书签署规范率是多少？

4.6.4 开展实验性临床医疗应严格遵守国家法律法规及部门规章，有审核管理程序，并征得服务对象书面同意。

评审标准	评审要点	信息采集点	材料与核查	访谈要点
4.6.4.1 开展实验性临床医疗应严格遵守国家法律、法规及部门规章，有审核管理程序，并征得服务对象书面同意。	【C】 1. 有开展实验性临床医疗管理的相关制度； 2. 有开展实验性临床医疗的审核程序； 3. 实验性临床医疗实行个案全程管理； 4. 参与实验性临床医疗的患者均签署知情同意书。	医务科（伦理审查办）1、2、3，临床各科室 4	资料查阅： 1. 实验性临床医疗管理办法； 2. 实验性临床医疗审核流程； 3. 实验性临床医疗管理资料； 4. 实验性临床医疗知情同意书。	医院是否开展实验性临床医疗？有相关管理制度吗？是否经过伦理委员会审批？开展前医患双方是否签署知情同意书？
	【B】符合"C"，并 1. 患者和近亲属充分参与诊疗决策； 2. 有独立的监督部门对相关的实验性临床医疗进行全程监督，并有效履行职责。	临床各科室 1，医务科（伦理审查办）2	资料查阅： 1. 患者知情同意书、委托授权书； 2. 实验性临床医疗全程监督记录。	患者的近亲属有无参与诊疗决策并同意？伦理审查办是否对项目实施进行全程监管？
	【A】符合"B"，并 实验性临床医疗项目档案资料完整，对监管情况有评价，有整改措施与持续改进。	医务科（伦理审查办）	资料查阅： 实验性临床医疗项目档案资料，含监管记录、评价、整改通知（含整改措施）、实施部门反馈的改进情况清单；体现改进成效的案例。	针对项目实施过程中发现的问题，有无提出改进措施？有无落实改进？有无体现改进效果的案例？

注释："实验性临床医疗"一般是指新技术、新方法、新器材、新药物、新发现、新认识等在未得到正式批准或普遍认可的情况下在临床进行人体实验，项目应遵守国家相关法律、法规要求开展。

评审标准	评审要点	信息采集点	材料与核查	访谈要点

4.6.5 有保护服务对象隐私的设施和安全措施，尊重民族习惯和宗教信仰。

评审标准	评审要点	信息采集点	材料与核查	访谈要点
4.6.5.1 有保护服务对象隐私的设施和安全措施，尊重民族习惯和宗教信仰。	【C】 1. 在就诊者进行暴露躯体检查时提供保护隐私的措施； 2. 有尊重民族习惯和宗教信仰的相关制度和具体措施； 3. 医务人员熟悉相关制度，了解不同民族、种族、国籍以及不同宗教、服务对象的不同习惯； 4. 医护人员自觉保守服务对象隐私，除法律规定外未经本人同意不得向他人泄露服务对象情况。	临床与医技各科室1、3、4，医务科2	现场查看： 1. 门诊相关诊室、医技检查室、病区的隐私保护设施及医护人员主动执行情况； 资料查阅+访谈： 2. 患者隐私保护制度、尊重民族习惯和宗教信仰制度； 3~4. 对医务人员进行访谈，了解他们对上述制度的知晓情况。	对医护人员进行访谈：如何尊重患者的民族习惯和宗教信仰？在治疗过程中，怎样保护患者隐私？
	【B】符合"C"，并 1. 多人病室各病床之间有间隔设施； 2. 有私密性良好的医患沟通及知情告知场所。	临床各科室	现场查看： 1. 多人病室中隐私隔帘的设置； 2. 病区中的沟通与告知场所。	有无患者隐私保护设施？患者在什么场所进行的沟通与告知？

4.7 投诉管理

评审标准	评审要点	信息采集点	材料与核查	访谈要点

4.7.1 贯彻落实《医院投诉管理办法(试行)》，实行"首诉负责制"，设立专门部门统一管理服务对象和医务人员投诉，及时处理并反馈。

评审标准	评审要点	信息采集点	材料与核查	访谈要点
4.7.1.1 贯彻落实《医院投诉管理办法（试行）》，实行"首诉负责制"，设立专门部门统一管理服务对象和医务人员投诉，及时处理并反馈。（★）	【C】 1. 有专门部门统一管理投诉； 2. 有投诉管理相关制度及明确的处理流程； 3. 有明确的投诉处理时限并得到严格执行。	投诉办（或医院指定的部门）	资料查阅： 1. 医院投诉管理部门与人员职责； 2. 投诉管理办法及处理流程(含办理时限)； 3. 投诉接待登记与办理档案。	医院指定哪个部门负责投诉的管理？有无投诉处理流程？投诉处理时限是如何规定的？
	【B】符合"C"，并 1. 实行"首诉负责制"，科室、相关职能部门处置投诉的职责明确，有完善的投诉协调处置机制； 2. 配置完善的录音录像设施的投诉接待室。	投诉办	现场查看： 1. "首诉负责制"的落实情况与协调机制； 2. 投诉接待室的录音、录像设施。	对于不同类型的投诉，是否执行"首诉负责制"？各职能部门有哪些职责？是否有投诉接待室？有无录音或录像设施？
	符合"B"，并 1. 建立发言人制度； 2. 持续改进有成效。	投诉办	资料查阅： 1. 医院新闻发言人制度； 2. 投诉案件同比数量持续下降的PDCA案例。	医院授权的新闻发言人是谁？如何改进投诉管理？投诉案件的数量同比情况如何？

评审标准	评审要点	信息采集点	材料与核查	访谈要点
4.7.2　公布投诉管理部门、地点、接待时间及其联系方式，同时公布上级部门投诉电话。建立健全投诉档案，规范投诉处理程序。				
4.7.2.1 公布投诉管理部门、地点、接待时间、联系方式以及投诉电话，建立健全投诉档案。	【C】 1. 通过各种形式，在显要地点公布投诉管理部门、地点、接待时间、联系方式以及投诉电话，同时公布上级部门投诉电话； 2. 有完整的投诉登记，体现投诉处理的全过程； 3. 规范投诉处理程序。	投诉办	**现场查看：** 1. 投诉接待部门、上级主管部门的联系电话公示； **资料查阅：** 2. 投诉接待登记本与办理卷宗； 3. 投诉处理流程。	有哪些地方公示投诉接待部门的相关信息？投诉案件是否均已登记？是否均按照流程处理？
	【B】符合"C"，并 建立健全投诉档案，包括书面、音像档案资料。	投诉办	**资料查阅：** 投诉档案（书面、音像）。	音像资料是否归档？
4.7.3　对全体员工进行纠纷防范及处理的专门培训。				
4.7.3.1 对员工进行纠纷防范及处理的专门培训，有记录。	【C】 对员工进行纠纷防范及处理的专门培训，有完整相关资料（每年至少一次）。	投诉办	**资料查阅：** 纠纷防范及处理的培训资料。	有无对员工进行纠纷防范及处理的专门培训？每年举办几次培训？
	【B】符合"C"，并 开展典型案例教育。	投诉办	**资料查阅：** 典型案例教育资料。	开展典型案例教育有哪些？
	【A】符合"B"，并 有培训效果评价。	投诉办	**资料查阅：** 培训小结（含效果评价）。	针对培训效果有无评价？
4.7.4　定期分析投诉意见，持续改进医疗保健服务。				
4.7.4.1 定期分析投诉意见，持续改进医疗保健服务。	【C】 1. 投诉管理部门定期对投诉情况进行归纳分类和分析研究，发现院内管理、医疗保健质量的薄弱环节，提出改进意见或建议，督促相关部门、科室及时整改； 2. 本院定期召开投诉分析会议，分析产生投诉的原因，针对突出问题提出改进方案，并加强督促落实。	投诉办	**资料查阅：** 1. 投诉案件的汇总分析报告，并针对"问题科室"下发的整改通知（含改进措施）、问题科室反馈的落实改进情况清单； 2. 召开的投诉分析会记录、针对突出问题研究出的改进方案、督办文书。	是否定期对投诉案件进行汇总分析？有无提出改进措施来督促整改？有无定期召开投诉分析会议？针对突出的问题是否研究提出改进方案？
	【B】符合"C"，并 将投诉与绩效考核、医师考核和职能部门工作评价相结合。	投诉办、财务科、医务科、医德医风办	**资料查阅：** 与绩效考核挂钩的处罚通知、医师定期考核表中的不良记录、医德医风考评表中的不良记录等。	投诉与日常哪些考核工作挂钩？
	【A】符合"B"，并 通过投诉管理，提高服务对象对医疗保健服务和管理的满意率。	门诊部、护理部，及其他满意度调查部门	**资料查阅：** 医院满意度定期调查表与统计分析资料。	定期调查患者满意度的部门有哪些？对医院医疗保健服务的满意度是多少？

4.8 就诊环境管理

评审标准	评审要点	信息采集点	材料与核查	访谈要点
4.8.1 为就诊者提供就诊接待、引导、咨询服务。				
4.8.1.1 为就诊者提供就诊接待、引导、咨询服务。	【C】 1. 有咨询服务台，专人服务，相关人员应熟知各服务流程； 2. 有就诊指南或建筑平面图，并有清晰、易懂的服务标识； 3. 有说明就诊者权利的图文介绍资料； 4. 有便民设施(如婴儿整理台、残疾人无障碍设施及辅助用轮椅、推车、饮水、电话、健康教育宣传以及为老年人、有困难的患者提供导医和帮助的服务)； 5. 有畅通无障碍的救护车通道，适宜的供患者停放车辆的区域； 6. 电梯应有服务管理人员； 7. 工作人员佩戴标识规范，易于患者辨识。	门诊部，总务科 6、7	现场查看+资料查阅： 1. 查看门诊大厅咨询服务台、人员配置； 2. 就诊指南、建筑分布平面图、各种标识； 3. 就诊者权利的图文介绍； 4. 查看便民设施的配置情况； 5. 查看停车场、无障碍救护车通道； 6. 查看电梯服务； 7. 查看不同类别的工作人员的服饰是否易于辨识身份。	医院公示的便民措施有哪些？能否提供开水？有无专供残疾人使用的无障碍卫生间？
	【B】符合"C"，并实行"首问负责制"。	门诊部	现场查看： 门诊工作区域人员对患者咨询的服务情况。	什么是"首问责任制"？
4.8.2 急诊与门诊候诊区、医技部门、住院病区等均有统一、明显、易懂的标识。				
4.8.2.1 急诊与门诊候诊区、医技部门、住院病区等均有统一、明显、易懂的标识。	【C】 1. 各诊疗单元有明显的识别与路径标识； 2. 标识用字规范、清楚、醒目，导向易懂； 3. 有指定部门监管维护，无破损脱落。	健康教育科	现场查看： 1~3. 查看门牌标识、路径标识、楼层索引标识、建筑标识、环境标识、设备设施标识、提示与警示标识是否清楚、准确、规范。	医院由哪个部门负责监管维护标牌标识？
	【B】符合"C"，并从急救入口至相关的科室有明显路径引导标识。	健康教育科	现场查看： 路径引导标识是否醒目、正确。	急诊入口至相关科室有无路径标识？
	【A】符合"B"，并 1. 根据服务区域功能或路径变化，及时变更标识； 2. 标识与服务区域功能或路径完全相符，少数民族聚居区应有民族语言标识。	健康教育科	现场查看： 同 C，少数民族聚居区须使用双语言标识。	标识是否根据服务功能变化及时更新？

评审标准	评审要点	信息采集点	材料与核查	访谈要点

4.8.3　就诊环境清洁、温馨、舒适、安全。根据妇女儿童特点配备适宜的设施和儿童活动空间，设立无障碍通道和哺乳区。

评审标准	评审要点	信息采集点	材料与核查	访谈要点
4.8.3.1 就诊环境清洁、温馨、舒适、安全。根据妇女儿童特点配备适宜的设施和儿童活动空间，设立哺乳区。	【C】 1. 建筑布局符合就诊流程要求，设施、设备适合妇女儿童特点，避免妇女儿童受到伤害。如电线插座、饮水设备、门窗设施、楼梯扶手等均应体现保护妇女和儿童的安全措施； 2. 建筑布局符合医院感染管理需要； 3. 门诊工作区满足就诊需要，有配备适宜座椅的等候休息区； 4. 有儿童活动空间； 5. 有候诊排队提示系统； 6. 有整洁宁静的住院病房，实际占地面积满足住院诊疗要求； 7. 有卫生洗浴设施，并配备应急呼叫及防滑扶手装置。产科门诊及住院区域的卫生间要适宜孕产妇使用，应设置座便器； 8. 有安全、温馨、舒适的病房床单元设施和适宜危重患者使用的可移动病床； 9. 有安全管理、保洁管理措施； 10. 门诊就诊区设置一定数量的哺乳区，满足就诊者哺乳需求，标识规范、醒目、易懂，并配备基本设施。	门诊部 1、2、3、4、5、10，临床各科室 6、7、8、9	现场查看： 1. 建筑布局是否满足就诊流程便捷、针对妇女儿童免受伤害的安全措施； 2. 医院建筑布局图、感染患者与非感染患者分区，手术室、ICU 等院感重点部门"三区及通道"设置情况等； 3. 等候休息区与座椅的设置； 4. 儿童活动空间与设施； 5. 候诊排队叫号系统； 6~8. 住院环境与设施的情况； 9. 安保人员与保洁人员的配置； 10. 哺乳间与婴儿整理台等设施的设置情况。	医院建筑布局是否符合妇女儿童安全的需要？是否符合医院感染管理的需要？有无儿童活动空间？门诊就诊区有无设置哺乳间？

4.8.4　执行《无烟医疗机构标准(试行)》。

评审标准	评审要点	信息采集点	材料与核查	访谈要点
4.8.4.1 执行《无烟医疗机构标准(试行)》。	【C】 1. 有禁止吸烟的宣传教育计划并组织实施； 2. 有禁止吸烟的醒目标识。	健康教育科	资料查阅： 1. 禁烟宣教计划与具体落实的措施； 现场查看： 2. 在门诊、病区等楼层场所的禁烟标识。	是否有无烟医疗机构禁烟计划和具体措施？哪些区域设置了禁止吸烟的标识？
	【B】符合"C"，并 对有吸烟史的住院者进行戒烟健康教育。	临床各科室	资料查阅： 病区的戒烟健康教育资料和宣教记录。	病区是否针对住院者开展了戒烟健康教育？

第5章　机构管理

5.1　依法执业

评审标准	评审要点	信息采集点	材料与核查	访谈要点
5.1.1　依法取得"医疗机构执业许可证"和"母婴保健技术服务执业许可证"等。提供的诊疗项目与机构执业许可证上核准的诊疗科目相符。科室名称规范。				
5.1.1.1 依法取得"医疗机构执业许可证"。提供的诊疗项目与执业许可证上核准的诊疗科目全部相符。科室命名规范。	【C】 1. 依法取得"医疗机构执业许可证"并定期校验。机构改变名称、场所、法人、诊疗科目、床位，须及时完成变更登记； 2. 实际提供服务的诊疗项目与"医疗机构执业许可证"核准的诊疗项目相符； 3. 院内科室名称规范。	院办	资料查阅： 1. "医疗机构执业许可证"及其登记内容； 2. 临床、医技组织架构与C1登记内容的核对； 现场查看： 3. 科室标识标牌的正确性。	"医疗机构执业许可证"是什么时候检验的？医院实际诊疗科目与"医疗机构执业许可证"核准的诊疗项目是否相符？
	【B】符合"C"，并 1. 诊疗科目、诊疗时间和收费标准悬挂于门急诊部明显位置，接受社会与公众监督检查； 2. 院内命名为"中心"或"研究所"等机构均应有相应卫生计生行政部门审批文件。	院办	现场查看： 1. 诊疗科目、诊疗时间和收费标准在门诊公示情况； 资料查阅： 2. 医院"中心"或"研究所"的审批文件。	院内有无"中心"或"研究所"？有无卫生行政部门的审批文件？

注释：定期校验的有关规定，见《医疗机构管理条例》规定，床位不满100张的医疗机构，其"医疗机构执业许可证"每年校验1次；床位在100张以上的，其"医疗机构执业许可证"每3年校验1次。若有变更，校验期内要及时申请变更。

5.1.1.2 母婴保健专项技术服务要取得"母婴保健技术服务执业许可证""母婴保健技术考核合格证书"。	【C】 1. 从事婚前医学检查、产前诊断和遗传病诊断、助产技术、终止妊娠和结扎手术的机构要依法取得"母婴保健技术服务执业许可证"； 2. 从事婚前医学检查、产前诊断和遗传病诊断、助产技术、终止妊娠和结扎手术服务的人员必须取得相应的"母婴保健技术考核合格证书"； 3. 上述证件均在有效期内。	医务科	现场查看： 1. "母婴保健技术服务执业许可证"； 2. "母婴保健技术考核合格证书"； 3. 查看效期。	从事产前诊断、助产、计划生育技术的工作人员，是否持有"母婴保健技术考核合格证书"？
	【B】符合"C"，并 "母婴保健技术服务执业许可证""母婴保健技术考核合格证书"按国家规定进行定期校验。	医务科	现场查看： "两证"定期校验的记录。	有无定期校验？
	【A】符合"B"，并 近2年无违规执业事件发生。	医务科	资料查阅： 医务人员资质、执业注册情况的监管记录。	向卫生行政部门核实近2年内，医院有无违规执业事件？

续表

评审标准	评审要点	信息采集点	材料与核查	访谈要点
5.1.2　根据相关法律法规、规章、规范开展医疗保健活动。				
5.1.2.1 根据相关法律法规、规章、规范开展医疗保健活动。（★）	【C】 1. 根据"医疗机构执业许可证"登记范围开展诊疗活动； 2. 开展的诊疗活动符合国家相关法律法规及规范要求； 3. 有医疗技术准入及监督管理的相关制度； 4. 无从事非医学需要的胎儿性别鉴定和选择性终止妊娠，超声检查等科室按要求悬挂警示标识； 5. 按规定使用母乳代用品； 6. 按规定处理死胎、死婴； 7. 按规定处理胎盘； 8. 卫生计生行政部门督查中未发现违法行为或对卫生计生行政部门督查发现的未达到需要处罚程度的违规行为能及时整改。	医务科	资料查阅： 1. 医院实际开设的诊疗科目清单； 2. 已开展的医疗技术服务项目清单； 3. 医疗技术准入制度、医疗技术监督管理制度； 现场查看： 4. 查看超声科、产科悬挂的"两非"警示标识； 5. 查看是否规范母乳代用品使用； 6~7. 死胎、死婴；胎盘的处理流程与相关登记； 8. 近2年卫生行政部门出具的相关检查结论、整改通知等材料。	有无医疗技术准入制度？如何监管开展的新技术服务项目？对于死胎、死婴、胎盘处理有何管理规定？
	【B】符合"C"，并 评审周期内无卫生计生行政部门查实的医疗保健不良行为记录。	医务科	个案追踪： 向卫生行政部门核实，周期内有无医疗保健不良行为记录。	周期内有无医疗保健不良行为记录？
	【A】符合"B"，并 评审周期内无一级主要责任以上医疗事故。	医务科	个案追踪： 向卫生行政部门核实，周期内有无发生一级主责医疗事故。	周期内有无发生一级主责医疗事故？

注释：医疗技术，是指医疗机构及其医务人员以诊断和治疗疾病为目的，对疾病作出判断和消除疾病、缓解病情、减轻痛苦、改善功能、延长生命、帮助患者恢复健康而采取的医学专业手段和措施。详见中华人民共和国国家卫生健康委员会发布的《医疗技术临床应用管理办法》（中华人民共和国国家卫生健康委员会令第1号）

评审标准	评审要点	信息采集点	材料与核查	访谈要点
5.1.2.2 开展法律法规教育，有教育评价。	【C】 1. 有法律法规培训计划、课程安排及相关资料； 2. 每年至少开展2次法律法规全员培训； 3. 新员工经卫生法律法规培训，考核合格后方可上岗。	医务科、护理部	资料查阅： 1. 年度法律法规培训计划及培训资料； 2. 同C1； 3. 新员工法律法规培训与考核资料。	每年开展几次法律法规全员培训教育？新员工上岗前是否要经过法律法规培训及考核？
	【B】符合"C"，并 员工对相关的常用法律法规知晓率≥90%。	随机抽查科室	随机抽查员工，了解其对常用法律法规的知晓情况。	随机
	【A】符合"B"，并 员工对相关的常用法律法规知晓率≥95%。	随机抽查科室	抽查同B。	随机

评审标准	评审要点	信息采集点	材料与核查	访谈要点
5.1.3.1 在本院执业的专业技术人员全部具有执业资格，注册执业地点符合相关规定。（★）	【C】 1. 有专业技术人员执业资格审核与执业准入相关规定； 2. 各级各类专业技术人员均取得执业资格，注册地点在本院或符合卫生计生行政部门相关规定（如多点执业、对口支援等），按照本人执业范围开展医疗保健活动； 3. 具有执业资格的研究生、进修人员经过本院授权，在上级医师（含护理、医技）指导下执业； 4. 无专业技术人员违规执业、超范围执业及非专业技术人员从事医疗保健活动。	医务科、护理部	**资料查阅+现场查看：** 1. 卫技人员执业资格审核与执业准入制度； 2. 卫技人员执业监管信息（含资格、执业范围、执业地点）一览表； 3. 医院对研究生、进修人员授权的文件及带教老师名单； 4. 结合 C2 现场查看。	有无卫技人员执业资格审核与执业准入制度？有无卫技人员执业监管资料？研究生、进修人员执业如何管理？有无违规执业、超范围执业情况存在？
	【B】符合"C"，并 1. 相关职能部门对本院专业技术人员执业监管有记录； 2. 专业技术人员执业资格管理资料完整； 3. 实习生、研究生、进修生执业管理资料完整。	医务科、护理部	**资料查阅：** 1. 同 C2； 2. 各类执业资格资料，包括研究生、进修生； 3. 同 B2。	职能部门执业资格管理资料是否完整？
	【A】符合"B"，并 用信息系统对专业技术人员执业资料进行动态管理。	医务科护理部	**现场查看：** 执业管理资料是否实现信息化动态管理。	有无信息系统支持动态管理？

5.1.4 按照卫生计生行政部门规定申请医疗机构校验、发布医疗保健信息、广告真实可靠，符合法规要求。

评审标准	评审要点	信息采集点	材料与核查	访谈要点
5.1.4.1 按照卫生计生行政部门规定按时完成医疗机构校验，发布医疗保健信息、广告真实可靠，符合法规要求。	【C】 1. 根据规定按时进行医疗机构校验； 2. 发布的医疗保健信息真实可靠； 3. 发布的医疗保健广告获得批准，符合法规要求。	院办1，宣传科2、3	**资料查阅：** 1. "医疗机构执业许可证"校验时间； 2. 抽查发布的医疗保健信息真实性； 3. 医疗广告审批资料。	医院对外发布医疗广告需要获得哪个机构的审批？
	【B】符合"C"，并 1. 有职能部门负责对发布医疗信息、医疗广告进行监督管理； 2. 根据医疗保健实际情况及时更新服务信息。	宣传科	**资料查阅：** 1. 职能部门对信息与广告的监管记录（含登记与审核意见）； 2. 有关信息的及时更新情况。	对于医院网页、网站发布的医疗保健信息有无监管？有无及时更新？
	【A】符合"B"，并 相关职能部门关于医疗保健广告审核、发布医疗保健信息审核资料完整，未发现虚假医疗保健信息和广告。	宣传科	**资料查阅：** 同 B1，且无虚假信息和广告。	日常审核工作中发现虚假医疗保健信息和广告，应如何处理？

续表

评审标准	评审要点	信息采集点	材料与核查	访谈要点

5.1.5　有完整的院内管理的规章制度和岗位职责，并能及时修订完善，职工熟悉本岗位职责及相关规章制度。

评审标准	评审要点	信息采集点	材料与核查	访谈要点
5.1.5.1 制定完整的院内管理规章制度、岗位职责和诊疗规范。定期对职工进行培训与教育，提高职工认真履行本岗位职责及执行相关规章制度自觉性。	【C】1. 制定完整的院内管理规章制度、岗位职责、诊疗规范；2. 开展全员培训教育，提高员工执行规章制度及履行本岗位职责的自觉性；3. 各部门和全体员工熟悉本部门、本岗位相关的规章制度、岗位职责和履职要求。知晓率80%以上。	全院各科室	资料查阅+访谈：1. 医院规章制度汇编、岗位职责汇编、诊疗规范汇编；2. 开展规章制度、岗位职责培训的资料；3. 对员工进行访谈，了解其对上述内容的知晓情况。	本部门是否组织过规章制度、岗位职责培训？
	【B】符合"C"，并 1. 各部门和员工对相关规章制度和岗位职责知晓率90%；2. 相关职能部门及科室对规章制度和岗位职责、诊疗规范加强监管，对存在的问题及时反馈，有改进措施。	全院各科室1、医务科2、护理部2、院感办2、其他职能部门2、临床医技科室2	现场查看：1. 同C3；2. 科室自查记录（对规章制度和岗位职责、诊疗规范落实情况）；职能部门对上述内容落实情况的督导检查记录（含发现的问题、整改通知、改进措施）受检部门反馈的改进情况清单。	有无对规章制度和岗位职责、诊疗规范落实情况开展自查？有无职能部门对此进行检查？针对发现的问题，有无改进措施？
	【A】符合"B"，并 规章制度和岗位职责定期修订，及时更新。	全院各科室	资料查阅：规章制度和岗位职责的新旧版本。	医院规章制度和岗位职责、诊疗规范，分别是何时修订的？

5.2　明确管理职责与决策执行机制，实行管理问责制

评审标准	评审要点	信息采集点	材料与核查	访谈要点

5.2.1　建立院内决策机制，实行院长负责制，重大决策、重要干部任免、重大项目投资、大额资金使用等事项须经院领导班子集体讨论，并按管理权限和规定程序报批、执行。决策过程应科学有依据。

评审标准	评审要点	信息采集点	材料与核查	访谈要点
5.2.1.1 实行院长负责制，院领导应把主要精力用于机构管理工作，职责范围明确，认真履责。	【C】1. 实行院长负责制。院领导和职能部门管理职责与责任明确；2. 院长参与妇幼公共卫生工作，熟悉妇幼卫生法律法规；3. 院领导班子及职能部门负责人共同参与研究、讨论、决策机构发展相关问题；4. 院领导深入科室，开展行政查房；5. 院领导定期将工作情况向职代会或全体员工述职，接受职工的评议。	院办、工会5	资料查阅：1. 院领导班子成员分工文件、职能部门岗位说明书；2. 院长办公会会议记录、参加卫生法律法规培训的记录；3. 行政办公会（含扩大）会议记录；4. 行政查房制度、行政查房记录；5. 院领导在职代会上述职报告、评议结果资料。	院领导班子是否有具体分工的文件？职能部门负责人是否参与到医院发展的相关决策？有无定期开展行政查房？院领导是否在年度职代会上述职？
	【B】符合"C"，并 院长充分授权，尊重职能部门职责和意见。	院办、各职能部门	资料查阅：涉及决策前的征求意见会、讨论会记录，职代会提案、建议、征求意见书等资料。	在决策过程中，能否听取职能部门的意见？
	【A】符合"B"，并 鼓励全体员工参与机构管理，提出建议和意见。	院办、工会	资料查阅：职代会资料、提案、合理化建议资料、院长信箱收集的意见等。	员工参与机构民主管理的形式有哪些？提出的建议和意见能否被采纳？

评审标准	评审要点	信息采集点	材料与核查	访谈要点
5.2.1.2 对重大决策、重要干部任免、重大项目投资、大额资金使用等事项（三重一大）须经集体讨论，集体决策并按管理权限和规定报批与公示，由职工监督。（★）	【C】 1. 集体讨论决定重大决策、重要干部任免、重大项目投资、大额资金使用等事项，接受职工监督； 2. 重大事项实施前能获得职代会通过，并在决议中有记载。	院办1、工会2	**资料查阅：** 1. 制定的"三重一大"事项决策制度、"三重一大"事项的会议记录、纪要和相关论证资料； 2. 职代会对重大事项讨论、决议的相关资料。	医院的重大事项实施前要经过哪些程序？
	【B】符合"C"，并 1. "三重一大"事项按管理权限和规定报批，按信息公开规定予以公示； 2. 职工知晓率≥80%。	院办	**现场查看+访谈：** 1. 查看"三重一大"事项的决策批示情况及信息公开方式； 2. 访谈职工对医院"三重一大"事项的知晓情况。	医院的"三重一大"事项有哪些信息公开方式？
	【A】符合"B"，并 相关重大事项应充分征求并尊重员工意见。	院办	**资料查阅：** 重大事项行政论证会议记录。	重大事项决策前是否充分征求并尊重员工意见？

注释："三重一大"，这是一种集体决策制度，具体是指重大事项决策、重要干部任免、重要项目安排、大额资金的使用，必须经集体讨论做出决定的制度（简称"三重一大"制度）。

5.2.2 管理组织机构设置清晰合理，建立决策、控制、执行机制。各部门、科室及各级管理人员职责明确，实行管理问责制。院长定期召开联席会议，履行协调职能。

评审标准	评审要点	信息采集点	材料与核查	访谈要点
5.2.2.1 有明确的组织架构图，能清楚反映机构组织架构。	【C】 1. 有组织架构图，体现孕产保健部、儿童保健部、妇女保健部、计划生育技术服务部四大业务部门的架构； 2. 组织架构图明确体现决策、控制、执行三个层次； 3. 依据组织架构，制定工作制度和流程，明确各部门职能划分，体现分层管理。各部门依此制定内部工作制度和流程。	院办1、2，各职能科室3	**资料查阅：** 1~2. 医院组织架构图； 3. 医院工作制度、流程汇编，各部门岗位说明书。	医院有无组织架构图？四大业务部是否体现其中？
	【B】符合"C"，并 1. 机构对各部门工作制度和流程统一审核、调整、更新与发布执行； 2. 工作制度、流程、各部门职能等有多种渠道（如编印成册、上网等）展示，方便员工查阅。	各职能科室	**资料查阅：** 1. 院内制度流程制定、审核、发布流程； 2. 公示的医院制度流程（电子、纸质版）。	有无工作制度制定、审核、发布流程？如何方便员工查阅？
	【A】符合"B"，并 管理人员对本部门、本岗位工作制度、工作流程和岗位职责知晓率100%。	各职能科室	**人员访谈：** 对管理人员进行访谈，了解其对相关工作制度、流程和岗位职责的知晓情况。	

注释：决策层不单指院长，也包括由各职能科室主任、临床科室主任和护理单元护士长参加的各委员会。应参照2.1节"管理组织"和3.1节"质量管理组织"有关内容。

续表

评审标准	评审要点	信息采集点	材料与核查	访谈要点
5.2.2.2 加强管理部门的效能建设，实行目标管理责任制。	【C】 1. 实行目标管理责任制，有考核办法，落实目标考核奖惩措施； 2. 有指定职能部门负责效能建设，提高执行力。	质控办（或指定部门）	资料查阅： 1. 各部门签定的目标管理责任书、考核办法； 2. 明确的效能建设监管部门及权责文件。	有无签订年度目标管理责任书？具体由哪个部门监管？
	【B】符合"C"，并 相关职能部门人员对本部门、本岗位管理责任目标的知晓率≥80%。	各职能科室	人员访谈： 对管理人员进行访谈，了解其对本部门管理目标的知晓情况。	目标管理责任书中的管理目标有哪些？
	【A】符合"B"，并 对目标责任的落实情况有定期督导检查。	质控办（或指定部门）	资料查阅： 对目标落实情况的督查记录。	是否针对目标落实情况定期开展督导检查？

5.2.3　管理人员了解和掌握有关法律法规和部门规章，参加管理知识教育与技能的培训。

评审标准	评审要点	信息采集点	材料与核查	访谈要点
5.2.3.1 院科负责人掌握现行的有关法律法规和部门规章，并能够定期参加管理技能培训，掌握管理技能。	【C】 1. 定期组织各级管理人员参加法律法规、管理知识教育与技能的培训； 2. 相关管理人员接受培训人数≥80%，培训时数每人每年≥8个学时。	质控办（或指定部门）1，各职能科室2	资料查阅： 1. 各级管理人员参加法律法规、管理知识与技能培训的资料； 2. 同1。	是否举办过法律法规、管理知识与技能的培训？管理人员的培训面是多少？每人每年度的培训学时是多少？
	【B】符合"C"，并 至少能运用一至二项质量管理改进的方法及质量管理常用技术工具。	各职能科室	资料查阅： 运用质量管理工具改进日常管理的案例。	是否会使用质量管理工具改进日常管理工作？
	【A】符合"B"，并 对有关法律法规有效执行，将管理工具运用于工作实际并取得良好成效，有总结。	各职能科室	资料查阅： 同B。	是否有质量管理工具运用的案例？成效如何？

5.3　人力资源与科教管理

评审标准	评审要点	信息采集点	材料与核查	访谈要点
5.3.1　建立健全以聘用制度和岗位管理制度为主要内容的人事管理制度，人力资源配置符合功能任务和管理的需要。				
5.3.1.1 设置人力资源管理部门，人事管理制度健全。	【C】 1. 设置专职人力资源管理部门，组织健全，职责明确； 2. 人事制度完整健全，通过多种渠道公布，方便职工查询，并能够根据有关部门要求及时更新； 3. 建立健全全员聘用制度和岗位管理制度。	人事科	资料查阅： 1. 设置专职部门的文件、人员岗位职责； 2. 人力资源相关制度、流程； 3. 人事聘用制度、聘用合同、各岗位职责。	人事管理制度是否健全？近两年有无更新？通过何种形式向职工公布？
	【B】符合"C"，并 相关人员对本部门、本岗位的履职要求知晓率≥80%。	人事科	人员访谈： 访谈人事科工作人员的岗位履职要求。	请描述本岗位的职责。
	【A】符合"B"，并 在聘用合同与劳动合同规范完善，双方责权利清晰。	人事科	资料查阅： 医院与职工签订的聘用合同和劳动合同文书。	在聘用合同与劳动合同中，双方责权是否清楚界定？
5.3.1.2 卫生专业技术人员配置及其资格结构适应本院规模任务的需要。	【C】 1. 卫生专业技术人员占全院总人数≥80%； 2. 医疗保健科室配设高级职称人员的科室≥70%。	人事科	资料查阅： 1. 在岗各类人员名册及卫技人员数量统计表； 2. 各科室高级职称人数统计表。	医院有多少员工？卫生专业技术人员占比是多少？临床科室、医技科室、四大业务部是否均有高级职称人员配置？
	【B】符合"C"，并 1. 有院科两级人员紧急替代程序与替代方案； 2. 有紧急替代人员的有效联络方式。	人事科、临床各科室、医技各科室、各职能科室	资料查阅： 1. 院科两级人员紧急替代方案与程序； 2. 替代人员名单与联系电话。	有无院科两级人员紧急替代方案与程序？有无替代人员的联系电话？
	【A】符合"B"，并 人才梯队建设、人力资源配置满足发展与服务需要。	人事科	资料查阅： 医院人才梯队现状、人力资源配置计划，人力资源发展规划。	医院目前的人才梯队建设是否合理？有无人力资源发展规划？

259

续表

评审标准	评审要点	信息采集点	材料与核查	访谈要点
colspan全部 5.3.2　有卫生专业技术人员资质的认定、聘用、考核、评价管理体系，建立专业技术档案。				
5.3.2.1 卫生专业技术人员资质的认定与聘用。	【C】 1. 有每个岗位的说明书，包括工作任务和任职条件；每位卫生专业技术人员有明确的岗位，有实例可查。 2. 职能部门为每位卫生专业技术人员建立个人技术考评档案，主要至少有： (1)执业注册证、职称、职务、文凭、学位、教育和培训等资料复印件，以及验证记录； (2)有确定的岗位与变更程序，应具备技能的记录； (3)有高危操作项目(含手术、麻醉、介入、腔镜等)、特殊护理岗位资质(包括急诊、助产、麻醉等高危护理操作项目等)、高危操作岗位(如特定检验与病理项目等)等授权的记录； (4)接受不同层次的心肺复苏技术培训，考核合格，有能胜任复苏工作的记录。	人事科	资料查阅： 1. 岗位说明书、员工岗位分布花名单； 2. 卫生专业技术人员个人专业技术档案。	是否为卫生专业技术人员建立了专业技术档案？档案中涵盖有哪些资料？高危操作项目授权情况，进入个人档案吗？CPR 技能培训与考核结果进入档案吗？
	【B】符合"C"，并 人力资源管理部门会同相关职能部门及用人科室共同管理。	人事科、医务科、护理部	资料查阅： 查看档案中，年度考核表与其他相关资料完整情况。	员工发生授权变动或新增培训与考核内容，档案管理如何变动？
	【A】符合"B"，并 至少每 3 年一次对每位卫生专业技术人员资质，包括：业务水平、工作成绩和职业道德、高危操作项目授权等，进行重新审核评估有记录。	人事科、医务科、护理部	资料查阅： 3 年一次的卫生专业技术人员重新审核评估记录。	是否对每位卫生专业技术人员资质、能力定期重新审核评估？

续表

评审标准	评审要点	信息采集点	材料与核查	访谈要点
5.3.2.2 外来短期工作人员的技术资质管理。	【C】 1. 有外来短期工作人员(医学实习生、研究生、进修生、国内外来访者)直接从事医疗保健活动的资质管理制度,并与国家的法律法规和卫生计生行政部门现行规定相符; 2. 明确规定对外来短期工作人员直接从事医疗保健工作所发生的医疗保健不良事件、差错、事故的处理与后果承担责任; 3. 明确规定医学实习生、进修生、研究生岗位培训的项目(如执业道德、医疗文书、心肺复苏、患者安全、患者隐私保护与知情同意等),考核合格后上岗,应在上级卫生技术人员指导下工作。	人事科、医务科3、护理部3	资料查阅: 1. 外来短期工作人员的技术资质审核与管理规定; 2. 同C1; 3. 实习生、进修生、研究生岗位培训与考核记录,带教人员名单。	对外来短期工作人员的技术资质是否监管?国内外来访者在直接从事临床诊疗工作的过程中发生了医疗不良事件应如何处理?
	【B】符合"C",并 明确规定,对外来短期工作人员直接从事各种有创诊疗时,事先取得患者书面知情同意。	医务科、护理部	资料查阅: 相关患者病历中的知情同意书。	外来短期工作者直接从事各种有创诊疗工作时是否履行了知情同意?
	【A】符合"B",并 职能部门对管辖范围内的外来短期工组人员进行监管,有详细的监管记录,有工作质量追踪与成效评价。	护理部、人事科	资料查阅: 职能部门监管与评价记录。	外来短期工作人员有无监管资料?

5.3.3　有卫生专业技术人员岗前培训、继续教育和梯队建设制度并组织实施。

评审标准	评审要点	信息采集点	材料与核查	访谈要点
5.3.3.1 实行卫生专业技术人员岗前培训制度。	【C】 1. 有新员工岗前培训制度; 2. 有卫生专业技术人员轮岗、转岗的上岗前培训制度; 3. 有针对不同培训要求制订的岗前培训大纲、教学计划; 4. 有培训考核记录并将考核结果列入个人技术档案; 5. 有指定的职能部门负责相应的岗前培训工作。	人事科	资料查阅: 1. 新员工岗前培训制度和培训、考核资料; 2. 卫校人员轮岗、转岗前培训制度; 3. 不同培训需求的培训计划; 4. 卫生专业技术人员专业技术档案、岗前培训、考核记录; 5. 岗前培训实施记录。	每年是否开展新员工岗前培训?有无岗前培训大纲和教学计划?岗前培训、考核记录是否进入卫技人员专业技术档案?
	【B】符合"C",并 有完整的岗前培训资料(如执业道德、医疗文书、心肺复苏、患者安全、患者隐私保护与知情同意等)。	人事科	资料查阅: 岗前培训相关资料。	具体培训了哪些内容?
	【A】符合"B",并 有岗前培训教育质量评价和岗前培训的效果评价,持续改进岗前培训工作。	人事科	资料查阅: 岗前培训小结(含培训效果评价),并针对培训效果采取的改进措施。	培训与考核后,有无评价培训效果?有无改进措施?

续表

评审标准	评审要点	信息采集点	材料与核查	访谈要点
5.3.3.2 实施卫生专业技术人员继续教育制度。	【C】 1. 有继续医学教育组织及专（兼）职人员，有职能部门负责具体组织实施； 2. 有保障继续医学教育的资金投入和完善的设备、设施； 3. 有定期的继续医学教育督导检查，持续改进工作，检查结果与科室、个人考核挂钩。	人事科	资料查阅： 1. 卫生专业技术人员继续教育专（兼）职管理人员名单； 2. 院内年度继续教育资金预算，继续教育设备、设施清单； 3. 个人年度继续医学教育项目学分统计表，与科室、个人考核挂钩的资料。	每年继续医学教育的预算资金有多少？有哪些教育设备、设施？对个人年度继续医学教育项目的完成情况，有无督导检查和考核？
	【B】符合"C"，并 全院卫生专业技术人员年度继续医学教育达标率≥90%。	人事科	资料查阅： 各科室卫生专业技术人员学分情况统计表及达标率统计。	全院卫生专业技术人员参加继续医学教育项目的达标率是多少？
	【A】符合"B"，并 每年承担继续医学教育项目≥2个。	人事科	资料查阅： 主办或承办继续医学教育项目文件、办会资料。	每年主办或承办的继续医学教育项目有几个？
5.3.3.3 承担与本院功能任务相适应的医学教育项目。	【C】 1. 制定教学管理制度并落实，有专人负责医学教育工作； 2. 承担院外卫生专业技术人员进修生、专科技术培训。	人事科	资料查阅： 1. 教学管理制度，专职管理人员名单； 2. 带教人员与学员名单、接收进修与开展专科技术培训的相关资料。	是否承担教学工作？有无专人负责教学管理工作？教学对象有哪些？
	【B】符合"C"，并 使用管理工具，设有相关的指标监测与评估教学工作。	人事科	资料查阅： 教学监测与评估记录。	教学过程是否监测评估？
	【A】符合"B"，并 证据表明医学教育工作质量持续改进，教学水平不断提高。	人事科	资料查阅： 评价教学效果的相关资料。	教学或培养效果如何？

评审标准	评审要点	信息采集点	材料与核查	访谈要点
5.3.4 实行业务人员轮岗制度，在孕产保健部、儿童保健部、妇女保健部和计划生育技术服务部内，设置相应岗位专职负责辖区管理工作，建立辖区管理人员和妇幼保健、计划生育技术服务人员定期轮岗机制，并纳入绩效考核。				
5.3.4.1 实行业务人员轮岗制度，在孕产保健部、儿童保健部、妇女保健部和计划生育技术服务部内，设置相应岗位专职负责辖区管理工作，建立辖区管理人员和妇幼保健、计划生育技术服务人员定期轮岗机制，并纳入绩效考核。	【C】 1. 在孕产保健部、儿童保健部、妇女保健部和计划生育技术服务部内，设置相应岗位专职负责辖区管理工作； 2. 有业务人员轮岗制度，包括辖区管理人员和妇幼保健、计划生育技术服务人员定期轮岗，轮岗制度能落实。	孕产保健部、儿童保健部、妇女保健部、计划生育技术服务部	资料查阅： 1. 部门专职辖区管理工作人员名单； 2. 业务人员轮岗制度、岗位调整通知。	有无业务人员轮岗制度？辖区管理人员、妇幼保健、计划生育技术服务人员能够定期轮岗吗？
	【B】符合"C"，并 业务人员轮岗执行情况纳入部、科室和个人绩效考核指标。	孕产保健部、儿童保健部、妇女保健部、计划生育技术服务部	资料查阅： 轮岗执行情况的考核指标、考核记录。	科室与员工拒不执行轮岗，是否与科室和个人绩效考核挂钩？
	【A】符合"B"，并 有职能部门监管业务人员轮岗工作，持续改进轮岗工作质量。	人事科	资料查阅： 职能部门的监管记录和改进措施的落实情况。	员工在轮岗执行过程中是否有问题反映？如何解决的？
5.3.5 加强专科建设和人才培养，培养复合型人才，有学科带头人选拔与激励机制。				
5.3.5.1 加强专科建设和人才培养，积极培育重点专科。	【C】 1. 有专科建设及重点专科建设发展规划； 2. 有学科带头人选拔与激励机制； 3. 有人才培养计划和人才梯队； 4. 有重点专科培育与支持措施，包括经费投入等。	医务科1、2、4，临床、医技各科室3，财务科4	资料查阅： 1. 医院重点专科建设发展规划； 2. 学科带头人选拔与考核办法； 3. 重点专科人才培养计划与人才梯队配置计划； 4. 重点专科培育方案、经费投入预算。	有无重点专科建设发展规划？有无学科带头人选拔与激励机制？有无人才培养计划？有无重点专科培育方案？
	【B】符合"C"，并 1. 有近3年来专科建设、专科培育及人才培养的相关资料； 2. 专科建设与人才培养经费到位率≥80%（以年终财务报表数据为准）。	医务科、财务科2	资料查阅： 1. 近3年来专科建设、培育、人才培养的相关资料； 2. 专科建设与人才培养经费预算及决算表。	请简述近3年来专科建设、专科培育及人才培养的情况？预算经费的实际到位率是多少？
	【A】符合"B"，并 专科建设与人才培养经费到位率100%（以年终财务报表数据为准）。	财务科	资料查阅： 同B2。	

评审标准	评审要点	信息采集点	材料与核查	访谈要点

5.3.6　有制度支持鼓励医务人员参与、开展与本区域常见病、多发病相关的调查研究，并提供适当的经费、条件与设施。

评审标准	评审要点	信息采集点	材料与核查	访谈要点
5.3.6.1 有制度支持鼓励医务人员参与、根据本区域常见病、多发病开展的相关调查研究，提供适当的经费、条件与设施。	【C】 1. 有制度支持鼓励医务人员参与、根据本区域常见病、多发病开展的相关调查研究； 2. 参与各级各类外来科研课题组研究任务； 3. 提供适当的经费、条件与设施。	人事科	资料查阅： 1. 科研管理制度、科研奖励制度； 2. 参与科研工作的相关资料(立项、研究成果)； 3. 年度科研经费支出统计、现有的科研设备、设施清单。	有无科研奖励制度？有无参与研究的课题？科研项目立项后，医院是否提供适当的配套经费支持？
	【B】符合"C"，并 1. 具有与本院医疗技术水平相适应的科研课题选题、立项、设计及研究能力； 2. 相关职能部门对工作有监管，有追踪、有评估与持续改进。	人事科	资料查阅： 1. 科研立项文件、科研结题资料及获得科研经费的情况； 2. 职能部门对科研项目进展情况的督导检查记录、包括参与外来科研课题任务完成情况的检查记录(含进度评估、改进措施)。	近 3 年医院有哪些科研项目获得立项？对已立项的科研项目进展情况有无监管和评估？
	【A】符合"B"，并 本院作为第一主研人的科研成果得到奖励。	人事科	资料查阅： 作为第一主研人的科研成果、获得的科研奖励。	立项负责人及成果的第一作者均是本院人员吗？是否得到院方奖励？

5.3.7　有保障与鼓励群体保健人员从事群体保健工作的措施。

评审标准	评审要点	信息采集点	材料与核查	访谈要点
5.3.7.1 有保障与鼓励群体保健人员从事群体保健工作的措施。	【C】 1. 有保障与鼓励群体保健人员从事群体保健的制度； 2. 从事群体保健的工作人员待遇不低于本院同类专业技术人员的平均水平； 3. 绩效考核的分配机制有利于群体保健工作的开展； 4. 提供群体保健工作必须的交通工具、安全保障条件。	孕产保健部、儿童保健部、妇女保健部、计划生育技术服务部	资料查阅： 1. 群体保健人员的有关待遇规定、绩效分配方案； 2~3. 同 C1； 现场查看： 4. 群体保健部门的交通工具及其他保障措施。	对于从事群体保健工作人员的待遇与绩效是如何规定的？有无交通工具或其他保障措施？
	【B】符合"C"，并 从事群体保健的工作人员待遇高于本院同类专业技术人员的平均水平。	人事科、财务科	资料查阅： 同 C1。	与本院同类专业技术人员相比，待遇与绩效是高还是低？
	【A】符合"B"，并 职务、职称晋级向群体保健工作人员适当倾斜。	人事科、党办	资料查阅： 干部任职文件、职称聘任名单(标注出有从事群体保健工作经历的姓名)。	医院在职务提拔、职称晋级上是否向群体保健工作人员倾斜？

评审标准	评审要点	信息采集点	材料与核查	访谈要点

5.3.8 贯彻与执行《中华人民共和国劳动法》等国家法律法规，建立与完善职业安全防护的措施、应急预案、处理与改进的制度，上岗前进行职业安全防护教育。

评审标准	评审要点	信息采集点	材料与核查	访谈要点
5.3.8.1 贯彻与执行《中华人民共和国劳动法》等国家法律法规的要求，建立与完善职业安全防护与伤害的措施、应急预案、处理与改进的制度，上岗前有职业安全防护教育。	【C】 1. 有职业安全防护应急预案； 2. 有员工职业暴露损害的紧急处理程序和措施； 3. 有职业安全防护的教育培训； 4. 有职业安全监测制度。	院感办	资料查阅： 1. 职业安全防护应急预案； 2. 职业暴露应急处置流程； 3. 职业安全防护的培训记录； 4. 职业安全监测制度。	是否有职业安全防护应急预案？发生职业暴露后怎样处理？是否举办过职业安全防护教育？
	【B】符合"C"，并 有高危岗位的个人安全监测（如放射剂量监测）记录档案（近3年）。	院感办	资料查阅： 个人辐射剂量监测计记录（近3年）。	放射人员是否正确佩戴个人辐射剂量监测计？结果是否定期导出并建档？
	【A】符合"B"，并 职能部门有监管记录、职业损害根因分析、职业安全评价。	院感办	资料查阅： 同B，且查看放射场所环评报告、高危岗位职工定期体检报告、出现异常情况的职业损害原因分析与评价。	对高危岗位的职业安全，采取了哪些监管与防范措施？

5.4　信息与图书管理

评审标准	评审要点	信息采集点	材料与核查	访谈要点

5.4.1 有以院长为核心的信息化建设领导小组，有负责信息管理的专职部门，建立各部门间的组织协调机制，制订信息化发展规划，有与信息化建设配套的相关管理制度。

评审标准	评审要点	信息采集点	材料与核查	访谈要点
5.4.1.1 建立以院长为核心的信息化管理组织及负责信息管理的专职部门、制度、中长期规划与计划。	【C】 1. 有院级信息化领导组织，有明确的职责并定期召开专题会议，每年至少1次，有记录； 2. 依据规模，设置信息管理专职部门和人员； 3. 有信息化建设中长期规划和年度工作计划，信息化建设规划与本院中长期规划一致。	信息管理科	资料查阅： 1. 医院信息化领导小组文件、信息化管理部门、职责、信息化建设专题会议记录； 2. 信息管理专职机构、专业人员、岗位说明书； 3. 信息化建设中长期规划、年度工作计划、与医院中长期发展规划一致。	医院信息化领导小组成员有哪些？多长时间召开一次信息化建设专题会议？有无设置信息管理专职部门和人员？有无信息化建设中长期规划？
	【B】符合"C"，并 1. 规划内容应包括实施方法、实施步骤、工作分工、经费预算等； 2. 根据管理需要和信息化建设发展要求及时修订相应的规章制度。	信息管理科	资料查阅： 1. 信息化建设中长期规划的具体内容； 2. 医院信息化建设、管理、相关制度。	信息化建设中长期规划是否包含经费预算？
	【A】符合"B"，并 年度目标明确，量化可行，有追踪机制。	信息管理科	资料查阅： 信息化工作年度计划、半年及年度总结。	今年的年度信息化建设目标有哪些？落实情况如何？

续表

评审标准	评审要点	信息采集点	材料与核查	访谈要点

5.4.2　信息系统能够连续、系统、准确地采集、存储、传递、处理相关的信息，为机构管理提供决策依据。

评审标准	评审要点	信息采集点	材料与核查	访谈要点
5.4.2.1 管理信息系统应用满足本院管理需求。	【C】 有管理信息系统和资源管理信息系统以及相关子系统（如办公信息管理、患者咨询服务、自助服务等）满足管理需求。	信息管理科	现场查看： 管理信息系统（MIS）和信息资源（包括 OA 办公系统、网页患者咨询服务、自助挂号缴费系统、自助打印报告等）配置情况。	信息系统目前能满足哪些服务需求？
	【B】符合"C"，并 信息系统能准确收集、整理本院管理数据和医疗保健质量控制资料。	信息管理科	现场查看： 数据库的功能及软件功能。	医疗保健质量数据是自动统计生成还是人工统计计算？
	符合"B"，并 有决策支持系统，为本院管理提供全面支撑。	信息管理科	现场查看： 决策支持系统软件（DSS 或 IDSS）。	有无决策支持系统软件？
5.4.2.2 医疗保健信息系统应用满足医疗保健工作需求。	【C】 有医疗保健信息系统，主要包括医嘱处理系统、医生工作站系统、实验室系统、药物咨询等系统。	信息管理科	现场查看： 医疗、保健信息系统（另医嘱系统、医生工作站系统、LIS 系统、药物咨询系统等）。	有哪些医疗保健信息系统？有无药物咨询系统？
	【B】符合"C"，并 信息系统有门诊预约挂号和病历传递等有益于方便就诊的功能措施。	信息管理科	现场查看： 门诊预约挂号系统，病历传递功能。	系统是否支持预约挂号和病历传递功能？
	【A】符合"B"，并 1. 建立基于电子病历的机构信息平台； 2. 规范医疗保健文档内容表达，支持医疗保健文档架构。	信息管理科	现场查看： 电子病历系统，儿童、妇女保健工作信息化平台软件。	有无电子病历软件？有无儿童保健、妇女保健工作信息平台？

评审标准	评审要点	信息采集点	材料与核查	访谈要点

5.4.3 实施国家信息安全等级保护制度，实行信息系统操作权限分级管理，保障网络信息安全，保护服务对象隐私。推动系统运行维护的规范化管理，落实突发事件响应机制，保证业务的连续性。

评审标准	评审要点	信息采集点	材料与核查	访谈要点
5.4.3.1 加强信息系统的安全保障和服务对象的隐私保护。	【C】 1. 实施国家信息安全等级保护制度，有落实的具体措施； 2. 有信息系统安全措施和应急处理预案； 3. 信息系统运行稳定、安全，具有防灾备份系统，实行网络运行监控，有防病毒、防入侵措施。	信息管理科	资料查阅+现场查看： 1. 信息安全保护制度； 2. 信息系统安全措施（网络运行监控、防火墙、病毒查杀软件、灾备机房等）和信息系统应急处理预案； 3. 同 C2。	有哪些信息系统安全保护措施？有无各种信息突发事件的应急预案？
	【B】符合"C"，并 实行信息系统操作权限分级管理，信息安全采用身份认证、权限控制（包括数据库和运用系统）、医疗保健数据使用控制、保障网络信息安全和保护病人隐私。	信息管理科	现场查看： 信息系统操作权限分级，信息安全身份认证、权限控制等功能。	信息安全身份认证采用什么样的方式？
	【A】符合"B"，并 外部评估信息系统安全保护等级不低于第二级。	信息管理科	资料查阅： 信息系统安全保护等级认证结论。	信息系统安全保护等级是几级？是否认证过？

释义：防灾备份系统，也称之容灾备份系统，是指在相隔较远的异地，建立两套或多套功能相同的 IT 系统，互相之间可以进行健康状态监视和功能切换，当一处系统因意外（如火灾、地震等）停止工作时，整个应用系统可以切换到另一处，使得该系统功能可以继续正常工作。

评审标准	评审要点	信息采集点	材料与核查	访谈要点
	【C】 1. 有信息网络运行、设备管理和维护、技术文档管理记录； 2. 有信息系统变更、发布、配置管理制度及相关记录； 3. 有信息系统软件更新、增补记录； 4. 有信息值班、交接班制度，有完整的日常运维记录和值班记录，及时处置安全隐患。	信息管理科	资料查阅： 1. 信息系统管理制度，信息值班、交接班制度，信息网络运行日志、维护记录、值班与交接班记录； 2. 信息系统变更、发布、配置管理制度及维护记录； 3. 软件更新、增补的记录； 4. 同 C1。	信息值班、交接班制度是如何落实的？有无排班表和值班记录？
5.4.3.2 加强信息系统运行维护。	【B】符合"C"，并 1. 有信息系统运行事件(如系统瘫痪)相关的应急预案并组织演练，各部门各科室有相应的应急措施，保障全院运营，尤其是医疗保健工作在系统恢复之前不受影响； 2. 有根据演练总结开展持续改进的方案和措施。	信息管理科	资料查阅： 1. 信息系统相关的应急预案及演练记录； 2. 演练情况的分析评价、改进意见。	有哪些信息系统相关的应急预案？有无组织过演练？结合演练的评价有无改进意见？
	【A】符合"B"，并 有完善的监控制度与监控记录，及时处理预警事件，定期进行信息系统运行维护评价和改进方案，并组织落实。	信息管理科	资料查阅： 系统监控制度、监控记录(含状况与处置情况)、定期评价与落实的改进方案。	近一年来处理了多少起预警事件？有无评价和改进方案？是否落实改进了？

5.4.4　图书室基本设置和藏书数量能满足管理、业务、教学和科研的需要，提供网络版医学文献数据库检索服务。

5.4.4.1 图书室基本设置和藏书数量能满足管理、业务、教学和科研的需要，提供网络版医学文献数据库检索服务。	【C】 1. 有医学图书室工作制度和医学图书馆信息服务制度； 2. 藏书数量(包括电子图书)不低于 1000 册/百名卫技人员。	图书室	资料查阅： 1. 图书室工作制度和医学图书馆信息服务制度； 2. 藏书目录和数量统计。	医院现有藏书数量是多少？
	【B】符合"C"，并 提供网络版医学文献数据库检索服务(中文)。	图书室	现场查看： 演示医学文献数据库检索。	能否提供医学文献数据库检索？
	【A】符合"B"，并 有网上图书预约、催还和续约。	图书室	现场查看： 系统是否支持院内网上图书预约、催还、续约。	系统是否支持网上图书预约、借还服务？

5.5 财务与价格管理

评审标准	评审要点	信息采集点	材料与核查	访谈要点

5.5.1 执行《中华人民共和国会计法》《中华人民共和国预算法》《中华人民共和国审计法》《医院会计制度》和《医院财务制度》等相关法规制度，财务部门设置合理、人员配置到位，财务管理体制、经济核算规范，财务制度健全，财务管理部门集中统一管理经济活动。

评审标准	评审要点	信息采集点	材料与核查	访谈要点
5.5.1.1 执行相关法律法规，财务管理制度健全，财务管理体制和机构设置合理。	【C】 1. 根据相关法律法规的要求，制定健全机构财务管理制度，并根据政策法规变动情况及时更新； 2. 实行"统一领导，集中管理"的财务管理体制，财务活动在院长领导下，由院财务部门集中管理； 3. 有内部监督制度和经济责任制； 4. 有月度、季度、年度财务报告。	财务科	资料查阅： 1. 医院各类财务管理制度（及时更新的）； 2. 集中收支管理制度、财务审批权限规定； 3. 内部监督相关制度（如内审制度、招投标制度、经济合同审签制度、财产清查制度等、干部离任审计制度、现金管理制度等）、经济责任追究制度； 4. 月度、季度、年度财务分析报告。	医院财务管理制度是否健全？有无内部监督制度？有无定期的财务分析报告？
	【B】符合"C"，并 1. 定期开展财务管理制度的培训与教育，对更新后财务管理制度有培训的记录； 2. 财务监督实行事前、事中、事后监督相结合，日常监督与专项检查相结合，并接受上级有关部门监督。	财务科	资料查阅： 1. 上述财务管理制度的培训记录； 2. 内部各项监督制度形成的财务相关报表、账册、文书、报告等，及上级财务专项检查结论。	是否开展过财务管理相关制度的内部培训？事前、事中、事后的监督是怎样落实的？是否接受过上级财务专项检查？
	【A】符合"B"，并 1. 无违法违规案件，无"小金库"； 2. 有定期财务管理总结分析报告，持续改进财务工作。	财务科	资料查阅： 1. 上级财务专项检查结论； 2. 定期财务分析报告、年度财务决算报告、改进财务管理的相关措施。	有无年度财务决算报告？结合财务分析，有无改进财务管理的相关措施？
5.5.1.2 财务管理人员配置合理，岗位职责明确。	【C】 1. 财务人员配置到位，会计人员持证上岗； 2. 各级各类人员有明确的岗位职责。	财务科	资料查阅： 1. 财务人员花名册、资质证书； 2. 财务相关岗位的职责。	配置有多少名财务人员？分工是否明确？
	【B】符合"C"，并 1. 财务部门负责人有会计师以上专业技术职务资格或至少从事会计工作5年以上经历； 2. 有人员业务培训计划和执行记录。	财务科	资料查阅： 1. 财务部门负责人的职称证书、工作履历； 2. 科内人员业务培训计划、培训记录。	部门负责人从事会计工作经历有多久？有无人员业务培训计划？是否已落实？
	【A】符合"B"，并 重要岗位有轮转机制，转岗前进行新岗位上岗培训。	财务科	资料查阅： 重要岗位轮岗制度、轮岗前的培训记录。	近3年来有哪些岗位进行了轮岗？轮岗是否进行岗前培训？

续表

评审标准	评审要点	信息采集点	材料与核查	访谈要点
5.5.2　有规范的经济活动决策机制和程序，实行重大经济事项集体决策制度和责任追究制度。				
5.5.2.1 有规范的经济活动决策机制和程序，实行重大经济事项集体决策制度和责任追究制度。	【C】 1. 有经济活动决策机制和程序； 2. 有重大经济事项集体决策制度和责任追究制度。	财务科	资料查阅： 1. 重大经济事项集体决策制度和议事规程、经济责任追究制度； 2. 同 C1。	对于重大经济事项如何进行决策？有无经济责任追究制度？
	【B】符合"C"，并 1. 对重大经济事项决策实行权限管理、分级负责； 2. 重大经济项目有翔实、合理的立项论证报告。	财务科	资料查阅： 1. 重大经济事项决策资料（含部门报告、论证、办公会研究与批示、招标）； 2. 重大经济项目立项论证报告。	重大经济项目是否有事前立项论证报告？
	【A】符合"B"，并 对重大经济项目有跟踪评价、成本效益分析和审计，向职代会报告。	财务科	资料查阅： 重大经济项目（大型设备、基建类）验收报告、成本效益分析、审计报告、职代会报告资料。	请描述重大经济项目办理的相关流程。
5.5.3　实行成本核算，降低运行成本。控制债务规模，降低财务风险，加强资产管理，提高资产使用效益。				
5.5.3.1 实现成本核算，降低运行成本。	【C】 1. 有成本管理相关制度； 2. 有专职成本核算人员负责成本核算工作，有岗位职责。	财务科	资料查阅： 1. 成本管理、成本核算制度； 2. 财务人员的分工及岗位职责。	药品与耗材是否计入科室成本？有无核算与考核办法？
	【B】符合"C"，并 加强成本控制，建立健全成本定额管理、费用审核等相关制度，采取有效措施，控制成本费用支出（近3年案例）。	财务科	资料查阅： 成本预算、费用审核制度，成本核算分析报告。	有哪些控制成本的措施？
	【A】符合"B"，并 根据成本分析报告，向机构管理层提交相关建议，提高机构成本效益。	财务科	资料查阅： 结合成本核算分析报告向管理层提交的改进建议。	针对成本控制，向管理层提交了哪些建议？

评审标准	评审要点	信息采集点	材料与核查	访谈要点
5.5.3.2 控制债务规模，加强资产管理，提高国有资产使用效益。	【C】 1. 有收支结余管理、流动资产、固定资产和无形资产管理以及负债管理等相关制度，非流动负债按规定审批； 2. 医疗保健服务相关领域的对外投资经过充分论证并获上级有关部门批准，并进行专项监督管理。	财务科	资料查阅： 1. 收支结余管理规定、固定资产管理制度、无形资产管理规定、负债管理制度； 2. 医院对外投资管理规定、对外投资项目论证报告、上级部门关于医院对外投资项目的批准文件。	有哪些收支结余管理、流动资产和固定资产管理制度？有哪些对外投资项目？有没有经过充分论证？是否获得上级有关部门批准？
	【B】符合"C"，并 有对本院资产管理的监管机制，定期分析评价，保障国有资产保值增值。	财务科	资料查阅： 固定资产管理制度、固定资产盘点账目、盘点报告。	医院资产是采用何种方式监管的？有无定期分析评价报告？
	【A】符合"B"，并 有根据监管评价建议，持续改进资产管理工作，资产负债率、流动比率、速动比率等指标控制在合理范围内。	财务科	资料查阅： 根据资产负债率、流动比率、速动比率的监测，分析问题的原因，并提出改进建议。	医院现有资产负债率、流动比率、速动比率是多少？针对异常指标是否向管理层提出改进建议？

5.5.4 全面落实价格公示制度，提高收费透明度；完善医药收费复核制度；确保医药价格计算机管理系统信息准确。

评审标准	评审要点	信息采集点	材料与核查	访谈要点
5.5.4.1 按照有关政策规定，合理配置价格管理人员。	【C】 1. 制定和落实价格管理相应制度； 2. 有价格管理专（兼）职人员和相应的岗位职责，能够正确掌握医药价格政策。	财务科	资料查阅： 1. 价格管理制度、价格审批与公示制度； 2. 价格管理专（兼）职人员名单、岗位职责。	有无设置价格管理专(兼)职人员？
	【B】符合"C"，并 合理配置价格管理人员，满足工作需要。	财务科	资料查阅： 同C2。	如何落实收费价格的监管？
	【A】符合"B"，并 有价格管理人员考核相关制度与记录。	财务科	资料查阅： 价格管理考核制度和考核记录。	有无价格考核机制？

续表

评审标准	评审要点	信息采集点	材料与核查	访谈要点
5.5.4.2 健全、完善院内医药价格管理机制和医药价格管理制度，不断改进院内价格管理工作。	【C】 1. 全面落实价格公示制度，提高收费透明度； 2. 有明确的价格管理工作流程、管理制度，有医药收费复核制度与监管措施。	财务科	资料查阅： 1. 价格公示制度、住院收费一日清单； 2. 价格变动与调整工作流程、价格管理制度、价格复核制度与复核记录。	各类医疗保健服务收费项目的价格是否公示？请简述价格变动与调整的工作流程。如何开展收费复核工作？
	【B】符合"C"，并 有价格投诉处理机制和处理程序，有专人负责价格投诉处置工作，处理及时。	财务科	资料查阅： 医院投诉制度与投诉处理流程、价格投诉的处理记录。	发生价格投诉后，有无专人负责接待和处理？处理是否及时？
	【A】符合"B"，并 落实整改措施，持续改进价格管理工作，无违规收费。	财务科	资料查阅： 财务部门针对价格投诉提出的改进措施，被投诉部门落实整改后，反馈的改进情况清单。	投诉事后有无向问题科室提出整改措施？是否落实改进？

5.5.5　建立与完善内部控制，实施内部和外部审计制度，有工作制度与计划，对本院经济运行进行定期评价与监控，审计结果对院长负责。

评审标准	评审要点	信息采集点	材料与核查	访谈要点
5.5.5.1 建立与完善内部控制，实施内部和外部审计制度，有工作制度与计划，对本院经济运行进行定期评价与监控，审计结果对院长负责。	【C】 建立内部审计制度，有内部审计人员，岗位职责明确。	财务科	资料查阅： 内部财务审计制度、人员分工、岗位职责。	有无内部审计制度？有无专职审计人员？
	【B】符合"C"，并 有年度审计计划，对本院有关部门和项目进行内部审计；对政府采购项目全过程、重大经济事项进行专项审计与监督。	财务科	资料查阅： 年度审计计划、内部审计报告、重大经济事项专项审计报告。	年度内开展了哪些项目的审计？
	【A】符合"B"，并 院年度财务报告按规定经注册会计师审计，由注册会计师签发医院年度财务审计报告。	财务科	资料查阅： 医院年度财务审计报告（注册会计师审计）。	有无医院年度财务审计报告？具体的审计方、审计人是否具有资质？

评审标准	评审要点	信息采集点	材料与核查	访谈要点
	【C】 1. 建立健全预算管理制度，包括预算编制、审批、执行、调整、决算、分析和考核等制度； 2. 所有收支全部纳入预算管理，实行全面预算管理。	财务科	资料查阅： 1. 预算管理制度； 2. 评审前一年的医院预算编制、审批、执行、调整、决算、分析和考核等相关资料。	有无健全的预算管理制度？是否实行全面预算管理？
5.5.6.1 按照预算管理制度，编制年度预算。	【B】符合"C"，并 按规范程序进行预算编制、审批和调整。	财务科	资料查阅： 预算编制程序、审批和调整流程、预算审批表、调整报告及批复。	预算在执行过程中，有无发生过调整？有无调整的流程？
	【A】符合"B"，并 对预算制度执行情况进行定期监管，提高预算管理水平。	财务科	资料查阅： 预算执行情况的定期分析和改进措施。	有无定期对预算执行情况进行分析？针对问题有无改进措施？
5.5.6.2 严格执行预算，加强预决算管理和监督。	【C】 1. 严格执行批复的预算，并将预算逐级分解，落实到责任科室和责任人； 2. 定期进行预算执行结果的分析和考核； 3. 按照规定及时编制年度决算报财政部门审核； 4. 根据财政部门对决算批复意见及时调整有关数据。	财务科	资料查阅： 1. 预算批复后的各科室定额分解表； 2. 预算执行情况定期分析、考核记录； 3. 年度财务决算报表； 4. 财政部门对年度财务决算报表的批复、调整意见。	预算批复后是否进行定额分解？有无定期进行预算执行情况的分析和考核？
	【B】符合"C"，并 将部门预算执行结果、成本控制目标实现情况和业务工作效率作为内部业务综合考核内容，定期进行考核。	财务科	资料查阅： 内部绩效考核办法（与预算执行、成本控制目标挂钩）。	预算执行结果、成本控制情况、业务工作效率是否与绩效考核挂钩？
	【A】符合"B"，并 有预算执行情况分析报告和相关的改进措施，预算管理得到加强。	财务科	资料查阅： 同 C2，且有改进措施。	发现的问题是否及时得到改进？

5.5.6 按照《中华人民共和国预算法》和财政部门、主管部门关于预算管理的有关规定，科学合理编制预算，严格执行预算，加强预算管理、监督和绩效考评。

评审标准	评审要点	信息采集点	材料与核查	访谈要点
5.5.7　建立以公共卫生职能履行、服务质量与安全、服务数量和群众满意度为核心的院内部门和人员绩效考核制度。				
5.5.7.1 建立以公共卫生职能履行、服务质量与安全、服务数量和群众满意度为核心的院内部门和人员绩效考核制度。	【C】 1. 有绩效工资管理制度； 2. 明确规定个人收入不与业务收入直接挂钩； 3. 相关人员知晓分配方案。	财务科	资料查阅+人员访谈： 1~2. 内部绩效考核与分配方案（明确个人收入不与业务收入直接挂钩）； 3. 对相关人员进行访谈，了解其对内部绩效考核与分配方案的知晓情况。	医院内部绩效分配方案在核算方式上是否体现了个人收入不与业务收入直接挂钩？方案是否公示过？
	【B】符合"C"，并 1. 综合绩效考核突出医德医风、公共卫生职能履行、技术能力、服务质量、安全和数量等； 2. 有持续改进内部收入分配制度，体现公平公正的事例。	财务科、医务科	资料查阅： 1. 绩效考核内容、目标的设置； 2. 采纳合理意见，改进和调整分配比例的案例。	医院综合绩效考核包含了哪些具体考核内容？有无采纳合理意见，改进和调整分配比例的案例？
	【A】符合"B"，并 绩效考核与分配方案经过职工代表大会讨论通过。	财务科	资料查阅： 职代会就有关绩效考核与分配方案的议程、决议。	绩效考核与分配方案是否经过职代会的讨论和通过？

5.6　医德医风管理

评审标准	评审要点	信息采集点	材料与核查	访谈要点
5.6.1　执行《关于建立医务人员医德考评制度的指导意见（试行）》，尊重、关爱服务对象，主动、热情、周到、文明服务。				
5.6.1.1 有负责医德医风管理的组织体系，指定部门负责医德医风管理与考核。将医德医风的要求纳入各级各类医务人员和窗口服务人员的岗位职责。	【C】 1. 有医德医风管理组织体系，指定部门负责管理与考评； 2. 有多部门共同参与的医德医风考评及结果共享机制； 3. 相关人员知晓本部门、本岗位的履职要求。	监审处	资料查阅+访谈： 1. 医德医风领导小组文件、下设的医德医风管理部门； 2. 医德医风考核结果多部门共享运用（与评先、晋升、绩效挂钩）情况； 3. 对医风医德管理部门人员进行访谈，了解其对岗位职责的知晓情况。	医德医风由哪个部门管理？领导小组成员由哪些部门组成？上述部门是否参与医德医风考核？考核结果部门互认并运用吗？
	【B】符合"C"，并 1. 有全院医德医风考评方案和量化标准。 2. 有定期进行医德医风考评的档案（近3年）。	监审处	资料查阅： 1. 医德医风考评方案与标准； 2. 医院建立的医德考评档案。	有无量化（分值）的医德医风考评标准？多久考评一次？有无近3年的考评档案？
	【A】符合"B"，并 有优秀科室及个人的宣传、表彰、奖励措施，并落实（近3年）。	监审处	资料查阅： 医德医风奖惩资料、表彰及宣传报道资料。	针对考评优秀的科室及个人有无表彰、奖励及宣传？

评审标准	评审要点	信息采集点	材料与核查	访谈要点

5.6.2 有制度与相关措施对本院及其工作人员不得通过职务便利谋取不正当利益的情况进行监控与约束。

评审标准	评审要点	信息采集点	材料与核查	访谈要点
5.6.2.1 有制度与相关措施对机构及其工作人员不得通过职务便利谋取不正当利益的情况进行监控与约束。	【C】 1. 有廉洁自律的工作规范，重点部门、重点人员监控与约束相关制度； 2. 对全体员工，尤其重点部门、重点人员进行廉洁自律及警示教育。	监审处	资料查阅： 1. 重点风险岗位防控制度，重点部门、重点人员岗位风险分级和防控措施、廉洁自律工作规范和相关约束制度； 2. 开展廉洁自律警示教育的资料。	重点部门、重点人员岗位风险是否分级？是否制定了防控措施？对全体员工是否开展过相关的警示教育？
	【B】符合"C"，并 有落实重点部门、重点人员定期告诫或轮岗制度的记录。	监审处	资料查阅： 重点风险岗位人员谈心谈话记录、人事科下达的岗位调整通知。	重点风险岗位人员是否定期谈心谈话告诫？重点人员是否定期参加轮岗？已经轮岗的有多少人？
	【A】符合"B"，并 对存在的问题和隐患有分析及反馈，有改进措施落实的记录。	监审处	资料查阅： 针对涉及违纪问题或隐患的调查分析，并制定防范改进措施，以及落实情况反馈。	针对违纪问题或工作隐患有无调查分析原因？是否有改进措施并落实？

5.6.3 开展本院文化建设。逐步建立起以妇女儿童为中心导向的、根植于本院理念的特色价值趋向、行为标准。

评审标准	评审要点	信息采集点	材料与核查	访谈要点
5.6.3.1 建立以妇女儿童为中心导向、根植于本院服务理念，并不断物化的特色价值趋向、行为标准。	【C】 1. 文化建设能够体现以妇女儿童为中心导向、根植于本院服务理念(如开展"优质护理服务"、"志愿者活动"等)； 2. 有对员工价值取向的培训和教育，员工知晓率达到90%。	党办 护理部 1	资料查阅： 1. 医院文化建设方案、服务理念和核心价值观、开展文化活动的相关资料(包括优质护理服务活动、志愿者活动等)； 2. 随机测试职工对医院核心价值观、愿景、精神、服务宗旨等知晓与认同度。	有无医院文化建设方案？医院核心价值观、愿景、精神、服务宗旨是什么？
	【B】符合"C"，并 1. 有员工行为准则； 2. 院内环境、员工行为规范体现本院文化特色。	党办	资料查阅+现场查看： 1. 员工行为准则； 2. 环境文化、行为文明与规范情况。	是否知晓员工行为准则？医院文化体现在哪些方面？
	【A】符合"B"，并 本院在该地区社会评价高。	党办	资料查阅： 当地行风监督评价结果或第三方开展的社会满意度的调查结果。	是否有参加过行风评议或第三方对医院开展社会满意度的调查？结果如何？

续表

评审标准	评审要点	信息采集点	材料与核查	访谈要点
5.6.3.2 开展院安全文化建设。	【C】 1. 将安全文化建设方案或计划纳入本院建设发展规划，传递至全体员工； 2. 有措施强化伦理管理，执业过程严格遵守职业道德，以保护服务对象的权利。	党 办 1、伦理审查办 2	**资料查阅：** 1. 医院文化建设方案、建设发展规划； 2. 医院医学伦理委员会设置文件、章程、SOP 文件、日常伦理审查资料。	在医院建设发展规划中，哪些地方体现出医院文化建设方案？是否成立了医院医学伦理委员会？有无委员会章程和具体的 SOP 操作程序？
	【B】符合"C"，并 1. 有措施确保进行医疗保健安全（不良）等信息监测与分析时，是不针对特定的个人； 2. 有措施确保不因财务费用因素而危及患者抢救。	信息统计科、相关信息监测部门（医务科、院感办等）1 院 办、急诊科 2	**现场查看：** 1. 医院信息化使用中的权限与相关限制服务功能； **资料查阅：** 2. 急救绿色通道管理办法及进入绿色通道审批表。	医院在信息化监测、信息利用方面，如何确保患者隐私？在先抢救、后付费方面有哪些措施和办法？

5.7　后勤管理

评审标准	评审要点	信息采集点	材料与核查	访谈要点
5.7.1　有后勤保障管理组织、规章制度与人员岗位职责。后勤保障服务能够坚持"以妇女儿童为中心"，满足医疗保健服务流程需要。				
5.7.1.1 后勤保障管理组织机构健全，规章制度完善，人员岗位职责明确。后勤保障服务坚持"以妇女儿童为中心"，满足医疗保健服务流程需要。	【C】 1. 后勤保障管理组织机构健全，规章制度完善，岗位职责明确，体现"以妇女儿童为中心"，满足医疗保健服务流程需要，有定期教育培训活动； 2. 后勤人员知晓本岗位职责和相关制度。	总务科	**资料查阅+访谈：** 1. 后勤保障相关制度、服务流程、岗位职责、人员名单、定期教育培训记录； 2. 对后勤人员进行访谈，了解其对本岗位职责和相关制度的知晓情况。	后勤分设有哪些班组？各岗位职责是否完善？有没有定期开展教育培训活动？对哪些内容进行了培训？
	【B】符合"C"，并 后勤保障部门有为患者、员工服务的具体措施并得到落实。	总务科	**现场查看：** 是否能够为患者、员工提供满意的主动的服务。	是否能够为患者、员工提供主动服务？
	【A】符合"B"，并 就诊者、员工对服务工作满意度高。	总务科	**资料查阅：** 定期的服务工作满意度调查表与统计表。	对后勤保障服务是否定期开展满意度调查？

注释："就诊者、员工对服务工作满意度高"，一方面指要通过满意度调查来获得此项指标的数据，另一方面要有能体现持续改进服务、满意度逐步提高的数据。

评审标准	评审要点	信息采集点	材料与核查	访谈要点
5.7.2 水、电、气等后勤保障满足本院运行需要。严格控制与降低能源消耗，有具体可行的措施与控制指标。					
5.7.2.1 水、电、气等后勤保障满足本院运行需要。严格控制与降低能源消耗，有具体可行的措施与控制指标。（★）	【C】 1. 有水、电、气等后勤保障的操作规程，合理配备人员，职责明确，按规定持证上岗； 2. 水、电、气供应的关键部位和机房有规范的警示标识，张贴和悬挂相关操作规程和设备设施的原理图，作业人员24小时值班制； 3. 有日常运行检查、定期定级维护保养，且台账清晰； 4. 有明确的故障报修、排查、处理流程，有夜间、节假日出现故障时的联系维修方式和方法； 5. 有水、电、气等后勤保障应急预案，明确出现应急情况下优先保障水、电、气等资源供应的科室/部门，并定期组织演练。	总务科	资料查看+现场查看： 1. 制订的水、电、气等后勤保障的操作规程、岗位职责、人员值班表、上岗资质证； 2. 查看关键部位和机房警示标识，悬挂相关操作规程和设备、设施的原理图、交接班记录； 3. 运行记录、维护保养记录； 4. 故障报修、排查、处理流程，公示的故障维修联系方式； 5. 水、电、气、电梯、物资等后勤保障应急预案，定期组织的演练记录。	关键部门有哪些？需要张贴哪些警示标志？作业人员是否24小时值班制？有无设备、设施日常运行记录、维护保养记录？供水、供电、供气出现故障时的联系维修方式？是否向全院公示？突发停水、停电、供气中断有无应急预案？应急情况下优先保障哪些部门？是否组织过应急预案的演练？最近一次演练是何时组织的？
	【B】符合"C"，并 有控制与降低能源消耗的计划、措施与目标并落实到相关科室与班组。	总务科	资料查阅： 制订的节能降耗计划，措施与目标；从节能降耗计划中抽取1个内容，核实落实情况。	医院选择从哪些方面节能降耗？有无具体计划、措施与目标？落实情况如何？
	【A】符合"B"，并 主管部门能运用质量管理工具对本院控制与降低能源消耗的成效进行分析、评价与持续改进，季有通报、半年有小结、年度有总结报告（近3年）。	总务科	资料查阅： 持续改进节能降耗工作的PDCA案例，包括改进措施、效果分析。节能降耗的季度通报、半年小结、近3年年度总结。	有无节能降耗的具体改进案例？有无节能降耗工作的季度通报、定期小结与总结？

评审标准	评审要点	信息采集点	材料与核查	访谈要点
5.7.2.2 有完善的物流供应系统，物资供应满足本院需要。	【C】 1. 物流系统完善； 2. 有明确的物资申购、采购、验收、入库、保管、出库、供应、使用等相关制度与流程，记录完整； 3. 有适宜的存量管理及应急物资采购预案； 4. 依据使用部门业务需求和意见，制订物资采购计划。	总务科	现场查看： 1. 物流供应厂商名单； 2. 物资申购、采购、验收、入库、保管、出库、供应、使用等相关制度与流程、出入库记录； 3. 常备存量清单及应急物资采购预案； 4. 后勤物资采购预算、月度计划、临时计划。	日常物资存量能够让医院正常运行多久？如何确保紧急情况下医院需要的物资及时到位？物资采购计划是否根据使用部门的业务需求制订？
	【B】符合"C"，并 有物资下送科室相关制度并严格执行。	总务科	资料查阅： 物资下送制度、配送记录。	物资是否下送到各使用科室？
	【A】符合"B"，并 定期征集各部门意见，开展物流工作追踪与评价，并持续改进。	总务科	资料查阅： 定期征集各部门对物流工作的意见表，以及制定的改进措施，体现改进成效的 PDCA 案例。	有没有定期征求使用部门的意见？针对使用部门提出的意见有无具体的改进措施？

5.7.3　为员工提供餐饮服务，为就诊者提供营养配餐，满足就诊者需要，保障饮食卫生安全。

评审标准	评审要点	信息采集点	材料与核查	访谈要点
5.7.3.1 有专职部门或专人负责膳食服务，并建立健全各项食品卫生安全管理制度和岗位责任。	【C】 1. 根据规模，有专职部门和人员负责本院(患者与员工)膳食服务； 2. 有各项食品卫生安全管理制度和岗位责任，相关人员应知晓。	总务科	现场查看+资料查阅： 1. 查看医院膳食服务部门设置及人员配备； 2. 食品安全管理制度、岗位职责。	医院有无膳食服务部门？人员配置情况如何？从业人员有无健康证？
	【B】符合"C"，并 膳食服务外包的机构需确认供应商生产、运输及机构内分送场所的设施与卫生条件符合国家食品卫生法规要求。	总务科(或外包公司)	资料查阅+现场查看： 外包单位相关资质文件，外包合同或协议、供应商提供的食材合格证明；作业场所流程、相关设施符合卫生要求情况。	膳食服务是否外包？如何确保食材、原料供应的安全？有无餐具清洗、消毒设施？是否执行食品留样制度？
	【A】符合"B"，并 有年度外包业务管理的内部审计与质量安全评估报告(近 3 年)。	总务科	资料查阅： 年度外包质量安全评估报告、年度内部审计报告。	是否对外包服务进行监管？有无年度外包管理的质量与安全评估报告？

评审标准	评审要点	信息采集点	材料与核查	访谈要点
5.7.3.2 食品原料采购、仓储和食品加工规范，符合卫生管理要求。	【C】 1. 有食品原料采购、仓储、加工的卫生管理相关制度和规范，符合卫生管理要求； 2. 有食品留样相关制度。	总务科（或外包公司）	资料查阅： 1. 食品卫生管理制度和操作规范； 2. 食品留样制度与留样登记。	对食品原料采购、仓储、加工有哪些卫生管理要求？留样的样品至少应保存多久？
	【B】符合"C"，并 有监管评价及相关记录。	总务科	资料查阅： 职能部门定期督导与检查记录。	职能部门是如何监管食品安全与食品卫生的？
	【A】符合"B"，并 有证据表明根据监管情况，不断改进食品卫生管理。	总务科	资料查阅： 根据监管检查情况，针对发现的问题下发的整改通知（含整改措施）；受检部门改进后，反馈的改进情况清单。	监管过程中发现了哪些问题？是否得到改进？

释义：食品留样，是指食堂每餐、每样食品选取留存量不少于100克，分别盛放在已消毒的留样容器中，同时标注留样日期、品名、餐次、留样人。放入加锁的留样冰箱内存放。留样食品必须保留48小时，方可倒掉处理，并做好留样记录，便于追溯。

评审标准	评审要点	信息采集点	材料与核查	访谈要点
5.7.3.3 有突发食品安全事件应急预案。	【C】 1. 有根据相关法律法规制定的突发食品安全事件应急预案； 2. 相关人员知晓本部门、本岗位的应急职责与应急流程。	总务科（或外包公司）	资料查阅： 1. 制定的突发食品安全事件应急预案、处置流程； 2. 应急职责与分工、应急预案培训的资料。	有无群体性食物中毒的应急预案？一旦发生应如何处置？应急预案中人员如何分工？
	【B】符合"C"，并 有根据预案开展的应急演练，有记录、总结和改进措施。	总务科（或外包公司）	资料查阅： 应急预案演练资料（含评价和改进措施）。	针对预案演练过吗？有无记录？是否针对演练过程中存在的问题提出改进措施？
	【A】符合"B"，并 有证据表明持续改进措施得到落实。	总务科（或外包公司）	资料查阅： 同B，且提供具体案例说明相关问题的改进效果。	有无体现改进效果的具体案例？

5.7.4　有健全的医疗废物管理制度。医疗废物的收集、运送、暂存、转移、登记造册和操作人员职业防护等符合规范。污水管理和处置符合规定。

评审标准	评审要点	信息采集点	材料与核查	访谈要点
5.7.4.1 建立健全医疗废物和污水处理管理规章制度和岗位职责。	【C】 1. 有医疗废物和污水处理管理规章制度和岗位职责； 2. 污水处理系统符合相关法律法规的要求； 3. 有专人负责医疗废物和污水处理工作，上岗前经过相关知识培训合格。	总务科	**资料查阅+现场查看：** 1. 医疗废物和污水处理管理制度、员工岗位职责； 2. 查看污水处理设备、设施及运行情况； 3. 人员设置情况及岗前相关知识培训情况。	对医疗废物和污水处理岗位有哪些职责要求？对污水要监测哪些指标并达到合格后再排放？上岗前是否经过相关知识的培训？
	【B】符合"C"，并 相关职能部门对制度与岗位职责落实情况有监管评价和记录。	院感办	**资料查阅：** 对制度与岗位职责落实情况的监管与检查记录。	针对医疗废物和污水处理情况有无部门监管或检查？
	【A】符合"B"，并 有证据表明持续改进措施得到落实。	总务科	**资料查阅：** 根据监管、检查情况，针对发现的问题下发的整改通知（含整改措施）；受检部门改进后，反馈的改进情况清单。	监管过程中发现了哪些问题？是否得到改进？
5.7.4.2 工作人员的安全防护符合规定。	【C】 1. 有安全防护规定； 2. 工作人员经过相关培训合格。	总务科	**资料查阅：** 1. 制定的职业安全防护规定，工作人员职业安全防护情况； 2. 工作人员接受职业安全防护培训的资料。	对于处理医疗废物和污水有哪些职业安全防护规定？工作人员是否参加过职业安全防护培训？
	【B】符合"C"，并 有安全防护的监管和完整的监管资料。	院感办	**资料查阅：** 对安全防护制度落实情况的监管与检查记录。	针对职业安全防护是否有部门监管或检查？
	【A】符合"B"，并 有证据表明持续改进措施得到落实。	总务科	**资料查阅：** 根据监管、检查情况，针对发现的问题下发的整改通知（含整改措施），以及受检部门改进后，反馈的改进情况清单。	监管过程中发现了哪些问题？是否得到改进？

评审标准	评审要点	信息采集点	材料与核查	访谈要点
5.7.4.3 医疗废物处置和污水处理符合规定。	【C】 1. 医疗废物处置设施、设备运转正常，有运行日志； 2. 污水处理系统设施、设备运转正常，有运行日志与监测的原始记录； 3. 有应急预案及监管记录。	总务科、院感办3	现场查看+资料查阅： 1. 医疗废物暂存间内部分区、消毒设施的配置，医疗废物接收、转运记录； 2. 污水处理设备、设施，运行记录与水质监测记录； 3. 医疗废物溢洒、放射性医疗废物丢失、职业暴露、污水设备、设施故障等应急预案，职能部门的监管与检查记录。	医疗废物应如何分类分区存放？是否有接收、转运记录？污水处理系统有无运行日志及监测记录？部门制订了哪些应急预案？有无演练记录？
	【B】符合"C"，并 医疗废物存放、处理符合环保要求，污水处理系统通过环保部门评价。	总务科	现场查看： 同 C1，且查看有关部门水质监测报告。	污水处理系统验收时是否经过环保部门的评价？有无水质监测报告？
	【A】符合"B"，并 有证据表明持续改进措施得到落实。	院感办、总务科	资料查阅： 根据监管、检查发现的问题，制定的整改措施；改进后，总务科反馈的改进情况清单。	有关部门在监管过程中发现了哪些问题？是否有体现改进效果的具体案例？

释义：污水处理监测，是指监测接触池出口的水质，其中总余氯每日至少监测 2 次，pH 值每日至少监测两次，COD(化学需氧量)和 SS(悬浮物)每周监测一次，其他污染物每季度监测一次，无环保安全事故。

5.7.5　安全保卫组织机构健全，制度完善，人员、设备、设施要求符合规范。

评审标准	评审要点	信息采集点	材料与核查	访谈要点
5.7.5.1 安全保卫组织健全，制度完善；保卫人员配备结构合理，岗位职责明确。	【C】 1. 安全保卫组织健全； 2. 有安全保卫部署方案和管理制度； 3. 保卫人员配备结构合理，岗位职责明确。	保卫科	资料查阅： 1. 医院安保组织和人员名单； 2. 安保部署方案、安全保卫管理制度； 3. 安保人员岗位职责。	医院有无安全保卫机构？配置人员有多少？对岗位职责有哪些要求？
	【B】符合"C"，并 安全保卫人员知晓自身岗位职责并经过相应的技能培训。	保卫科	资料查阅： 安保人员技能培训、考核、演练资料。	开展了哪些方面的培训？
	【A】符合"B"，并 有职能部门对安全保卫工作进行监管，并持续改进有成效。	保卫科	资料查阅： 部门监管与检查记录。	针对制度与职责的落实情况有无监管或检查记录？

续表

评审标准	评审要点	信息采集点	材料与核查	访谈要点
5.7.5.2 有应急预案，定期组织演练。	【C】 1. 有安全保卫应急预案； 2. 相关人员知晓安全保卫应急预案的相关内容和要求。	保卫科	资料查阅： 1. 安全保卫应急预案； 2. 安全保卫应急预案培训和演练资料。	部门制定了哪些安全保卫应急预案？对内部人员进行过培训吗？应急预案演练过吗？
	【B】符合"C"，并 定期(至少每年一次)组织演练。	保卫科	资料查阅： 同 C2，且有每年演练记录。	每年演练几次？有哪些部门参加？
	符合"B"，并 根据演练评价结果制定改进措施并得到落实。	保卫科	资料查阅： 应急演练记录表(并针对演练分析、评价不足，提出改进措施)，追踪改进后效果的记录。	演练过程中存在哪些不足？是否有改进措施？改进效果如何？
5.7.6　安全保卫设备设施完好，重点环境、重点部位安装视频监控设施，监控室符合相关标准。				
5.7.6.1 安全保卫设备、设施完好，重点环境、重点部位安装视频监控设施，监控室符合相关标准。	【C】 1. 各种安全保卫设备设施配置完好，满足管理要求； 2. 有完整的全院安全网络信息库和设备设施清单，有完整的监管记录和维护记录； 3. 有视频监控系统应用解决方案，在重点环境、重点部位(如财务、仓库、档案室、计算机中心、产科、儿科、新生儿科等)安装视频监控设施，有完善的防盗监控系统； 4. 视频监控室符合相关标准，有严格的管理制度。	保卫科	现场查看+资料查阅： 1. 查看医院的视频监控设备、消防监控设备及其配套设施完好情况； 2. 设备、设施清单，视频监控和消防监控运行记录，交接班记录，设备、设施维保记录； 3. 查看监控探头的布局方案； 4. 视频监控室工作制度。	监控设备、设施是否完好？是否执行 24 小时值班？有无运行记录和交接班记录？重点监控部位有哪些？
	【B】符合"C"，并 1. 视频监控系统的技术要求应符合公安部"视频安防监控系统技术要求"； 2. 视频监控系统应采用数字硬盘录像机等作为图像记录设备。	保卫科	现场查看+资料查阅： 1. 视频监控系统的设计方案及验收资料； 2. 查看数字硬盘录像机、图像清晰度。	是否符合公安部视频安防监控系统的技术要求？是否配置了数字硬盘录像机？
	【A】符合"B"，并 1. 有一定维护能力或外包服务，做到在出现故障时，能在 1 小时内现场响应，并保证故障现场解决时间降低到 2 小时以内； 2. 视频监控系统完好率做到 100%。	保卫科	资料查阅+现场查看： 1. 设备、设施维保外包协议(保证 1 小时内响应，2 小时内解决)； 2. 查看监控设备、设施的完好情况。	监控系统的维保有没有外包？有无外包协议或合同？目前视频监控系统有无故障？

评审标准	评审要点	信息采集点	材料与核查	访谈要点
5.7.6.2 合理使用视频监控资源。	【C】 1. 有视频监控资源使用制度与程序； 2. 有明确的隐私保护规定，具体措施能到位； 3. 进行24小时图像记录，保存时间不少于30天。	保卫科	**资料查阅+现场查看：** 1. 调取、复制视频监控信息管理制度、使用审批流程； 2. 信息当事人隐私保护规定； 3. 现场查看图像信息保存天数。	对于调取、复制视频监控信息有哪些规定？是否需要审批？图像信息的保存天数是多少？
	【B】符合"C"，并 系统应具有时间、日期的显示、记录和调整功能，时间误差≤30秒。	保卫科	**现场查看：** 监控系统的时间、日期的显示与北京时间核对。	值班人员多久核对和调整一次时间误差？
	【A】符合"B"，并 有严格的视频监控资源使用审批和完整的资源使用记录。	保卫科	**资料查阅：** 调取、复制视频监控信息审批单，调取、复制视频监控信息登记本。	调取、复制视频监控信息由谁负责审批？办理时有无相关登记？

5.7.7 消防系统管理符合国家相关标准，定期开展演练；灭火器材、压力容器、电梯等设备按期年检。

评审标准	评审要点	信息采集点	材料与核查	访谈要点
5.7.7.1 消防安全管理。（★）	【C】 1. 有消防安全管理制度、教育制度和应急预案； 2. 有消防安全管理部门，有消防安全管理措施和管理人员岗位职责； 3. 消防安全教育纳入新员工培训考核内容，定期(至少每年一次)进行全院职工的消防安全教育； 4. 科室消防安全职责管理落实到人，每班人员有火灾时的应急分工； 5. 消防通道通畅，防火器材(灭火器、消防栓)完好，防火区域隔离符合规范要求； 6. 每月至少组织一次消防安全检查，同时根据消防安全要求，开展年度检查、季节性检查、专项检查等，有完整的检查记录。	保卫科	**资料查阅+现场查看：** 1. 制定的消防安全管理制度、教育制度、部门应急预案； 2. 消防安全管理措施、管理人员岗位职责； 3. 新员工岗前培训计划、考核资料，每年对全院职工开展消防安全教育的记录； 4. 消防安全职责、应急分工； 5. 查看消防通道是否畅通，防火器材是否齐全完好，防火卷帘功能是否完好； 6. 月度消防安全检查记录、季节性检查记录、专项检查记录、年度检查记录。	有无火灾应急预案？值班人员有无火灾应急时的分工？新员工培训考核内容是否涵盖了消防安全知识与技能？每年进行几次全院职工的消防安全教育？医院的消防安全检查多久开展一次？是否对医院的消防通道、灭火器、消防栓、防火区域隔离进行了检查？有无检查记录？

续表

评审标准	评审要点	信息采集点	材料与核查	访谈要点
（续） 5.7.7.1 消防安全 管理。 （★）	【B】符合"C"，并 1. 加强消防安全重点部门、重要部位防范与监管，有监管记录； 2. 全院职工熟悉消防安全常识，掌握基本消防安全技能，知晓报警、初起火灾的扑救方法，会使用灭火器材，能自救、互救和逃生，按照预案疏散病人； 3. 定期（至少每年一次）进行消防安全重点部门的消防演练。	保卫科	资料查阅+访谈： 1. 重点部门、重要部位消防安全检查记录； 2. 对医院职工进行访谈，测试其对疏散预案、消防安全知识、技能的知晓情况； 3. 消防安全重点部门的消防演练记录。	医院消防安全重点部门、重要部位有哪些？多久进行一次消防安全检查？员工是否熟悉和掌握基本消防安全知识和技能？是否按照预案疏散患者？消防安全重点部门每年进行几次消防演练？
	【A】符合"B"，并 对消防检查中发现的问题进行分析并持续改进。	保卫科	资料查阅： 消防安全检查记录、发现问题后下发的整改通知（含整改措施）、受检部门整改后反馈的改进情况清单，体现改进成效的案例。	消防安全检查中发现的问题是否得到整改？

注释：医院防火重点部门包括住院区、门诊区、药品库、实验室、供氧站、高压氧舱、放射科、锅炉房、配电室、厨房等。

5.7.7.2 加强特种 设备管理。	【C】 1. 有特种设备（锅炉和其他压力容器、电梯等）管理制度和管理人员岗位职责； 2. 有特种设备操作规程，专人负责，作业人员持证上岗，有相关操作记录； 3. 有维护、维修、验收记录。	总务科	资料查阅： 1. 特种设备相关管理制度和岗位职责； 2. 特种设备操作规程、特种设备作业人员上岗证、设备运行记录； 3. 特种设备维护、维修、验收记录。	特种设备作业人员有上岗资质吗？是否有相关操作教程吗？设备有无运行记录？
	【B】符合"C"，并 年检合格，并公示年检标签。	总务科	资料查阅： 特种设备年检合格标识、年度检测报告。	特种设备是否每年按照国家法规进行年检？是否合格？
	【A】符合"B"，并 主管职能部门有完整的特种设备清单和档案资料，有监管记录。	总务科	资料查阅： 特种设备清单和档案、职能部门监管（年检、维修、验收）资料。	主管职能部门如何监管和确保设备安全？

注释：特种设备是涉及生命安全、危险性较大的设备和设施的总称。具体两个基本特征：一是涉及生命安全；二是危险性较大。纳入我国安全监察的特种设备有8种：承压类设备3种，即锅炉、压力容器、压力管道；机电类的5种，即电梯、起重机械、客运索道、游乐设施、场（厂）内机动车辆。特种设备在投入使用前或投入使用后30日内，特种设备使用单位应当向特种设备安全监督管理部门登记。

评审标准	评审要点	信息采集点	材料与核查	访谈要点
5.7.7.3 加强危险品管理。	【C】 1. 有危险品安全管理部门、制度和人员岗位职责； 2. 作业人员熟悉岗位职责和管理要求，经过相应培训，取得相应资质； 3. 有全院危险品分布清单、采购、使用、消耗等登记资料，账物相符； 4. 危险品存放场地要符合有关管理部门制定的安全要求； 5. 有相应的危险品安全事件处置预案，相关人员熟悉预案及处置程序。	保卫科1、3、5，危险品采购部门和使用部门2、3、4、5	资料查阅+现场查看： 1. 危险品安全管理制度和管理人岗位职责； 2. 使用人员的相关培训记录、相应资质； 3. 全院危险品分布清单、危险品采购、使用、消耗台账； 4. 现场查看危险品仓库和使用部门的存储室； 5. 危险品安全事件处置预案。	有无全院危险品使用分布清单？使用人员是否经过相关培训？取得相应资质了吗？有相应的危险品安全事件处置预案吗？相关人员进行过培训和演练吗？
	【B】符合"C"，并 对危险品监管有定期专人巡查记录，机构信息系统能动态反映（重点为易燃、易爆和有毒有害物品和放射源等危险品和危险设施）。	保卫科	资料查阅： 查看监管部门对危险品定期安全检查的记录。	院内监管部门是否定期开展安全检查？
	【A】符合"B"，并 根据安全主管部门对职能部门的监管情况提出的整改措施得到落实。	保卫科	资料查阅： 监管部门发现问题后下发的整改通知（含整改措施），受检部门整改后反馈的改进情况清单。	院内监管部门在日常检查中发现的问题是否得到整改？

注释：本条款所指的危险品，系危险化学品，是指具有毒害、腐蚀、爆炸、燃烧、助燃等性质，对人体、设施、环境具有危害的剧毒化学品和其他化学品。详见《危险化学品安全管理条例》（国务院第591号）第三条。

5.7.8　后勤相关技术人员持证上岗，按技术操作规程工作。

5.7.8.1 遵守国家法律法规要求，相关岗位操作人员应具有上岗证、操作证，且操作人员应掌握技术操作规程。	【C】 1. 遵守国家法律法规要求，相关岗位操作人员应具有上岗证、操作证，法律法规无特别要求的其他非专业特殊工种，经相关省级行业协会的培训合格； 2. 操作人员均掌握技术操作规程。	总务科	资料查阅： 1. 专业特殊工种操作人员的上岗证、操作证，非专业特殊工种人员的培训合格证； 2. 相关人员技术操作规程考核记录。	水电工、锅炉工等专业特殊工种人员是否有上岗证、操作证？
	【B】符合"C"，并 定期参加或举办相关教育培训活动。	总务科	资料查阅： 定期参加相关教育培训活动记录。	参加或举办了哪些相关教育培训活动？
	【A】符合"B"，并 职能部门对相关人员进行监管有记录。	总务科	资料查阅： 职能部门监管记录。	如何对相关人员进行监管？

续表

评审标准	评审要点	信息采集点	材料与核查	访谈要点
5.7.9　环境卫生符合爱国卫生运动和无烟医院的相关要求，美化、硬化、绿化达到环境标准要求，为服务对象提供温馨、舒适的服务环境。				
5.7.9.1 环境卫生符合爱国卫生运动和无烟医院的相关要求，环境美化、绿化，道路硬化，做到优美、整洁、舒适。	【C】 有爱国卫生运动委员会，有指定的部门和人员负责本院环境卫生工作，制订环境卫生工作计划并组织实施。	总务科	**资料查阅：** 医院爱国卫生运动委员会文件、环境卫生相关制度、人员岗位职责、环境卫生工作计划、工作小结。	是否成立了医院爱国卫生运动委员会？有无环境卫生工作计划、工作小结？
	【B】符合"C"，并 环境优美、整洁、舒适，符合爱国卫生运动委员会和无烟医院的相关要求。	总务科	**现场查看：** 实地查看医院环境是否符合爱国卫生运动委员会和无烟医院的相关要求。	医院环境卫生与保洁的基本要求是什么？有无具体考核标准？
	【A】符合"B"，并 有上述工作的监管制度并落实，不断改进环境卫生工作质量。	总务科	**资料查阅：** 职能部门定期对环境卫生、保洁工作质量检查的记录、内部考核的相关资料、环境卫生满意度调查统计表（不断提升）。	职能部门对环境卫生工作是怎样检查与考核的？是否定期调查员工对环境卫生工作的满意度？
5.7.10　对全院各类外包服务质量与安全实施监督管理。				
5.7.10.1 制定外包业务管理制度。	【C】 1. 有主管职能部门设置专人负责全院后勤、医疗保健与医技等层面的外包业务监督管理，制定外包业务的遴选、管理等相关制度和办法； 2. 所有外包业务都应有明确的、详细的合同，规定双方的权利和义务，以及服务质量与安全的内容和标准； 3. 有外包业务的项目评估和审核制度与程序； 4. 能根据实际情况（如政策法规、功能任务变化等）定期与外包业务承包者进行沟通和协商，必要时修订外包合同。	总务科	**资料查阅：** 1. 申请外包服务审批程序、招标程序文件及相关管理制度和办法； 2. 外包业务合同文件； 3. 外包业务项目评估和费用支付审核流程； 4. 与外包业务承包者进行沟通和协商的记录，合同的补充文本或修订文本。	所有的外包业务是否都是通过签订合同来约定的？有无服务的质量标准？外包业务是否执行项目评估和审核？
	【B】符合"C"，并 每个项目均有考核记录，对违约事实根据合同落实违约责任。	总务科	**资料查阅：** 外包项目服务情况考核记录，违约责任追究记录。	是否定期按照约定服务标准进行考核？针对违约事实是否落实违约的责任？
	【A】符合"B"，并 每个项目均有年度外包业务管理的内部审计与质量安全评估报告（近3年）。外包业务质量改进得到落实。	总务科 监审处	**资料查阅：** 年度外包服务质量安全评估报告、年度内部审计报告，外包服务质量得到改进的佐证资料。	年度外包业务管理是否有内部审计？是否有外包项目服务的质量安全评估报告？有哪些改进服务质量的具体案例？

5.8　医学装备管理

评审标准	评审要点	信息采集点	材料与核查	访谈要点

5.8.1　医学装备管理符合相关要求，有设备论证、采购、使用、保养、维修、更新和资产处置制度与措施。

评审标准	评审要点	信息采集点	材料与核查	访谈要点
5.8.1.1 建立医学装备部门和装备管理技术队伍，人员配置合理。有相关工作制度、职责和工作流程。	【C】 1. 根据"统一领导、归口管理、分级负责、责权一致"的原则建立院领导、医学装备管理部门和使用部门三级管理制度，成立医学装备委员会； 2. 根据机构规模及医学装备情况建立相应的医学装备部门和专（兼）职医学装备的管理技术队伍，人员配置合理，人员岗位职责明确。	医学装备科	资料查阅： 1. 医学装备委员会文件、医学装备三级管理制度； 2. 医学装备部门专（兼）职人员花名单、岗位职责。	医院是否成立了医学装备委员会？医学装备实行的是几级管理？现有的管理技术队伍有几人？
	【B】符合"C"，并 1. 有医学装备申请、论证、决策、购置、验收、使用、保养、质控、维修、应用分析和更新、处置等相关制度与工作流程； 2. 相关人员知晓相关制度、工作流程和岗位职责。	医学装备科	资料查阅+访谈： 1. 装备管理相关制度（同B1）、工作流程； 2. 对医学装备管理人员进行访谈，了解其对工作流程、岗位职责的知晓情况。	装备管理相关制度有哪些？请简述大型设备的申购流程？
	【A】符合"B"，并 有职能部门监管医学装备工作并记录，不断改进医学装备管理质量。	医学装备科	资料查阅： 医学装备档案及验收、出库记录。	对医学装备如何进行监管？现有的医学装备档案可溯源至哪一年？

5.8.2　按照《大型医用设备配置与使用管理办法》，加强大型医用设备配置管理，优先配置功能适用、技术适宜的医疗设备。有社会效益、临床使用效果、应用质量、功能开发等分析。

评审标准	评审要点	信息采集点	材料与核查	访谈要点
5.8.2.1 制定常规与大型医学装备配置方案。	【C】 1. 医学装备配置原则与配置标准，优先配置功能适用、技术适宜、节能环保的装备。注重资源共享，杜绝盲目配置； 2. 医学装备购置论证相关制度与决策程序，单价在50万元以上的医学装备有可行性论证； 3. 购置纳入国家规定管理品目的大型设备持有配置许可证。	医学装备科	资料查阅： 1. 医院制定的常规与大型医学装备配置方案、配置标准； 2. 装备购置论证制度与决策程序，50万元以上设备的可行性论证报告，购置决策的会议记录、纪要； 3. 大型设备配置许可证。	是否有常规与大型医学装备配置方案？是否有装备购置论证制度与决策程序？单价在50万元以上的设备有多少台？都有购置前可行性论证吗？
	【B】符合"C"，并 1. 有根据全国卫生系统医疗器械仪器设备分类与代码，建立的医学装备分类、分户电子账目，实行信息化管理； 2. 有健全医学装备档案管理制度与完整的档案资料，单价在5万元以上的医学装备按照集中统一管理的原则，做到档案齐全、账目明晰、账物相符、完整准确。	医学装备科	现场查看+资料查阅： 1. 查看信息系统对医院的医疗器械、仪器设备分类、分户管理情况； 2. 医学装备档案管理制度与管理档案。	医学装备管理有无信息化支持？是否有分类、分户的电子账目？医学装备的档案是否齐全和完整？账物是否相符？

评审标准	评审要点	信息采集点	材料与核查	访谈要点
（续） 5.8.2.1 制定常规与大型医学装备配置方案。	【A】符合"B"，并 有实施医学装备配置方案的全程监管和审计以及完整的相关资料。	医学装备科、监审处	资料查阅： 抽取部分设备档案，查阅设备管理的全过程（论证、决策、购置、验收），过程中监管与审计的相关记录。	装备配置过程中有无监察或审计部门参与监管？有无参与的相关记录和审计报告？
5.8.2.2 有大型医用设备成本效益、临床保健使用效果、质量等分析。	【C】 1. 大型医用设备相关医师、操作人员、工程技术人员须接受岗位培训，业务能力考评合格； 2. 有医学装备使用评价相关制度； 3. 有大型医用设备使用、功能开发、社会效益、成本效益等分析评价。	医学装备科	资料查阅： 1. 大型医用设备操作人员培训、上岗证（含维修人员）； 2. 医学装备使用评价制度； 3. 大型医用设备成本效益分析评价（含使用率、功能开发、社会效益）报告。	大型医用设备相关医师、操作人员、工程技术人员须接受哪些培训和考核？有无医学装备使用评价制度？如何进行评价？
	【B】符合"C"，并 分析评价报告提供给装备委员会并反馈到有关科室。	医学装备科	个案追踪： 随机抽取 50 万元以上的设备若干台，追踪其成本效益分析评价报告及反馈使用科室情况。	大型医用设备分析评价报告有无反馈给装备委员会和使用科室？
	【A】符合"B"，并 有证据表明分析报告涉及的问题得到改进。	医学装备科	资料查阅： 使用科室针对分析报告涉及的有关问题的改进措施和改进效果。	分析评价报告涉及的问题是否得到改进？

5.8.3　对医疗仪器设备使用人员进行操作培训，开展医疗器械临床使用安全控制与风险管理工作，定期对医疗器械使用安全情况进行考核和评估。

评审标准	评审要点	信息采集点	材料与核查	访谈要点
5.8.3.1 对医疗仪器设备使用人员进行操作培训，开展医疗器械临床使用安全控制与风险管理工作，定期对医疗器械使用安全情况进行考核和评估。	【C】 1. 有医学装备临床使用安全控制与风险管理的相关工作制度与流程； 2. 有生命支持类、急救类、植入类、辐射类、灭菌类和大型医用设备等医学装备临床使用安全监测与报告制度； 3. 医疗设备操作人员经过相应设备操作培训； 4. 医疗装备部门为医疗保健科室合理使用医疗器械提供技术支持、业务指导、安全保障与咨询服务。	医学装备科	资料查阅： 1. 医院制定的医学装备临床使用安全控制与风险管理相关工作制度、流程； 2. 生命支持类、急救类、植入类、辐射类、灭菌类和大型医用设备等医学装备临床使用安全监测与报告制度； 3. 设备操作人员的操作培训记录； 4. 设备日常维修工作记录、特殊与大型装备的相关（维保、校验、强检）报告或记录等资料，业务指导与咨询的工作记录。	设备在使用过程中出现的安全事件是否被监测和上报？设备操作人员是否经过相应的操作培训？装备部门为临床合理使用医疗器械提供哪些技术支持与保障服务？

评审标准	评审要点	信息采集点	材料与核查	访谈要点
（续） 5.8.3.1	【B】符合"C"，并 1. 有医疗设备操作手册并随设备存放，供方便查阅； 2. 建立医疗器械安全（不良）事件报告分析、评估、反馈机制。	医学装备科	资料查阅： 1. 设备操作手册或简易操作流程； 2. 与医疗设备、器械相关的不良事件监测（报告、登记、调查、反馈）资料。	设备使用科室有无设备操作手册？发生有关设备、器械类不良事件是如何进行报告、评估、反馈的？
	【A】符合"B"，并 根据风险程度，发布风险预警，暂停或终止高风险器械的使用，能运用质量管理工具对存在风险程度（案例）进行根因分析与持续改进，有年度分析报告（近3年）。	医学装备科	资料查阅： 装备科根据设备、器械不良事件监测，发布的有关高风险预警通知、处置决定；降低设备或器械不良事件发生例数的PDCA改进案例、不良事件发生情况的年度分析报告。	有无根据监测，发布过设备器械风险预警？针对风险有无持续改进措施？

注释：用于急救、生命支持系统仪器装备包括呼吸机、除颤仪、心电图机、心电监护仪、麻醉机、电动吸引器、电动洗胃机、微量注射泵、输液泵、新生儿暖箱、供氧及负压装置、气管插管、简易呼吸器等。

评审标准	评审要点	信息采集点	材料与核查	访谈要点
5.8.3.2 加强特殊装备技术安全管理。	【C】 1. 特殊装备（如高压容器、放射装置等）具有生产、安装合格证明以及根据规定必备的许可证明； 2. 特殊装备操作人员经过培训，具有相应的上岗资格。	医学装备科	资料查阅： 1. 查看特殊装备的生产、安装合格证明、许可证明； 2. 核查大型医用设备操作人员的上岗证。	医院的特殊装备有哪些？大型医用设备操作人员是否经过培训并持证上岗？
	【B】符合"C"，并 装备管理部门对特殊装备定期自查和监测，有完整的自查和监测资料。	医学装备科	资料查阅： 定期对特殊装备的自查和监测（含第三方检测）资料。	针对特殊装备的安全性能是如何监测的？
	【A】符合"B"，并 有根据自查和监测情况改进特殊装备安全的措施并得到落实。	医学装备科	资料查阅： 医院根据自查和监测发现的问题，提出的改进措施，及落实情况记录。	自查或监测发现的问题是如何改进的？

289

续表

评审标准	评审要点	信息采集点	材料与核查	访谈要点
5.8.3.3 加强计量设备监测管理。	【C】 1. 有计量设备清单、定期检测记录和维修记录等相关资料； 2. 经检测的计量器具有计量检测合格标志，标志显示检测时间与登记记录一致。	医学装备科、临床各科室 2	资料查阅： 1. 医院计量设备清单、年度检测报告、维修记录； 个案追踪： 2. 随机抽查计量仪器若干台，查看计量检测合格标志情况、记录其名称、型号、检测时间，追踪至装备科核查该仪器的计量检定证书。	是否有全院计量设备清单？计量器具是否经过年度检测？是否有检测机构出具的计量检测报告？
	【B】符合"C"，并 为医疗保健提供准确的计量设备，无因"计量错误"的原因所致的医疗保健安全事件。	医学装备科、临床各科室	资料查阅： 从设备、器械不良事件报告与登记资料中查看有无"计量错误"所致的事件。	有无因"计量错误"原因所致的不良事件？
	【A】符合"B"，并 计量器具100%具有计量检测合格标志，100%在有效期内。	医学装备科、临床各科室	资料查阅+现场查看： 计量器具年度检测（器具数=检测报告数=合格标志数）情况。	计量器具检测后，距下次检测的有效期是多久？目前使用的计量器具都在有效期内吗？

5.8.4　用于急救、生命支持的仪器装备要始终保持在待用状态，建立全院应急调配机制。

评审标准	评审要点	信息采集点	材料与核查	访谈要点
5.8.4.1 用于急救、生命支持系统仪器装备要始终保持在待用状态，建立全院应急调配机制。（★）	【C】 1. 有急救类、生命支持类医学装备应急预案，保障紧急救援工作需要； 2. 各科室急救类、生命支持类装备时刻保持待用状态； 3. 有全院医学装备应急调配机制，相关人员知晓。	医学装备科，临床各科室 2、3	资料查阅+现场查看： 1. 医院制定的急救类、生命支持类医学装备应急预案； 2. 随机查看临床科室相关装备的状态； 3. 全院急救类、生命支持类装备分布清单、应急调配流程与联系方式。	有急救类、生命支持类医学装备应急预案吗？是否都处于待用状态？有无全院急救类、生命支持类装备分布清单和应急调配联系方式？
	【B】符合"C"，并 主管部门会同医务科、护理部定期追踪各科室急救类、生命支持类装备的状态，并记录。	医学装备科、医务科、护理部	资料查阅： 职能部门对急救类、生命支持类装备状态的巡查记录。	如何确保全院急救类、生命支持类医学装备的完好和待用状态？
	【A】符合"B"，并 1. 急救类、生命支持类装备完好率100%； 2. 有备用的处于待用状态的急救类、生命支持类装备。	医学装备科	现场查看： 同C2，并有备用装备清单，各类急救和生命支持类装备完好率和待用状态率100%。	有备用的急救和生命支持类装备清单吗？是否处于待用状态？

评审标准	评审要点	信息采集点	材料与核查	访谈要点
	5.8.5 加强医用耗材(包括植入类耗材)和一次性使用无菌器械管理。			
5.8.5.1 加强医用耗材(包括植入类耗材)和一次性使用无菌器械管理。	**【C】** 1. 用制度与程序统一全院管理医用耗材(包括植入类耗材)和一次性使用无菌器械管理,有相关记录。 (1)采购记录、溯源管理、储存管理、档案管理、销毁记录等; (2)采购记录内容应当包括企业名称、产品名称、原产地、规格型号、产品数量、生产批号、灭菌批号、产品有效期、采购日期等,确保能够追溯至每批产品的进货来源; 2. 支持主动免责报告医用耗材和一次性使用无菌器所致的相关不良事件。	医学装备科	**资料查阅:** 1. 医院制定的医用耗材和一次性使用无菌器械管理制度、领用流程; 2. 查看医用耗材和一次性使用无菌器械相关的采购、溯源管理、储存管理、档案管理、销毁记录等; 3. 不良事件监测与报告制度。	医用耗材(包括植入类耗材)和一次性使用无菌器械有采购、档案管理、溯源、销毁等相关记录吗?发生不良事件后应如何处理?
	【B】符合"C",并 主管部门对高值耗材(包括植入类耗材)和一次性使用无菌器械采购与使用情况监督,有检查记录。	医学装备科	**资料查阅:** 职能部门对高值耗材(包括植入类耗材)和一次性使用无菌器械采购、使用情况的定期检查记录。	主管部门对临床使用高值耗材(包括植入类耗材)和一次性使用无菌器械是如何进行日常监管的?
	【A】符合"B",并 主管部门能运用质量管理工具对存在的问题、缺陷进行根因分析与持续改进,季有通报、半年有小结、年度有总结报告(近三年)。	医学装备科	**资料查阅:** 对存在的问题、缺陷不断改进的具体案例;包括对 B 开展检查情况的季度通报、半年小结、近 3 年的年度总结报告。	针对监管发现的问题是否有分析和改进?有无季度通报半年小结、年度总结?

5.9　应急管理

评审标准	评审要点	信息采集点	材料与核查	访谈要点

5.9.1　遵守国家法律法规，严格执行各级政府与卫生计生行政部门制定的应急预案。服从指挥，承担突发公共事件的紧急医疗救援任务和配合突发公共卫生事件防控工作。

评审标准	评审要点	信息采集点	材料与核查	访谈要点
5.9.1.1 遵守国家法律法规，严格执行各级政府制定的应急预案，承担突发公共事件的医疗救援和突发公共卫生事件防控工作。	【C】1. 有关人员了解国家有关法律法规和各级政府制定的应急预案的内容；2. 明确本机构在应对突发事件中应发挥的功能和承担的任务；3. 根据卫生计生行政部门指令承担突发公共事件的医疗救援及突发公共卫生事件防控工作。	应急办	资料查阅：1. 收集的有关国家法律法规和各级政府制定的应急预案资料；2. 明确医疗救援队、突发事件中各相关部门人员在应急工作中的任务；3. 承担指令性任务（医疗救援、突发公共卫生事件防控）的相关资料、文件。	是否收集和了解有关法律法规各级政府制订的应急预案内容？在突发事件中医院主要承担哪些任务？是否承担过？
	【B】符合"C"，并 有职能部门负责应急管理工作，相关人员熟悉应急预案以及本院的执行流程。	应急办、应急管理领导小组成员	资料查阅：成立医院应急管理领导小组与应急办的文件，各类应急预案和处置流程。	院内哪个部门负责应急工作？相关人员是否熟悉应急预案及其处置流程？
	【A】符合"B"，并 对参与的每项医疗救援或防控工作均有总结分析，持续改进应急管理工作。	应急办	资料查阅：参与每起医疗救援或防控工作的总结、分析资料，以及体现应急能力不断提升的案例。	对参与的每起医疗救援或防控工作是否有全面分析（含不足点）？如何改进？

5.9.2　建立健全本院应急管理组织和应急指挥系统，负责全院应急管理工作。

评审标准	评审要点	信息采集点	材料与核查	访谈要点
5.9.2.1 建立健全本院应急管理组织和应急指挥系统，负责全院应急管理工作。	【C】1. 有应急指挥系统，院长是单位应急管理的第一责任人；2. 主管职能部门负责日常应急管理工作；3. 有各部门、各科室负责人在应急工作中的具体职责与任务；4. 行政总值班有应急管理的明确职责和流程；5. 相关人员知晓本部门、本岗位的履职要求。	应急办、院办4	资料查阅+访谈：1. 医院应急管理工作领导小组（院长为第一责任人）文件；2. 明确的牵头部门及其职责的文件；3. 各协作部门、各科室负责人在应急工作中的职责与任务；4. 总值班在应急工作中的职责、处置流程；5. 对上述部门负责人进行访谈，了解其职责和任务培训的相关资料。	医院应急管理工作领导小组组长是谁？成员有哪些？询问某一具体部门负责人在应急工作中的职责与任务是什么？总值班在应急工作中的职责与任务流程是什么？
	【B】符合"C"，并 1. 有信息报告和信息发布的相关制度；2. 根据法律法规要求和有关部门授权履行信息发布。	应急办	资料查阅：1. 医院制定的信息报告和信息发布的相关制度；2. 医院授权、指定发言人的文件。	医院指定发言人是谁？有无授权文件？
	【A】符合"B"，并 有应急演练或应急实践总结分析，对应急指挥系统的效能进行评价，持续改进应急管理工作。	应急办	资料查阅：应急演练记录、应急实战总结资料（包括分析评价不足与提出改进措施）。	对每起应急演练或应急实战是否有事后总结分析？能否发现不足，并提出具体的改进措施？

续表

评审标准	评审要点	信息采集点	材料与核查	访谈要点

5.9.3　开展灾害脆弱性分析，明确本院需要应对的主要突发事件及应对策略。

评审标准	评审要点	信息采集点	材料与核查	访谈要点
5.9.3.1 开展灾害脆弱性分析，明确本院需要应对的主要突发事件及应对策略。	【C】定期(至少每年一次)进行灾害脆弱性分析，有灾害脆弱性分析报告。	应急办	资料查阅：灾害脆弱性分析报告(每年一次)。	有灾害脆弱性分析报告吗？多久进行一次？
	【B】符合"C"，并进行风险评估和分类排序，明确应对的重点。	应急办	资料查阅：风险目录及风险评估表、风险积分排序和应对重点。	针对医院现况与各部门实际，是否组织过风险评估？
	【A】符合"B"，并对应对重点进行调整，对相应预案进行修订，并开展再培训与教育。	应急办	资料查阅：近2年的风险评估和应对重点的资料，针对应对重点的相关预案(修订前后的文本)，修订后组织再培训的记录。	根据风险评估，医院应对的重点风险是什么？对相应的预案是否进行过修订？是否组织过再培训与教育？

注释：美国医疗机构评审国际联合委员会(JCI)医院评审标准对灾害脆弱性分析的解释为——确认潜在的紧急情况及其对医疗机构的运行和服务需求可能产生的直接和间接的影响，并要求医院运用灾害脆弱性分析工具来识别风险和降低风险。分析工具一般多为风险评估矩阵和相应计算公式。

5.9.4　制定各类应急预案，提高快速反应能力。

评审标准	评审要点	信息采集点	材料与核查	访谈要点
5.9.4.1 制定各类应急预案。(★)	【C】1. 根据灾害脆弱性分析评估和分类排序确定的重点，制订本院应对各类突发事件的总体预案和部门预案、标准操作程序；2. 明确在应急状态下各个部门的责任和各级各类人员的职责、应急反应行动的程序；3. 有节假日及夜间应急相关工作预案，配备充分的应急处理资源，包括人员、应急物资、应急通信工具等。	应急办、医务科、护理部、总务科、院感办、门诊部	资料查阅：1. 医院总体预案和部门预案、处置流程；2. 应急状态下各部门与人员职责；3. 节假日及夜间应急相关工作预案、应急物资清单、应急通信方式。	医院、科室根据风险评估制订了哪些预案？有无标准的处置流程？有无节假日与夜间应急相关工作预案？有无应急物资储备？
	【B】符合"C"，并编制应急预案手册，方便员工随时查阅，各部门各级各类人员知晓本部门和本岗位相关职责与流程。	应急办	资料查阅：医院应急预案手册(方便查阅)。	医院各类应急预案是否编印下发？各部门是否组织过培训(含应急职责与流程)？
	【A】符合"B"，并定期并及时修订总体预案和专项预案，持续完善。	应急办	资料查阅：修订前后的总体预案和专项预案文本。	预案印发后，经演练是否发现有不完善？有无再修订的文本？

注释：应急预案一般包括应对各类突发事件的总体预案和部门预案，其根据风险识别、灾害脆弱性分析结果制定，预案应结合实际演练，不断修订，完善、更新。

评审标准	评审要点	信息采集点	材料与核查	访谈要点
5.9.5　开展全员应急培训和演练，提高各级、各类人员的应急素质和全院的整体应急能力。				
5.9.5.1 开展全员应急培训和演练，提高各级、各类人员的应急素质和全院的整体应急能力。	【C】 制订安全知识及应急技能培训及考核计划，定期对各级各类人员进行应急相关法律法规、预案及应急知识、技能和能力的培训。	应急办、临床各科室、各职能部门	资料查阅： 安全知识与应急技能培训及考核计划、应急相关的各类培训、考核、演练资料。	医院有无安全知识、应急技能的培训及考核计划？有无培训记录？
	【B】符合"C"，并 开展各类突发事件的总体预案和专项预案应急演练。	应急办、临床各科室、各职能部门	资料查阅： 医院各类应急演练记录。	是如何组织各类预案的应急演练的？
	【A】符合"B"，并 各科室、部门每年至少组织一次系统的防灾训练。	应急办、临床各科室、各职能部门	资料查阅： 部门系统防灾训练资料。	是否组织过系统的防灾训练？多久能组织一次？
5.9.6　有停电事件的应急对策。				
5.9.6.1 有停电事件的应急对策。	【C】 1. 对突发火灾、雷击、风灾、水灾等造成的意外停电，有应急措施明确应急供电的范围（手术室、产房、新生儿室、急诊等），至少每年一次演练，有记录； 2. 员工都应知晓停电时的对策程序，各个病区都设置有应急用照明灯； 3. 至少每年一次检查接地系统，对手术室、新生儿室、医技科室大型设备、计算机网络系统等重要部门的接地常规维护，有记录。	总务科、临床各科室2	资料查阅+现场查看： 1. 医院针对各类突发情况导致的大范围停电的应急演练记录； 2. 病区停电预案和应急演练记录，并现场查看应急照明灯； 3. 设备接地系统的常规检查、维护记录（并现场查看相关设备接地情况）。	医院是否有大范围停电应急预案？发电机应急供电的范围包括哪些区域？病区停电后医护人员是否知晓如何应对？大型设备、计算机网络系统有无接地系统？多久检查一次？
	【B】符合"C"，并 1. 对本院备置的应急发电装置与线路要定期进行检查维护和带负荷试验，并有记录； 2. 供电部门24小时值班制，有完整的交接班记录。	总务科	资料查阅： 1. 装置与线路进行检查维修记录，发电机检查、维护保养、带负荷试验的记录； 2. 医院供电班的值班表、交接班记录。	发电机和相应的配电装置多久检查一次？有无定期维护保养？多久做一次带负荷试验？后勤供电部门有无实行24小时值班制？
	【A】符合"B"，并 有停电及应急处理的完整记录，记录时间精确到分，有处理人员的签名。	总务科	资料查阅： 突发停电及应急处理的相关记录。	医院一年发生过几次停电？有无停电时的应急处理记录？

5.10 院务公开

评审标准	评审要点	信息采集点	材料与核查	访谈要点
5.10.1　按照有关规定，向社会及服务对象公开信息。				
5.10.1.1 按照有关规定，向社会及服务对象公开信息。	【C】 1. 向社会公开的主要内容有清单，至少包括，但不限于： (1)机构资质信息； (2)医疗保健质量； (3)医疗保健服务价格和收费信息； (4)便民措施； (5)集中采购招标； (6)行业作风建设情况； (7)本院设定的其他需向社会公开的信息。 2. 对院内的院务公开内容有清单，至少包含，但不限于： (1)本院重大决策事项； (2)运营管理； (3)人事管理； (4)领导班子和党风廉政建设情况； (5)本院设定的其他需向院内公开的信息。 3. 有指定部门负责本项工作，职责明确。 4. 有便于公众知晓的多种方式公开信息，如机构网站、公告或者公开发行的信息专刊、广播、电视、报刊等新闻媒体、信息公开服务、监督热线电话、单位的公共查阅室、资料索取点、信息公开栏、信息亭、电子屏幕、电子触摸屏等场所或设施等。	院办（或指定负责部门），清单涉及的相关部门：医务科、财务科、门诊部、党办、人事科、护理部、招标办	资料查阅+现场查看： 1. 医院的信息公开工作制度及流程(含向社会公开的主要内容清单)； 2. 院内的院务公开内容清单； 3. 成立的"院务公开领导小组"文件、指定部门的职责、相关部门的职责； 4. 现场查看院务公开的形式和载体。	是否有信息(院务)公开工作制度和流程？是否有指定部门负责此项工作？有哪些协作部门配合发布信息？公开的载体有哪些形式？
	【B】符合"C"，并 有完整的信息发布登记。	院办（或指定负责部门）	资料查阅： 信息发布登记一览表。	公开的信息有无可溯源的登记？
	【A】符合"B"，并 信息更新及时。	院办（或指定负责部门）	现场查看： 随机查看信息公开载体上的信息，判断其时效、更新情况。	信息更新是否及时？

续表

评审标准	评审要点	信息采集点	材料与核查	访谈要点
5.10.1.2 向就诊者提供查询服务或提供费用清单。	【C】向就诊者提供医疗保健服务中所使用的药品、血液及其制品、医用耗材；接受医疗保健服务的名称、数量、单价、金额及医疗保健总费用等情况的查询服务或提供相应的费用清单。	临床各科室、财务科	**资料查阅+现场查看：**随机查阅病区提供给患者的一日清单、费用清单，亦可追踪病历中"贵重药品及耗材使用知情同意书"；查看医院设置的自助查询机、费用咨询人工窗口等情况。	如何确保患者住院期间的各类诊疗项目、诊疗费用清楚明了？
	【B】符合"C"，并查询服务或费用清单清晰无误。	临床各科室财务科	**个案追踪：**选择当日出院的患者，记录其姓名、住院号，分别在费用自助查询机或费用咨询人工窗口查询住院某一日费用清单是否正确无误。	医院有无设置费用自助查询机或费用咨询人工窗口？能否查询并打印患者住院某一日的费用清单？
	【A】符合"B"，并患者对提供的服务满意度近两年逐步提高。	质控办（或院内指定的满意度调查部门）	**资料查阅：**近两年患者对服务及费用方面的满意度调查、统计资料。	患者对服务和费用方面的满意度近两年有无开展调查？满意度具体是多少？

5.10.2　动员职工充分行使民主权利，积极参与院务公开。

评审标准	评审要点	信息采集点	材料与核查	访谈要点
5.10.2.1 动员职工充分行使民主权利，积极参与院务公开。	【C】鼓励职工监督院务公开工作，通过座谈会、网络信息交流、职代会等多种途径听取职工意见。	工会	**资料查阅+现场查看：**医院职代会、征求意见座谈会资料、网络公布的有关监督信箱、监督电话和收集的各类职工意见，合理化建议奖励办法。	医院是否鼓励职工监督院务公开工作？
	【B】符合"C"，并职工有多种渠道提供意见和建议。	工会	**资料查阅：**各种渠道收集的职工意见（大厅意见箱、网络监督信箱、监督电话等）与建议的登记、资料等。	医院通过哪些渠道收集职工的意见和建议？
	【A】符合"B"，并有证据表明，职工的合理化建议被有效采纳。	工会	**资料查阅：**职代会提案办理情况回复、合理化建议采纳情况回复。	每年的提案或者合理化建议采纳和办理情况如何？

5.11　社会评价

评审标准	评审要点	信息采集点	材料与核查	访谈要点
5.11.1　定期收集院内和院外对服务的意见和建议，设计与确定社会满意度测评指标体系，实施社会评价活动。				
5.11.1.1 定期收集院内和院外对服务的意见和建议，设计与确定社会满意度测评指标体系，实施社会评价活动。	【C】 1. 有定期收集院内、外对服务的意见和建议的相关制度和多种渠道； 2. 建立社会满意度测评指标体系并开展社会评价活动； 3. 有指定部门负责，职责明确。	护理部1、门诊部1、院办1、质控办1（或院内指定的部门）2、3	资料查阅： 1. 院内和院外对服务满意度调查实施办法（以下简称《办法》）； 2.《办法》中设计的测评指标、院内和院外满意度调查表；开展的相关满意度调查资料； 3. 指定部门针对此项工作的职责。	院内和院外服务满意度的收集渠道有哪些？多久调查一次？有无相关满意度调查的具体实施办法？由哪些部门负责此项工作？相关职能部门间的职责是否明确？
	【B】符合"C"，并 相关职能部门对所收集的意见、建议和社会评价活动结果进行分析和反馈，有持续改进措施并得到落实。	护理部、门诊部、院办、质控办（或院内指定的部门）	资料查阅： 责任部门就院内和院外对服务满意度调查结果的汇总分析、分类反馈资料；被评价部门整改后反馈的改进情况清单（含制定的整改措施、落实情况）。	满意度调查结果是否定期向指定部门上报和汇总？收集的意见和建议是否被分析和反馈给被评价部门？被评价部门是否有改进措施并落实？
	【A】符合"B"，并 持续改进有成效，满意度不断提高。	质控办（或院内指定的部门）	资料查阅： 改进前后的满意度对比分析资料。	改进前后，有无满意度对比的统计与分析？
5.11.2　建立社会评价的质量控制体系与数据库，确保社会评价结果的客观公正。				
5.11.2.1 建立社会评价质量控制体系与数据库，确保社会评价结果的客观公正。	【C】 1. 建立社会评价的质量控制体系与数据库，有数据库管理和应用的相关制度； 2. 社会评价方案设计科学，有质量控制措施，确保社会评价结果的客观公正； 3. 有指定的部门负责本项工作，职责明确。	质控办（或院内指定的部门）	资料查阅： 1. 社会满意度调查质量控制标准和数据库，数据库管理和应用制度； 2. 社会评价方案、测量指标； 3. 指定部门针对此项工作的职责。	有无社会评价指标体系与数据库？有无社会评价方案？有无质量控制标准确保评价结果的准确性？由哪个部门负责此项工作？
	【B】符合"C"，并 充分运用数据分析，评价和改进本院工作。	质控办（或院内指定的部门）	资料查阅： 社会评价数据分析报告（反馈报告、评价报告等亦可），被评价部门的改进情况清单（含制定的整改措施、落实情况）。	多久评价一次？被评价部门是否有改进措施并落实改进？
	【A】符合"B"，并 开展第三方社会调查与评价。	质控办（或院内指定的部门）	资料查阅： 委托第三方开展评价的委托书、合同、资质等相关资料，第三方开展调查与评价的资料。	是否具有受委托的第三方开展社会调查与评价？

注释：社会评价是指医院接受社会与群众监督，将社会群众满意度测评作为衡量医院服务质量评价的标准，利用测评结果，发现与持续改进医院服务质量。测评方式包括（但不限于）纸质问卷、网络调查、随访调查、座谈会等。测评结果包括门急诊患者满意度、住院患者满意度、出院患者满意度、员工对医院满意度等。